b

Felix Francis
Puls

ROMAN

Aus dem Englischen von
Malte Krutzsch

Diogenes

Titel der 2017 bei Simon & Schuster UK Ltd,
London, erschienenen Originalausgabe: ›Pulse‹
Copyright © 2017 by Felix Francis
Covermotiv: Copyright © Diogenes Archiv

Alle deutschen Rechte vorbehalten
Copyright © 2020
Diogenes Verlag AG Zürich
www.diogenes.ch
40/20/852/1
ISBN 978 3 257 30078 9

Für meine Enkeltochter
Emma Grace Francis

Mit verbindlichstem Dank an Simon Claisse,
Clubsekretär der Rennbahn Cheltenham,
und an die medizinischen Betreuer
der Jockeys in Cheltenham,
insbesondere die Ärztin Sue Smith,
die Ärzte Andy Simpson und Lee Humphreys,
die Krankenschwestern Sarah Godfrey und Sue Denley
und die Physiotherapeutin Jennifer (Rabbit) Slattery.

Und wie immer, mit viel Liebe,
mein besonderer Dank an Debbie

Ich versichere, dass alle meine Charaktere erfunden sind. Die paar Freiheiten, die ich mir herausgenommen habe, verzeihen Sie mir hoffentlich.

ERSTER TEIL
November

1

Ich hatte nicht damit gerechnet, dass der Patient stirbt, aber er starb, und es war meine Schuld.

Meine Kollegen widersprachen mir zwar und meinten, ich hätte mir nichts vorzuwerfen, doch das wusste ich besser.

Ich war ein schlechter Mensch, und meine Unzulänglichkeit und Dummheit hatten den Mann das Leben gekostet.

Ich fühlte mich elend.

Der Mann war mit dem Krankenwagen eingeliefert worden, bewusstlos, aber noch atmend, und mit schnellem, schwachem Herzschlag.

»Unbekannter Mann mittleren Alters«, sagte einer der Sanitäter laut, als er den Patienten dem Notaufnahmepersonal des Krankenhauses übergab. »Heute Abend gegen zehn nach sieben vollständig bekleidet, aber bewusstlos aufgefunden in einer Kabine der Herrentoilette auf der Tribüne der Rennbahn Cheltenham.«

Ich sah auf die Uhr an der Wand – jetzt war es halb neun.

»Wie lange er schon da drin war, ist offen. Das letzte Rennen lief um fünf nach vier, das wäre dann schon ziemlich lange. Beide Pupillen sind groß und starr, Blutdruck hoch, aber stabil, hundertsiebzig zu hundertzehn, Puls hundertachtzig. Atmung symmetrisch, Sauerstoff 95 Prozent. Die Körpertemperatur ist zwar hoch, neununddreißig Grad, aber nicht extrem. Keine Anzeichen von Gewalteinwirkung, aber wir haben ihm vorsorglich eine Halskrause umgelegt, und ab Fundort hat er vier Liter Sauerstoff pro Minute bekommen plus 250 Milliliter Kochsalzlösung beim Transport. Währenddessen keinerlei Anzeichen von Bewusstsein.«

»Blutzucker?«, fragte ich.

»Am Fundort getestet 6,5. Gleicher Wert beim Test in der Ambulanz.«

6,5 Millimol pro Liter waren im Normalbereich, an zu niedrigem Blutzucker litt der Mann also nicht. Darauf tippe ich als Erstes, wenn jemand bei so hohem Puls bewusstlos ist.

»EKG?«, fragte ich.

Der Sanitäter zog einen langen rosa Papierstreifen aus der Tasche und gab ihn mir. »Typische SVT.«

Ich schaute mir die Herzspannungskurve auf dem Papier an, und sie sah wirklich ganz nach SVT aus – supraventrikuläre Tachykardie oder Herzrasen, eine Herzrhythmusstörung, die beim ruhenden Menschen zu einer Pulsfrequenz von über 150 Schlägen pro Minute führt.

»Medikamente?«, fragte ich.

»Er führt keine mit, und von uns hat er nur die Salzlösung bekommen.«

»Gut«, sagte ich. »Danke.«

Die Sanitäter packten ihre Sachen und fuhren davon. Auf zum nächsten Samstagabendunglück.

Ich betrachtete den Mann, der vor mir auf dem fahrbaren Bett lag. Er war vermutlich Anfang vierzig, genau wie ich, und hatte nichts Ungewöhnliches oder Auffälliges an sich. Ein Patient wie jeder andere.

Er hatte olivbraune Haut, an den Schläfen grau werdendes schwarzes Lockenhaar und war unter der Sauerstoffmaske glattrasiert. Sein weißes Hemd war wegen der EKG-Elektroden über dem Brustkorb weit geöffnet, dazu trug er eine dunkelblaue Nadelstreifenhose, schwarze Socken und blitzblanke Schnürschuhe.

Als diensthabende Oberärztin in der Notaufnahme des Allgemeinkrankenhauses Cheltenham war ich jetzt für sein Wohlergehen verantwortlich, und ich spürte förmlich die durchdringenden Blicke der drei anderen Mitglieder meines Teams, die auf Weisung warteten.

Angst und Panik stiegen in mir auf wie eine Flutwelle.

Ich wollte weglaufen und mich verstecken.

Im Stillen versuchte ich, mich zusammenzureißen. *Du schaffst das. Du machst das doch die ganze Zeit. Jeden Tag. Atme mal tief durch. Beruhig dich.* BERUHIG DICH!

Die Panik ließ nach – fürs Erste.

»Okay«, sagte ich langsam und überlegt. »Machen wir ein paar Tests – Blutbild und alles andere. Sucht nach äußeren Verletzungen, besonders an Kopf und Hals. Wir brauchen Monitore für die Vitalparameter, und sobald wir ihn stabil haben, lassen wir ein CT machen. Es muss einen Grund haben, dass er bewusstlos ist.«

Es war recht ungewöhnlich, dass jemand ohne äußerlich erkennbares Trauma so lange komatös blieb, zumal wenn er am Nachmittag noch auf der Rennbahn herumgelaufen war. Ungewöhnlich waren aber auch hundertachtzig Herzschläge in der Minute.

Naheliegende Erklärungen wären eine Überdosis Drogen gewesen, ein Schlaganfall oder ein Hirntumor – darüber würde das Computertomogramm Aufschluss geben.

Meine beiden Krankenschwestern und mein Assistenzarzt zogen den Mann aus und schlossen ihn an mehrere Monitore an. Eine Schwester führte eine Kanüle in eine Vene an der Ellenbeuge ein und nahm ihm Blut ab. Die andere leuchtete ihm in beide Augen, um zu sehen, wie die Pupillen auf das Licht reagierten.

»Beide Augen immer noch ohne Reaktion«, sagte sie.

Die Verengung der Pupillen durch Lichteinfall ist beim gesunden Menschen ein Reflex. Es passiert, ob man will oder nicht, und wenn der Reflex in beiden Augen ausbleibt, kann das auf extrem hohen Kopfdruck oder auf eine Schädigung des Hirnstamms hindeuten, aber auch auf den Konsum bestimmter Drogen wie etwa Barbiturate.

»Das Labor soll besonders prüfen, ob eine Überdosis vorliegt«, sagte ich zu der Schwester, die das Blut aus der Kanüle auf Reagenzgläser verteilte. »Nehmen Sie bitte auch eine Urinprobe.«

Herauszufinden, was dem Mann fehlte, war ein wenig wie das Enträtseln eines Mordes in einem Roman von Agatha Christie, mit mir in der Rolle des Detektivs. Als Ursache seines Zustands kamen viele Verdächtige in Frage, und ich musste den Schuldigen ermitteln, indem ich die anderen der Reihe nach ausschloss.

Während mein Team Hand anlegte, trat ich zurück und versuchte, mir ein Bild vom Ganzen zu machen.

Am Rand der Gruppe stand ein sehr jung aussehender Polizist in Uniform.

»Kann ich Ihnen helfen?«, fragte ich. »Ich bin Dr. Rankin, Chris Rankin. Ich leite heute Abend die Notaufnahme.«

»PC Filippos.« Unwillkürlich streckte er die Hand aus, die ich aber nicht ergriff, da ich sterile Latexhandschuhe trug.

»Filippos?«, fragte ich.

»Ja.« Er lächelte. »Halbgrieche. Ich habe Ihren Patienten begleitet.« Er deutete kurz auf den Mann im Krankenbett. »Die Rennbahn hat zuerst uns verständigt. Man dachte, er sei betrunken. Ich habe dann den Krankenwagen gerufen.«

Es hatte mich schon gewundert, dass der Mann erst so spät ins Krankenhaus gekommen war.

»Gut gemacht«, sagte ich.

»Was fehlt ihm denn?«, fragte der Polizist.

»Ich bin mir noch nicht sicher. Wir müssen ihn noch weiter untersuchen. Aber betrunken ist er glaube ich nicht.«

Der Mann hatte eine ganz leichte Alkoholfahne, aber besinnungslos Betrunkene rochen ungleich stärker. Damit hatte ich an Samstagabenden schon reichlich Erfahrung gesammelt. *Promis* nannten wir die – kurz für *Promilletiger*.

»Wissen Sie, wer das sein könnte?«, fragte ich.

»Keine Ahnung. Ich habe ihn durchsucht, als ich auf den Krankenwagen wartete. Er hatte nur zweiundachtzig Pfund in bar in der Tasche und einen zerknüllten Wettschein. Keine Karten, keine Brieftasche, keine Schlüssel, nichts.«

»Er muss einen Mantel gehabt haben«, sagte ich. Mitte November war es viel zu kalt, um beim Rennbahnbesuch nur ein dünnes Hemd zu tragen.

Der Polizist nickte. »Stimmt. Jackett und Krawatte hatte er auch. Hab ich zusammengepackt.« Er hielt eine durchsichtige Plastiktüte hoch. »Soll ich seine anderen Kleider dazutun?«

»Er braucht doch für nach Hause was zum Anziehen.«

»Wenn er nach Hause kommt«, meinte der Polizist.

Ich warf ihm einen Blick zu. »Wissen Sie was, was ich nicht weiß?«

»Nein«, antwortete er, aber ich war nicht sicher, ob ich ihm das glauben konnte.

Eine Krankenschwester unterbrach uns. »Wir sind bereit für das CT, Dr. Rankin.«

»Entschuldigen Sie mich«, sagte ich dem Polizisten. »Ich muss den Patienten begleiten.«

»Dann warte ich hier«, antwortete PC Filippos entschieden.

Ich zog überrascht die Brauen hoch.

»Auch wenn es vielleicht nicht nötig ist«, sagte er, »ich warte. Dann kann ich seine Angehörigen verständigen, wenn er zu sich kommt. Er erinnert mich ein wenig an meinen Vater, vom Aussehen und wie er angezogen war. Wenn mein Vater bewusstlos in einer Rennbahntoilette gefunden würde, hätte ich auch gern, dass mich jemand benachrichtigt.«

»Sie können im Besucherraum warten«, sagte ich. »Da steht ein Kaffeeautomat.«

»Danke.«

Das CT war in Ordnung – keine sichtbaren Gerinnsel oder Blutungen im Hirn.

Noch ein paar Verdächtige ausgeklammert.
Und jetzt?
Schon wurde ich wieder zittrig.
Komm. Lass gut sein.
Auf dem Monitor sah ich, dass das Herz des Mannes 196 Mal pro Minute schlug, noch schneller als bei seiner Ankunft. Und die Herzkurve auf dem Schirm wurde immer sprunghafter, nicht zu vergleichen mit dem glatten, regelmäßigen Verlauf beim gesunden Organ. Sein Blutdruck aber blieb trotz der Herzsprünge oben, er war viel zu hoch, und die Sauerstoffsättigung lag bei 98 Prozent.

»Er macht mir Sorgen«, sagte ich zu meiner Oberschwester.

Eine Urinprobe für einen Schnelltest hatten wir nicht entnehmen können. Hieß das, seine Nieren arbeiteten nicht richtig? Und deutete die leichte Gelbfärbung seiner Haut auf eine fehlerhafte Leberfunktion hin? Beides konnte die unmittelbare Folge seiner Herzrhythmusstörung sein.

In der Medizin wie im Leben kann ein Ausgangsproblem nur zu schnell alle möglichen Sekundärprobleme anstoßen. Die Blutprobe würde uns weiterbringen, aber wir warteten noch darauf, dass sie aus der Pathologie zurückkam.

Samstags schien nirgends im Krankenhaus etwas schnell zu gehen. Unfälle und Notfälle richteten sich jedoch nicht nach der normalen Arbeitswoche. Im Gegenteil, samstags und sonntags hatten wir mit Abstand am meisten zu tun.

»Sein Puls ist immer noch viel zu hoch und wird sehr ungleichmäßig«, sagte ich. »Offensichtlich ermüdet sein Herz. Wenn das SVT ist, wird es höchste Zeit, dass wir seinen Rhythmus normalisieren.«

Ich holte tief Luft.

»Wir geben ihm sechs Milligramm Adenosin«, sagte ich entschieden.

»Wir wissen nicht, was er noch im Körper hat«, gab die Oberschwester zu bedenken.

Adenosin ist ein Antiarrhythmikum, das zur Entschleunigung überhöhter Herzfrequenzen eingesetzt wird, verträgt sich aber schlecht mit bestimmten Psychopharmaka.

»Darauf müssen wir's wohl ankommen lassen«, sagte ich. »Haben Sie ihn auf Einstiche untersucht?«

»Ja, und mir ist nichts aufgefallen.«

Einstiche verraten natürlich den Süchtigen, der sich Drogen spritzt, und damit hatten wir viel zu oft zu tun.

»Wir könnten doch das Ergebnis der Blutprobe abwarten«, sagte die Oberschwester. »Das müsste bald kommen.«

Wäre es ein Wochentag gewesen, zwischen acht und sechs, hätte ich einfach einen Kollegen von der Kardiologie angerufen und um Rat gefragt, doch samstagabends um neun saßen die alle zu Hause vorm Fernseher oder waren ausgegangen.

Sollte ich einen Kardiologen von der Bereitschaft anpiepsen? Ihn beim Dinner stören und ins Krankenhaus kommen lassen?

Entscheiden bitte.

Ich war die leitende Ärztin hier. Rief ich an, war der diensthabende Kardiologe wahrscheinlich ein Arzt in der Ausbildung, also rangniedriger. Die Entscheidung läge immer noch bei mir.

Handeln oder nicht?

Was war richtig?

Ich spürte das erste Kribbeln in den Fingerspitzen und merkte, wie mein rechtes Bein leicht zu zittern anfing.

Atmen, sagte ich mir. *Zieh die Luft durch die Nase ein, behalt sie kurz bei dir, und stoß sie durch den Mund wieder aus* – so hatte ich das gelernt.

Tief durchatmen, und noch mal, und noch mal.

Das Zittern im Knie ließ langsam nach.

Ich sah noch einmal auf die jetzt alarmierend schnelle, sprunghafte Monitorkurve. Selbst wenn ich den Herzspezialisten rief, stand zu befürchten, dass sich der Zustand des Patienten verschlimmerte, bevor er eintraf.

»Ich glaube, länger können wir nicht warten«, sagte ich.

»Okay«, antwortete die Schwester. »Ich hole das Adenosin.«

»Jemand soll auch mit dem Defi kommen.«

Sie ging und ließ mich mit dem Patienten allein in der Kabine.

Ich betrachtete den Mann.

Er sah noch wehrloser aus als bei seiner Ankunft, wahrscheinlich, weil er ganz entkleidet und in ein verwaschenes hellblaues Klinikhemd gesteckt worden war, das an den Schultern halb herunterhing.

Namenlose Traumafälle waren in der Notaufnahme zwar nicht ganz ungewöhnlich, aber ich fand es doch etwas seltsam, dass jemand im Nadelstreifenanzug mit Krawatte überhaupt keine Papiere bei sich trug.

Ich berührte seine Stirn. Sie war schweißfeucht.

»Wer sind Sie?«, fragte ich leise in die Stille hinein. »Und was ist mit Ihnen?«

Er antwortete nicht. Das hatte ich auch nicht erwartet.

Der Monitor über seinem Kopf zeigte mir nur weiter den sprunghaften Puls und den überhöhten Blutdruck.

Die Oberschwester kam mit einer kleinen und einer wesentlich größeren Spritze zurück, dem Adenosin und der Kochsalzlösung, die das Medikament zum Herz des Mannes transportieren würde.

Hinter ihr schob ein Assistenznotarzt den Medikamentenwagen mit dem Defi herein, dem elektrischen Defibrillator oder Schockgeber, mit dem das Herz des Patienten wieder in Gang gesetzt werden konnte, falls das Adenosin wider Erwarten zum Herzstillstand führte.

Die Oberschwester schloss beide Injektionsspritzen so an die Kanüle in der Ellenbeuge das Mannes an, dass ihre Gehäuse im rechten Winkel zueinander standen.

»Okay?«, fragte sie und sah mir ins Gesicht.

»Sind Sie so weit?« Ich schaute den Assistenzarzt an.

»Kann ich davon ausgehen, dass der Patient keinen Schrittmacher hat?«

»Er hat keinen«, bestätigte ich. Sonst wäre das aus dem CT ersichtlich gewesen. Dennoch eine gute Frage. Eine Person mit Schrittmacher konnte man zwar auch schocken, aber dann musste man aufpassen, wo man die Elektroden anbrachte.

»Okay«, sagte der Assistenzarzt. »Ich bin so weit.«

»Gut«, sagte ich. »Los.«

Die Schwester drückte den Kolben der kleinen Spritze nach unten und schickte den Inhalt der großen Spritze direkt hinterher.

Adenosin hat eine sehr kurze Halbwertzeit und wird von den roten Blutkörperchen rasch abgebaut. Deshalb muss es möglichst schnell zusammen mit einer großen Dosis Salzlösung verabreicht werden in der Hoffnung, dass eine ausreichende Menge des Wirkstoffs das Herz erreicht, um die Erregungsleitung zwischen Vorhöfen und Kammern vorübergehend zu blockieren, damit das Herz dann wieder zu einem normalen Rhythmus findet.

Unsere Augen waren fest auf den Monitor gerichtet. Wenn das Adenosin wirkte, dann sehr schnell.

Zunächst tat sich nichts, doch als der Wirkstoff beim Herz ankam und der Block eintrat, flachte die Kurve ab.

Ich hielt den Atem an.

Es waren nur Sekunden, aber es schien eine Ewigkeit zu dauern, bis wieder Ausschläge kamen. Unregelmäßig erst, dann gleichmäßiger, aber immer noch viel zu schnell, schon stieg die Pulsfrequenz wieder auf über 190.

Das Adenosin hatte nichts genützt.

»Verdammt«, sagte ich.

»Noch mal mit doppelter Dosis?«, fragte die Oberschwester. Das war gängige Praxis.

Ich nickte, und sie ging neue Spritzen mit Adenosin und Salzlösung holen.

»Sind Sie sicher, dass es SVT ist?«, fragte der Assistenzarzt.

»Nein«, antwortete ich. »Wir bekommen ja noch die Ergebnisse der Blutproben aus dem Labor.«

Wir warteten schweigend.

»Notfall. Zwei Erwachsene, Polytrauma, sind in 6 Minuten da«, sagte eine scheinbar körperlose Stimme aus der Lautsprecheranlage der Abteilung.

Samstagabend in der Notaufnahme.

Mehr Betrieb als in einem Eiscafé im Hochsommer.

2

»Chris, ich brauche Sie.« Es war Jeremy Cook, mein Kollege in der Notaufnahme.

»Komme«, sagte ich, ohne den Monitor über dem Kopf meines Patienten aus den Augen zu lassen. Er hatte gerade die zweite Dosis Adenosin erhalten.

»Jetzt gleich«, beharrte Jeremy und zupfte leicht an meinem Ärmel.

»Okay.« Ich wandte mich um. Die Sorge stand ihm im Gesicht.

»Sieht wirklich schlimm aus. Der Mann hat auf dem Weg nach London die Kontrolle über sein Motorrad verloren und ist mit hundertvierzig gegen einen Laternenpfahl gekracht. Und er hatte eine Beifahrerin. In zwei Minuten sind sie hier, beide mit lebensgefährlichen Verletzungen.«

»Okay«, sagte ich noch einmal. »Ich komme.«

Ein eingehender Traumafall mit lebensbedrohlichen Verletzungen verlangte die ungeteilte Aufmerksamkeit eines Notfall-Oberarztes, und nur Jeremy und ich waren momentan im Dienst. Ich überließ den Komapatienten dem Assistenzarzt.

»Halten Sie mich auf dem Laufenden«, rief ich ihm noch zu, als ich davoneilte.

Die Notaufnahme im Allgemeinkrankenhaus Cheltenham wurde nach Meinung der Ärzte und des Pflegepersonals fast durchweg *ohne Not* beansprucht, einfach, weil es das Bequemste und Praktischste war, aber echte Notfälle gab es eben auch.

Als die mit dem Motorrad Verunglückten eintrafen, waren zwei sechsköpfige Traumateams für sie bereit. Und in der Gewissheit, dass er gebraucht würde, hatte ich auch schon den Bereitschaftsorthopäden verständigt.

Einen Neurologen brauchten wir wahrscheinlich auch. Bei solchen Hochgeschwindigkeitsunfällen wirken ungeachtet der modernen Sicherheitshelme so enorme Kräfte auf den Kopf ein, dass das Gehirn so gut wie immer verletzt und oft sehr schwerwiegend in Mitleidenschaft gezogen wird, von irreversiblen Verletzungen der Wirbelsäule ganz abgesehen. Unsere Aufgabe in der Notaufnahme bestand darin, die Patienten einzuschätzen, ihren Zustand zu stabilisieren und dafür zu sorgen, dass sie nicht starben. Erst danach konnten sich die Fachärzte näher mit den Auswirkungen des Unfalls befassen.

Die beiden Patienten wurden auf fahrbaren Betten hereingerollt. Bei ihnen waren je zwei Rettungsassistenten und der an den Unfallort gerufene Notarzt. Ich übernahm die Sozia, Jeremy den Fahrer. Beide waren in sehr schlechter Verfassung und dem Tode nah.

Ungefähr eine Stunde lang bemühten mein Team und ich uns fieberhaft, den Zustand der jungen Frau zu stabilisieren.

Da der Notarzt sie an der Straße in ein künstliches Koma versetzt hatte, konnte man sie nicht fragen, wo es ihr weh tat. Aber das Ausmaß einiger ihrer Verletzungen war auch ohne großen medizinischen Sachverstand zu erkennen.

Aus der ungewöhnlichen Stellung der Füße ging hervor, dass beide Beine gebrochen waren, und die zahlreichen Risse in ihrer Ledermontur deuteten auf schwere Fleischwunden hin.

In der Notfallmedizin gilt jedoch das gleiche Mantra wie in der Ersten Hilfe: Luftwege, Atmung, Kreislauf. Ohne Atmung und Blutzirkulation stirbt der Patient, da ist jede andere Maßnahme sinnlos.

Also konzentrierten wir uns darauf, ihre Atemwege freizumachen, die Lungen zu belüften und ihr Herz in Gang zu halten. Dann suchten wir nach Anzeichen starker äußerer oder innerer Blutungen, insbesondere im Brustraum. Als wir darauf vertrauen konnten, dass sie uns nicht in der Kammer wegsterben würde, machten wir ein Ganzkörper-CT von ihr, das nicht nur vielfache Unterschenkelbrüche, sondern auch mehrere gebrochene Rückenwirbel offenbarte sowie eine Prellung mit kleiner Einblutung am Gehirn.

Wenn das Gehirn durch die Prellung anschwoll, musste der Druck im Schädel verringert werden. Dazu wäre eine intensive neurologische Behandlung nötig, die wir hier in Cheltenham nicht leisten konnten. Wären wir nicht so nah am Unfallort gewesen, hätte man sie wahrscheinlich gar nicht erst zu uns gebracht.

Sobald ihr Zustand es erlaubte, würde sie in das gut sechzig Kilometer entfernte regionale Traumazentrum nach Bristol verlegt werden. Eine Ambulanz dafür stand schon bereit.

Als sich ihre Atmung und ihr Puls endlich stabilisierten, musste ich als Nächstes sicherstellen, dass ihre unteren

Gliedmaßen ausreichend mit Blut versorgt wurden. Wenn die gebrochenen Knochen die Schienbeinarterien durchstoßen hatten, würden ihre Füße absterben, bevor sie in Bristol ankam.

Ich sah mir das CT genau an. Eine kleine innere Blutung in den Kniekehlen war zu erkennen, aber nichts, was für einen Arterienriss sprach. Außerdem ertastete ich auf den Fußoberseiten einen schwachen, aber gleichmäßigen Puls.

»Okay«, sagte ich. »Sie kann fahren.«

Ein neues Rettungsassistentengespann schloss sie an eine tragbare Monitorausrüstung an und rollte sie vorsichtig zu dem wartenden Krankenwagen hinaus.

Mein Team atmete kollektiv auf.

»Glückwunsch, Leute«, sagte ich. »Gut gemacht.«

Die junge Frau hatte bei ihrer Ankunft am Rand des Todes gestanden, und jetzt hatte sie gute Aussichten, am Leben zu bleiben. Ob die Hirnverletzung bleibende Schäden hinterließ, würde sich erst noch herausstellen.

Die Rettung dieser Patientin hatte mich so in Anspruch genommen, dass ich an den bewusstlos zurückgelassenen Mann in der anderen Kabine gar nicht mehr gedacht hatte – jedenfalls nicht, bis mein Blick auf den Assistenzarzt fiel, der an der Seite stand und auf eine Unterbrechung im Ablauf wartete. Sein Gesichtsausdruck verhieß nichts Gutes.

»Was ist?«, fragte ich.

»Er ist gestorben«, sagte er ohne Umschweife.

»Was?«, schrie ich ihn an. »Wieso denn?«

»Herzstillstand«, antwortete er. »Gleich, nachdem Sie weg sind. Fast die ganze letzte Stunde haben wir versucht, ihn wiederzubeleben.« Er sah auf die Uhr an der Wand. »Vor fünf Minuten habe ich ihn für tot erklärt.«

»Warum haben Sie mich nicht gerufen?«, schrie ich.

»Sie waren doch beschäftigt«, sagte er kleinlaut. »Und seine Blutergebnisse sind gekommen.«

»Und?«, fragte ich.

»Er hatte eine Überdosis Kokain genommen. Niemand hätte noch etwas für ihn tun können.«

Das Kribbeln in meinen Fingerspitzen kehrte zurück, und mein rechtes Bein fing wieder an zu zittern.

Für eine ausgewachsene Panikattacke kann man sich bestimmt unpassendere Orte aussuchen als die Notaufnahme eines Krankenhauses. Dennoch wollte ich keinesfalls, dass meine Kollegen etwas davon mitbekamen.

Zum Glück legte sich die Hektik ein wenig, nachdem der Krankenwagen abgefahren und der Motorradfahrer in den OP gebracht worden war, wo ihm ein Beinbruch gerichtet werden sollte. Ich wusste aber, es war nur die Ruhe vor dem Sturm. Der würde später am Abend losgehen, wenn die Pubs und Bars schlossen und die Angetrunkenen oder auch Volltrunkenen sich bei uns einstellten, ob sie nun einfach im Rinnstein umgekippt waren oder sich bei einer wüsten Schlägerei verletzt hatten. Die Leute vom Trinken abzuhalten war jedoch nicht unsere Aufgabe; hatten wir sie zusammengeflickt, durften sie torkeln, wohin sie wollten.

Das Kribbeln wanderte von den Händen in meine Arme, und ich konnte Jeremy Cook gerade noch bitten, mich ein paar Minuten zu vertreten, dann verschwand ich und sperrte mich in der Wäschekammer der Abteilung ein.

Das Zittern, das im rechten Knie angefangen hatte, breitete sich langsam im ganzen Körper aus, und das Kribbeln pflanzte sich durch meine Arme bis in den Hals fort.

Das macht nichts, sagte ich mir, im Dunkeln kauernd. »*Atme nur weiter. Es geht vorbei.*« Auch wenn es sich nicht danach anfühlte.

Es war aber auch nicht das erste Mal.

Seit nunmehr achtzehn Jahren war ich Ärztin und seit zehn Jahren Fachärztin für Notfallmedizin. Von daher meinte ich, mich mit den Funktionen und Funktionsstörungen des menschlichen Körpers gut auszukennen, aber ich hatte keine Ahnung, was mit meinem eigenen passierte.

Vor etwa einem Jahr war ich beim Gynäkologen gewesen.

»Die Menopause setzt ein«, hatte er mit einem kundigen Nicken gesagt.

»Doch wohl kaum«, widersprach ich und stieß ein hohles Lachen aus. »Ich bin erst vierzig.«

»Etwas verfrüht, gebe ich zu, aber es stimmt. Einwandfrei. Deshalb muss man sich ja aber keine Sorgen machen. Es ist ganz normal.«

Ich hatte ihm im Stillen mangelnde Einfühlung bescheinigt, als er mich aus dem Sprechzimmer komplimentierte. Er habe viel zu tun, erklärte er ungerührt. Sein Wartezimmer sei voll.

Menopause.

Ich hatte mich draußen ins Auto gesetzt und geweint.

Ich weinte meiner verlorenen Jugend nach und auch den Zukunftsplänen, die mein Mann und ich gehegt hatten.

Wir hatten Zwillinge, zwei Jungen von vierzehn Jahren,

und seit einiger Zeit versuchten wir, noch ein Kind zu bekommen – vielleicht sogar die Tochter, die wir uns beide so sehr wünschten.

Mein Mann, Grant, war Soldat gewesen, als ich ihn kennenlernte, und durch die Uniform war ich auf ihn aufmerksam geworden. Wir waren Gäste bei der Hochzeit meiner Cousine mit seinem Cousin. Wir hatten den ganzen Abend miteinander verbracht und dann auch die Nacht, ohne Uniform.

Er war Pionier gewesen und die ersten zwölf Jahre unserer Ehe beim Militär geblieben. Daher hatte er, als die Jungen klein waren, wegen seiner Einsätze im Irak und in Afghanistan vieles von dem verpasst, was die meisten Väter als selbstverständlich ansehen. Er hatte in Basra Brücken gebaut, als die Zwillinge ihre ersten Gehversuche machten. Auch als sie eingeschult wurden, war er im Ausland gewesen, von ihren Krippenspielen, ihren Weihnachtskonzerten hatte er nie etwas mitbekommen, und auch ihre Sportfeste hatte er meistens verpasst.

Aber jetzt war Grant Zivilist und arbeitete von neun bis fünf als Leiter der Produktforschungsabteilung eines hiesigen Fluginstrumente-Herstellers. Er hatte sich darauf gefreut, beim Baden behilflich zu sein, Gutenachtgeschichten vorzulesen, der Papa zum Anfassen zu sein, der er den Zwillingen nicht hatte sein können.

Doch ich konnte nicht schwanger werden. Ich hatte es auf mein Alter geschoben, aber viele andere Frauen bekommen mit über vierzig noch Kinder. Wenn Madonna und Meryl Streep das konnten, warum dann nicht ich? Gerade deshalb war ich zum Gynäkologen gegangen.

Menopause. Wie konnte das sein? Ich hatte keine Wallungen und keinen Nachtschweiß. Meine Periode kam zwar etwas unregelmäßig, aber das war schon immer so. Alles andere schien mir normal. Doch der Arzt hatte mir Blut abnehmen lassen und mir gerade das Ergebnis mitgeteilt.

Kein Östrogen.
Keine Eizellen.
Keine Fruchtbarkeit.
Kein Baby.
Menopause.

Über eine Stunde hatte ich in meinem Wagen gesessen und geheult.

Aber jetzt, zwölf Monate später, hockte ich hier in der Wäschekammer, und alles war schlimmer, als ich es mir hätte ausmalen können. Viel schlimmer. Kein Kind mehr bekommen zu können war jetzt das geringste meiner Probleme.

Eigentlich hatte Grant die Nachricht gut aufgenommen, aber ich hatte das Gefühl, ihn schwer enttäuscht zu haben.

Bald stellte ich mir vor, er würde sich anderweitig nach einer fruchtbaren Frau als Mutter für seine Tochter umsehen, und ich wurde maßlos eifersüchtig auf seine junge, unverheiratete Sekretärin, erst recht, als man nicht mehr übersehen konnte, dass sie schwanger war.

Ich stellte Grant sogar zur Rede und warf ihm vor, er sei der Vater.

Er lachte nur und meinte, ich solle nicht albern sein, aber der Gedanke ging mir nicht aus dem Kopf. Ich war so besessen davon, dass ich sie nach der Entbindung auf der Wöchnerinnenstation besuchte. Das Kind würde mit Sicherheit so aussehen wie Grant.

Ihr Freund war gerade da, ein großgewachsener Afrokaribe namens Leroy, und das Baby, das er in den Armen wiegte, war dunkelhäutig.

Ich hätte schreien können vor Freude.

Und ich kam mir lächerlich vor.

Aber darüber konnte ich schon damals hinwegsehen.

Hätte ich ein Jahr zuvor einen Beinbruch, eine Lungenpunktur oder einen Milzriss behandeln müssen, hätte ich genau gewusst, was zu tun war, doch chemische Ungleichgewichte im Gehirn und ihre Auswirkung auf das seelische Befinden waren ein Buch mit sieben Siegeln für mich.

Nicht, dass ich jetzt wirklich besser darüber Bescheid wüsste, trotz ausgedehnter Forschung mit mir selbst als Versuchskaninchen.

Im Lauf des Jahres war ich an zwei verschiedene Gynäkologen, einen Endokrinologen und, als alles nichts half, an einen Psychiater überwiesen worden. Und mir war so oft Blut abgenommen worden, dass meine Arme wie Nadelkissen aussahen.

Doch nicht einer dieser angesehenen Ärzte konnte den Finger darauf legen und mit Überzeugung sagen: »Das fehlt Ihnen.« Jeder hatte seine eigene Meinung, und die schien sich mit jedem neuen Blutprobenergebnis zu ändern.

»Ach so«, sagte etwa mein Endokrinologe beim Lesen eines Ausdrucks. »Ihr Schilddrüsenhormonspiegel ist zu niedrig. Da müssen wir nachhelfen.«

Also nahm ich jeden Abend eine Tablette. Bei der nächsten Untersuchung zeigte sich dann aber, dass jetzt das

Thyroxin zu hoch und das Testosteron zu niedrig stand. Ich bekam neue Tabletten.

Und so ging das weiter.

Es lief auf einen abendlichen Medikamentencocktail von einem Dutzend Tabletten hinaus, plus verschiedene Heilpflaster und Salben, und trotzdem fühlte ich mich noch nicht wohl.

Mit der Diagnose »Depression« fand ich mich erst nach einer ganzen Weile ab.

Wie konnte ich deprimiert sein? Ich hatte einen liebenden Mann, der mir alles bedeutete, zwei wunderbare Kinder, die in der Schule gut zurechtkamen, ein schönes Haus, Rosen im Garten, zwei Autos in der Einfahrt, einen sinnvollen Beruf und keine finanziellen Sorgen. Weshalb hätte ich deprimiert sein sollen?

»Es geht nicht darum, was Sie haben oder nicht haben«, sagte mir der Psychiater. »John D. Rockefeller war der reichste Mensch, den es je gab, und auch er litt an Depression. Wegen akuter Ängste fielen ihm sämtliche Körperhaare aus.«

Sollte mich das trösten?

Jedenfalls führte es dazu, dass ich morgens meine Haarbürste inspizierte, um zu sehen, ob mir meine auch ausfielen. Nachts lag ich stundenlang wach und sorgte mich darüber. Und wenn nicht darüber, dann über etwas anderes, und nicht nur nachts, sondern auch tagsüber. Ich konnte mir Sorgen um England machen und um eine ganze Palette von Dingen, auf die ich keinen Einfluss hatte und auch keinen zu haben brauchte. Das Ganze machte mich einfach unendlich müde und nur noch besorgter.

Manchmal war meine Stimmung so gedrückt, dass es mir schwerfiel, morgens aufzustehen. Ich wollte mich nur in mich verkriechen und wünschte die Welt sonst wohin.

Aber ich hatte Kinder, die zur Schule mussten, einen Mann, der Wert auf sein Frühstück legte, und beruflich mit Menschen zu tun, die mich brauchten, um am Leben zu bleiben. Verkriechen kam also nicht in Frage.

Dabei versuchte ich immer, meinen Zustand zu verbergen – vor meinen Kindern, meiner Mutter und besonders bei der Arbeit –, keine ganz leichte Aufgabe, wenn man tagtäglich von hochqualifizierten, aufmerksamen Ärzten umgeben ist. Man hatte mir auch schon Fragen gestellt, Fragen, denen ich ausgewichen war und die ich unbeantwortet gelassen hatte.

»Sag es ihnen doch einfach«, meinte Grant oft. »Sie haben sicher Verständnis für dich und sind bereit, dir zu helfen.«

Wäre das so?

Der Stiftung für seelische Gesundheit zufolge leidet nahezu jeder Vierte im Vereinigten Königreich an irgendeiner seelischen Störung.

Ich war also nicht so allein, wie ich mich fühlte.

Schade nur, dass solche Störungen als Makel gelten, dass diejenigen, die davon betroffen sind, von anderen leicht für gefährlich und gewalttätig gehalten werden.

Aber der wahre Grund, warum ich meinen Zustand verbarg, war vielleicht die Angst zu enttäuschen, die Befürchtung, plötzlich eine Versagerin und eine Last für andere zu sein.

Wenn es mich nicht von vornherein meine Stelle kostete, würden meine Kollegen mich zumindest in einem anderen, ungünstigen Licht sehen. Sie würden meine Kompetenz und meine Fähigkeit zu praktizieren in Frage stellen. Ich würde abgeschrieben und heruntergestuft zu einer Zeit, wo die Arbeit das einzig Normale in meinem Leben war, der Fels, an den ich mich immer noch klammerte.

Also hielt ich mich hier in der Wäschekammer versteckt, während meine Psyche mit meinem Körper ihre Scherze trieb. Das Wort *Panikattacke* war mir von Anfang an unpassend erschienen. Es kam mir nicht so vor, als hätte mich irgendetwas in Panik versetzt. Die Symptome traten unter Stress wie aus dem Nichts auf. *Stressattacke* hätte vielleicht besser gepasst.

Jedenfalls war die körperliche Wirkung ausgeprägt. Abgesehen von dem Zittern und Kribbeln hatte ich starkes Herzklopfen und bekam nicht genug Luft. Beides sorgte für noch mehr Stress, bis eine Rückkopplungsschleife entstand, bei der jedes neue Symptom das Problem verstärkte und die Lage immer noch schlimmer machte. Es war, als stürzte ich im freien Fall in ein bodenloses Loch.

Ich zwang mich, langsam zu atmen – ein durch die Nase, aus durch den Mund. Erfahrungsgemäß würde der Anfall vorbeigehen. Manchmal dauerte es nur ein paar Minuten, mitunter aber auch Stunden.

Stunden hatte ich nicht.

Wiederholt sagte ich mir, *reiß dich zusammen*, aber einem seelisch Kranken zu sagen, er soll sich zusammenreißen, ist zwecklos und sogar kontraproduktiv.

Ich konnte mich so wenig zusammenreißen, wie ein Krebskranker sich zusammenreißen und seine Heilung in Angriff nehmen kann.

Depression ist eine Krankheit, wenn auch eine seelische und keine körperliche. Man hat kein Fieber, blutet nicht, sieht nichts davon auf Röntgenaufnahmen oder CTs, es gibt keinerlei äußerlich erkennbare Anzeichen. Dennoch ist es eine Krankheit. Sie ist wie ein Wurm, der sich im Kopf festsetzt, sich ins Gehirn bohrt, dein Lachen und deine Selbstachtung auffrisst und dir nichts lässt außer Enttäuschung, Kummer, Einsamkeit und Unglück.

Man fühlt sich wertlos, hässlich und glaubt, den Seinen nur zur Last zu fallen.

Leicht führt das zu der Überzeugung, man wäre besser tot.

3

Etwa zehn bis fünfzehn Minuten später kam ich aus der Wäschekammer heraus. Zum Glück war es keine längere Attacke gewesen, und niemand von der Abteilung schien sich über meine Abwesenheit groß Gedanken gemacht zu haben.

»Ein Polizist sucht nach Ihnen«, sagte mir eine Mitarbeiterin im Vorbeilaufen.

Es war PC Filippos, und er fand mich in der Schwesternstation.

»Ah, Dr. Rankin, da sind Sie ja«, sagte er mit einem Hauch von Gereiztheit. »Ich müsste Ihnen ein paar Fragen stellen.«

»Ich hab zu tun«, sagte ich.

Fragen beantworten war gerade das Letzte, was ich wollte.

Er warf einen Blick auf die erstaunlich leeren Kabinen hinter mir. »Es dauert nicht lange.«

»Wenn ein Notfall eintrifft, werde ich gebraucht.«

»Es dauert nicht lange«, wiederholte er. »Können wir uns irgendwo ungestört unterhalten?«

Sein Gesichtsausdruck sagte mir, dass er nicht klein beigeben würde, also ging ich mit ihm in den Besucherraum.

»Kaffee?«, fragte er an dem Automaten in der Ecke.

»Nein, danke.« Koffein konnte ich in meinem wackligen

Zustand wirklich nicht gebrauchen. Er machte sich eine Tasse und nahm mir gegenüber auf einem der rosa Krankenhausstühle Platz.

»Wie ich höre, ist mein Patient gestorben.«

Sein Patient, dachte ich. Ganz was Neues.

»Ja«, sagte ich. »Er hatte einen Herzstillstand und konnte nicht wiederbelebt werden.«

Er zog ein schwarzes Notizbuch hervor und schrieb etwas hinein. »Was hat den Herzstillstand verursacht?«

»Das muss der Pathologe feststellen und der Coroner bestätigen.«

»Sie als die behandelnde Ärztin haben aber doch sicher eine Vermutung.«

»Ich war nicht bei ihm, als der Stillstand eintrat«, sagte ich.

Wenn ihn das überraschte, ließ er es sich nicht anmerken.

»Und wie kommt das?«

»Ich wurde zu einem anderen Patienten gerufen – eine Motorradsozia mit lebensgefährlichen Verletzungen.«

Er nickte, als hätte er das schon gewusst.

»Das Leben meines Patienten war aber doch auch gefährdet.«

Mein Stresspegel stieg an.

»Wie sich herausgestellt hat, ja. Ich hielt seinen Zustand nicht für so kritisch.«

Er schrieb wieder in sein Notizbuch. Nahm einen Schluck Kaffee.

»Wollen Sie mir irgendetwas vorwerfen?«, fragte ich, jetzt himmelhoch gestresst mit dem dazugehörigen Kribbeln in den Fingerspitzen.

»Ganz und gar nicht, Dr. Rankin.« Er lächelte, und das

Kribbeln ließ nach. »Ich muss nur den Ablauf für meinen Bericht nachvollziehen.«

Er schrieb weiter, dann sah er mich an. »Sie können doch sicher einkreisen, woran er gestorben ist.«

»Das wird sich wie gesagt bei der gerichtlichen Untersuchung der Todesursache durch den Coroner herausstellen.«

»Und Sie haben keine Ahnung?« Er ließ nicht locker.

»Aus einer Blutprobe ging offenbar hervor, dass er extrem viel Kokain im Körper hatte, aber ich habe die Ergebnisse nicht selbst gesehen.«

Der Polizist zog die Brauen hoch. »Kokain?«

»Ja. Anscheinend hatte er eine Überdosis genommen. Ein Kollege von mir ist der Meinung, wir hätten absolut nichts mehr für ihn tun können, aber ob das zutrifft oder nicht, wird der toxikologische Befund zeigen.«

Er schrieb es auf.

»Gab es irgendeinen Hinweis, wie das Kokain in seinen Körper gelangt ist?«

»Wenn Sie damit Einstichstellen meinen, dann nein. Aber auch darüber sollte die Obduktion Aufschluss geben. Manche Süchtige spritzen sich dort, wo man es so leicht nicht sieht.«

»In der Rennbahntoilette habe ich keine Spritze gefunden.«

»Kokain muss ja nicht unbedingt gespritzt werden«, sagte ich. »Die meisten Konsumenten schnupfen es, und einige rauchen es. Man kann es sogar oral einnehmen.«

»Sie kennen sich offenbar gut aus.«

Bestimmt bin ich rot geworden.

»Eine vergeudete Jugend«, meinte ich lachend.

Er brauchte nicht zu wissen, dass ich in letzter Zeit alles Mögliche probiert hatte, um meine Verzweiflungsgefühle zu lindern. Alkohol, Drogen, Zigaretten – irgendwann in den vergangenen zwölf Monaten waren sie alle meine Busenfreunde gewesen. Einige waren es noch.

»Fertig?«, fragte ich. »Ich müsste mal zurück.«

»Vorerst genügt es«, erwiderte PC Filippos. »Aber können Sie mir für alle Fälle Ihre Privatadresse geben?«

Was für Fälle, fragte ich mich.

Ich gab ihm meine Adresse, er notierte sie und klappte das Notizbuch zu.

»Danke, Dr. Rankin.« Er stand auf. »Das war sehr hilfreich. Zu gegebener Zeit wird sich wohl das Büro des Coroners mit Ihnen in Verbindung setzen.«

»Was passiert denn, wenn Sie nicht herausfinden, wer er war?«, fragte ich.

»Ach, das finden wir schon raus. Zuerst mal gleichen wir seine Personenbeschreibung mit den Vermisstenanzeigen ab. Das führt meistens zur Identifizierung der Verstorbenen. Irgendwo wird ihn irgendjemand vermissen, wenn er nicht nach Hause kommt – heute vielleicht noch nicht, aber schon bald.«

Mich schauderte bei der Vorstellung, dass Frau und Kinder des Mannes nichtsahnend auf seine Rückkehr warteten, während er schon hier im Leichenaufbewahrungsraum gekühlt wurde.

»Schrecklich, so allein zu sterben«, sagte PC Filippos, als hätte er meine Gedanken gelesen. Er trank den Kaffee aus und sah auf seine Armbanduhr. »So, ich muss weiter. Noch mal zur Rennbahn, Spurensicherung in der Toilette.«

»Was, jetzt?«, fragte ich. »Die ist doch bestimmt saubergemacht worden.«

»Die Putzfrau hat ihn ja gefunden. Die Ärmste war ganz durcheinander. Der Mann saß in einer verschlossenen Kabine, und sie konnte nur seine Füße unter der Tür sehen. Ich habe angeordnet, dass niemand die Herrentoiletten betritt, deshalb geh ich am besten heute Abend noch mal hin. Morgen müssen sie zugänglich sein.«

Er eilte davon, und ich nahm mich der Kranken und Verletzten an, wobei ich immer wieder an den Namenlosen denken musste, der ein paar Türen weiter auf einer Edelstahlbahre lag.

Meine Entscheidung, ihm das Adenosin zu geben, machte mir zu schaffen. Warum hatte ich die Blutergebnisse aus dem Labor nicht abgewartet? Das war leichtsinnig von mir gewesen. Sehr wahrscheinlich hatte es seinen Tod beschleunigt. Womöglich aber hätte er sogar überlebt, wenn ich nicht so blöd gewesen wäre.

Schon war ich überzeugt, dass meine Dummheit ihn das Leben gekostet hatte.

Es war allein meine Schuld.

Meine Schicht ging bis zwei Uhr früh, und danach bretterte ich wie eine Irre nach Hause.

Die Wut, die in mir brodelte, musste raus.

Ich war wütend auf den Mann, weil er gestorben war, und wütend auf mich selbst, weil ich es nicht verhindert hatte. Vor allem machte mich wütend, was aus mir geworden war – diese elende Depression, die mein Leben zerstörte.

Ich pfiff auf die rote Ampel an der Evesham Road und fuhr ohne auch nur zu bremsen über die Kreuzung.

Als wäre mir alles egal.

Und das war es.

Die Straßen waren leer jetzt, mitten in der Nacht, und mir passierte nichts. Ich fuhr ohne nachzudenken, nicht mit dem Vorsatz, mich umzubringen. Todessehnsucht hätte ich mir eigentlich nicht bescheinigt, aber wäre Freund Hein des Wegs gekommen und hätte mich mit seiner Sense erwischt, hätte mich das nicht groß gekümmert.

Vielleicht war ich lebensmüder, als ich wahrhaben wollte.

Aber dann musste ich an die Insassen des Wagens denken, mit dem ich vielleicht zusammenstieß. Was es für furchtbare Verletzungen bei Autounfällen mit hoher Geschwindigkeit geben konnte, wusste ich nur zu gut. Mein Arbeitstag bestand darin, die Betroffenen zu retten.

Wenn ich andere ernsthaft verletzte oder ihren Tod verursachte, würde ich mir das nie verzeihen.

Ich fuhr etwas langsamer.

Vielleicht war es besser, wenn ich mit Vollgas gegen einen schönen dicken Baum brummte. Das ginge doch.

»Alleinunfall« nannte die Polizei das. »Ts, ts«, würde es heißen, »die ist nach dem langen Krankenhausdienst bestimmt am Steuer eingeschlafen. Eine Schande. Wie sinnlos.«

Aber Grant wüsste Bescheid. Was würde er den Jungs erzählen?

Die Jungs!

Mein Gott, das konnte ich ihnen nicht antun!

Ich fuhr noch etwas langsamer.

Und ich kam heil zu Hause an.

Wir wohnten in einem frei stehenden modernen Vierzimmerhaus in einer Neubausiedlung am Rand von Gotherington, einem Dorf acht Kilometer nördlich von Cheltenham.

Die Straße führte an der Rennbahn Cheltenham vorbei. Dort kannte ich mich aus. Regelmäßig war ich einer der Rennbahnärzte, die den Pferden im Land Rover folgten, um sofort herausspringen und helfen zu können, wenn ein Jockey sich bei einem Sturz verletzte.

Heute Abend aber war ich mit den Gedanken nicht beim Geläuf, den Pferden und den medizinischen Belangen, sondern bei der Herrentoilette unter der Tribüne. Ich musste an die arme Putzfrau denken, die den bewusstlosen Mann in der Kabine entdeckt hatte. Was für ein Schock das für sie gewesen sein musste. Aber wenigstens hatte er da noch gelebt.

Während meines Medizinstudiums war eine Geschichte über einen Mann in Umlauf gewesen, der starb, als er auf dem Klo saß. Und mit dem makabren Humor aller Medizinstudenten hatten wir darüber gelacht, dass er erst gefunden wurde, als die Totenstarre schon eingesetzt hatte. Die Krankenwagenbesatzung hatte ihn nicht auf ihre Trage legen können. Er musste auf einem Stuhl zur Leichenhalle gebracht werden.

Ich bog in die Einfahrt und stellte meinen Mini Cooper neben Grants Audi.

Ein gutes Zeichen, dachte ich. Er ist noch da.

Ich hatte große Angst, dass Grant mich verlassen würde, dass er genug hätte von meinem unberechenbaren Verhalten und eines Abends, wenn ich nach Hause kam, ausgeflogen wäre. Eine handfeste Grundlage für diese Befürchtung gab es nicht. Keine unerklärten Anrufe, keine rätselhaften E-Mails, aber Gedanken machte ich mir trotzdem. Wir hatten schon sehr lange nicht mehr miteinander geschlafen, und ich an seiner Stelle hätte mich wahrscheinlich inzwischen verlassen.

Er versicherte mir regelmäßig, er würde nicht weggehen, aber ich wusste, dass er es satthatte, wie auf Eiern um mich herumzuschleichen und lieber still zu sein, als ein falsches Wort zu sagen, an dem ich Anstoß nehmen könnte.

Mir war bewusst, dass mich auch die kleinste Kritik direkt ins Herz traf; jede Unmutsäußerung war ein Stich mit dem Messer.

Ging es nicht jedem so?

Nein.

Ich hatte mich sehr bemüht, die Dinge gelassen zu nehmen, Streit als bloßes Geplänkel zwischen Mann und Frau abzutun, aber Gott hatte mein Gehirn falsch verdrahtet. Ich konnte nichts einfach auf sich beruhen lassen. Grant musste mir jedes Mal genau erklären, was er mit seinen Worten meinte, und wenn er zur Antwort gab, »nichts«, glaubte ich ihm nicht. Es endete mit Tränen, bei ihm oder bei mir, und dann wechselten wir stundenlang kein Wort.

Leise schloss ich die Haustür auf. Im Flur brannte Licht, aber alles war still. Grant hatte den Jungs vielleicht erlaubt, *Match of the Day* anzuschauen, aber jetzt schliefen sie sicher tief und fest, wie nur Teenager das können.

Ich ging in die Küche, und trotz der Uhrzeit stellte ich die Frühstückssachen raus. Ein Ritual. Müslitüten, Schalen,

Löffel, Becher, Teller, Messer, Butterdose und Marmelade – alles hatte seinen angestammten Platz auf dem Tisch.

Prüfend trat ich einen Schritt zurück.

Ein bisschen zwangsneurotisch war ich schon immer gewesen, aber durch die Depression hatte sich das verstärkt. Ich wusste, dass es unvernünftig war zu meinen, alles müsste auf eine ganz bestimmte Art und Weise angeordnet sein, aber ich konnte nicht anders. Womöglich brannte über Nacht das Haus ab, oder meine Mutter starb im Schlaf, oder sonst etwas ungeahnt Schlimmes geschah, nur weil ich die Löffel nicht richtig neben die Müslischalen gelegt hatte.

Ich glaubte daran. Unbedingt.

Ich ging nach oben und steckte den Kopf in die beiden Zimmer der Jungs. Wie erwartet schliefen sie fest, ihr Atmen war Musik in meinen Ohren. Sie waren mein Leben. Mein Ein und Alles.

Ich nahm im Bad meine äußerlich und innerlich anwendbaren Medikamente und glitt dann neben Grant unter die Bettdecke. Er gab einen Brummlaut von sich, den ich als »Willkommen zu Hause« verstand, und schnarchte gleich leise weiter.

Für mich war es die erste von drei aufeinanderfolgenden »Spätschichten« gewesen, und ich war seit sechs Uhr auf den Beinen, fast einundzwanzig Stunden am Stück. Ich war erschöpft, konnte aber dennoch nicht einschlafen.

Wie fast jeden Abend lag ich im Dunkeln und lauschte auf die Geräusche des abkühlenden Hauses. Mein Psychiater hatte mir schlaffördernde Tabletten verschrieben, die aber nicht recht anschlugen. Vielleicht sollte ich die Dosis verdoppeln.

In meinem Kopf ging es zu sehr durcheinander. Ich machte mir Gedanken wegen des namenlosen Toten, wegen der noch lebenden jungen Frau, die ich nach Bristol geschickt hatte, wegen der Marmelade unten, ob sie stand, wo sie hingehörte, oder ob ich nicht lieber nachsehen sollte, wegen der Hypothek und wie ich sie bezahlen sollte, wenn Grant mich verließ, wegen der Hungersnot in Afrika und wegen der Atomraketen, die Nordkorea auf uns regnen lassen konnte. Auf die meisten Dinge, über die ich mich sorgte, hatte ich sowieso keinen Einfluss. Zum Sorgenmachen reichte es aber immer.

Ich drehte mich auf die andere Seite und versuchte erfolglos, mein Gehirn abzuschalten.

Ich war es leid, mir Sorgen zu machen.

Und ich war es leid, dauernd wütend zu sein, mir unnütz vorzukommen und mich innerlich leer zu fühlen.

Ich war es leid, deprimiert zu sein und dabei so zu tun, als ginge es mir prächtig.

Vor allem aber war ich es leid, alles leid zu sein.

Irgendwann musste ich eingeschlafen sein, denn als ich aufwachte, war es hell. Und ich lag allein im Bett. Ich drehte mich auf die andere Seite und sah auf den Wecker. Halb neun. Nicht schlecht, dachte ich. Meistens wachte ich um fünf auf.

Grant wird wie jeden Sonntagmorgen joggen, dachte ich. Er hatte ein paar Pfund zugesetzt seit dem Abschied vom Militär, legte aber Wert darauf, einigermaßen fit zu bleiben. Frühestens um halb zehn würde er zurück sein.

Ich gönnte es ihm. Für mich war Sport so ungefähr das

Letzte auf meiner Liste. Mir fehlte schlicht die Energie, *irgendetwas* zu tun, was nicht unbedingt sein musste.

Ich drehte mich wieder auf die andere Seite und vergrub den Kopf im Kissen. Ein bisschen liegenbleiben konnte ich doch sicher noch; am Abend um sechs musste ich dann wieder für acht Stunden ins Krankenhaus und mich um die Nöte anderer Leute kümmern.

Käme ich doch nur mit meinen eigenen zu Rande.

»Bist du wach, Mama?«, rief einer der Zwillinge vom Flur her. Selbst nach vierzehn Jahren konnte ich ihre Stimmen nur schwer auseinanderhalten, besonders bei der Lautstärke.

»Jetzt schon«, rief ich zurück.

»Ich brauch meine Fußballsachen. Um neun hab ich Training.«

Toby, dachte ich. Der zwei Minuten Ältere. Fußballverrückt und jetzt in der Jungenmannschaft im Dorf. »Die sind im Trockenschrank«, rief ich. »Und deine Schuhe stehen unter der Treppe.«

»Danke.«

»Möchtest du was zum Frühstück?«

»Keine Zeit«, rief er. »Ich ess nachher.«

Oliver, der jüngere Zwilling, schlief bestimmt noch fest. Er hielt nichts von Fußball und sah sich *Match of the Day* nur an, damit er länger aufbleiben durfte. Nach Olivers oft lang und breit erklärter Meinung waren Fußballer nichts als überbezahlte Diven, die einem richtigen Beruf nachgehen sollten, statt dauernd dieses alberne Spiel zu spielen.

Aber ich fand, wir spielten alle ein albernes Spiel, das Spiel des Lebens, und wenn der Schiedsrichter pfiff, traten wir ab und trollten uns aus dem Rampenlicht, um durch einen unaussprechlich benamten Neuzugang von Real Madrid oder Juventus ersetzt zu werden. Das unendliche Spiel ging weiter, nur wir waren nicht mehr auf dem Platz. Und keiner nahm Notiz davon.

Die Haustür fiel ins Schloss, als Toby ging, und ich versuchte, noch ein wenig Schlaf zu bekommen.

Die Ruhe vor dem Sturm.

4

Es begann, heftig zu regnen, als ich am Sonntagabend ins Krankenhaus fuhr, zu einer Zeit, da die meisten normalen Menschen sich auf den Heimweg machen.

Der Tag hatte sich endlos hingezogen.

Mit dem Versuch weiterzuschlafen war ich kläglich gescheitert und hatte mich schließlich vom Bett ins Bad und unter die Dusche geschleppt, als auch schon Grant nassgeschwitzt vom Joggen wiederkam und duschen wollte.

Früher hätten wir uns zusammen in die Kabine gequetscht und die Berührung unserer nassen Körper unter dem warmen Wasser genossen. Unweigerlich wäre es auf ein noch heißeres Miteinander im Schlafzimmer hinausgelaufen.

Jetzt aber nicht mehr.

Es kostete mich schon Überwindung, nackt und zum Anfassen nah mit meinem Mann im selben Raum zu sein.

Ich hasse meinen Körper und er ihn auch, da war ich mir sicher, sooft er mir auch sagte, er liebe ihn. Meine einst festen, vorstehenden Brüste hingen erschreckend schlaff herunter, und obwohl ich allabendlich teure Anticellulite-Cremes auftrug, sah die Haut an meinen Oberschenkeln zunehmend nach Orangenschale aus.

Das allein war schon deprimierend genug.

»Was erwartest du denn?«, meinte Grant dazu. »Du bist

über vierzig und hast zwei Kinder geboren. Das braucht dich doch nicht zu beunruhigen.«

Es beunruhigte mich natürlich trotzdem. Und immerzu befürchtete ich, er könnte mich gegen ein jüngeres Modell tauschen, so wie er es alle drei oder vier Jahre mit seinem Wagen machte.

Um kurz vor zehn war ich schließlich runter in die Küche gekommen, und siehe da, die Marmelade hatte die ganze Zeit an der richtigen Stelle auf dem Tisch gestanden. Sonst hätte ich es ja auch bestimmt schon gemerkt. Das Haus *wäre* abgebrannt, die Jungs hätten sich mit einer bösen Krankheit angesteckt, oder eine weltweite Atomkatastrophe wäre eingetreten, und wir hätten nur noch Minuten zu leben gehabt.

So entscheidend war nun mal der Standort der Marmelade.

Toby kam völlig verdreckt vom Fußballtraining zurück und blutete am Knie, weil ein Mitspieler ihn versehentlich getreten hatte. Aber seine Mutter, die Notfallärztin, durfte da natürlich nicht dran.

»Lass das, Mama«, fauchte er, als ich nachsehen wollte, wie tief die Wunde war. »Das geht schon.«

»Es könnte sich entzünden.«

»Ich hab doch gesagt, es geht«, beharrte er.

Vierzehn Jahre. Noch kein Mann, aber möglichst männlich daherkommen. Ein blutiges Knie war ein Ehrenabzeichen, eine Kriegsverletzung.

»Geh duschen, und tu was hiervon drauf.« Ich warf ihm eine Tube Wundsalbe zu.

Er verdrehte genervt die Augen, fing aber die Tube und nahm sie mit nach oben ins Bad.

Das Mittagessen verlief dann ohne viel Trara, Grant und die Jungs suchten sich irgendwelche Reste aus den Tiefen des Kühlschranks.

Ein Jahr zuvor hätte ich ihnen liebevoll ein richtiges Sonntagsessen vorgesetzt, Hähnchen vielleicht oder Rinderbraten mit allem Drum und Dran.

Ich war stolz gewesen auf meine Sonntagsmahlzeiten und hatte mich gefreut, dass die Familie wenigstens einmal in der Woche ohne Fernseher, Videospiele oder Handyunterbrechungen am Esszimmertisch zusammensaß und sich unterhielt.

Jetzt hatte ich einfach nicht die Energie dazu und auch keine Lust darauf.

Bei den Rankins gab es hauptsächlich Fertig- oder Mitnehmmahlzeiten, so dass Grant und die Wirte des nächsten indischen und chinesischen Restaurants sich mittlerweile mit Vornamen anredeten und er nur noch selten ihr etwas peinliches »Mr Wankin« zu hören bekam.

Ich hatte mir unterdessen vorgenommen, das Essen ganz einzustellen, und lebte nur noch von Gemüsesuppe und ab und zu einem Stück gegrilltem Fisch. Was allerdings wenig nützte. Die Waage im Bad zeigte zwar an, dass ich im Vormonat wieder drei Kilo abgenommen hatte, aber ich *fühlte* mich nicht dünner. Immer wieder stand ich viel zu lange vor dem Ganzkörperspiegel. Obwohl mir nicht gefiel, was ich sah. Es war nur stressig.

Ich stellte meinen Mini auf dem Belegschaftsparkplatz ab.

Es war zehn vor sechs, aber es hätte ebenso gut mitten in der Nacht sein können. Um Viertel nach vier war die

Sonne untergegangen, und seit über einer Stunde war es stockdunkel. Zudem hatte der starke Regen die Straßen leer gefegt bis auf die Hartgesottensten.

Der verhasste Winter stand vor der Tür. Die kürzer werdenden Tage passten zu meiner trüben Stimmung. Nur fünf Wochen bis zur Wintersonnenwende, tröstete ich mich, dann würden die Tage ja wieder länger.

Fünf Wochen hielt ich doch wohl aus.

Aber dann kam Weihnachten.

Schon beim Gedanken daran krümmten sich die Zehen in meinen Schuhen.

Wie sollte ich das ganze Schlemmen, Trinken und Fröhlichsein überstehen? Jede Form von Sozialleben war mir zu viel. Ich hatte das Bedürfnis, mich vor allen außer meiner engsten Familie zu verstecken. Und ausgerechnet ich war jetzt wieder dabei, in eine Schattenregion des menschlichen Lebens einzutauchen, mich mit Menschen in all ihrer Verletzlichkeit zu befassen, die auf meine Hilfe angewiesen waren.

Aber sie waren Fremde.

Wieso das einen Unterschied machte, weiß ich nicht.

Ich hatte mehr Angst davor, mit engen Freundinnen ein Glas zu trinken, als in piranhaverseuchtem Wasser zu schwimmen. Mit einem Wartezimmer voller Patienten hingegen kam ich ganz gut zurecht.

Auch wenn ich an diesem Abend keine Patienten behandeln sollte.

Zwei Männer und eine Frau erwarteten mich, als ich vom Parkplatz hereinkam und mich umziehen wollte. Mir war sofort klar, dass das nichts Gutes bedeutete.

»Ah, Chris, da sind Sie ja«, sagte einer der Männer, als er mich erblickte. Ich kannte ihn gut. Er war der ärztliche Direktor der Kliniken von Gloucestershire. Mein oberster Chef. Was machte er hier an einem Sonntagabend? Noch dazu im Anzug.

»Können wir uns kurz unterhalten?« Er war sichtlich verlegen.

»Natürlich«, sagte ich. »Hier?«

Krankenhauspersonal lief umher, die einen kamen, die anderen gingen.

»Lieber irgendwo, wo wir ungestört sind«, sagte die Frau.

Zu viert gingen wir im kühlen Licht der Neonröhren durch den langen, kahlen Krankenhausflur. »Auf dem Weg zur Todeszelle«, schoss mir durch den Kopf.

Mir sollte es recht sein, wenn das Ende nur schnell kam.

Wir gingen in ein Sprechzimmer in der jetzt geschlossenen Ambulanzabteilung. Da nur zwei Stühle und ein Tisch vorhanden waren, blieben wir stehen.

»Worum geht's?«, fragte ich.

»Ähm«, sagte der ärztliche Direktor unbehaglich, »wir haben eine Beschwerde bezüglich Ihrer ärztlichen Kompetenz erhalten.«

»Von wem?«, fragte ich, aber ich wusste es schon – entweder von der Oberschwester, die ich angewiesen hatte, das Adenosin zu verabreichen, oder von dem Assistenzarzt, der mit dem Defibrillator bereitgestanden hatte.

»Das tut im Moment nichts zur Sache«, sagte die Frau.

Da war ich ganz anderer Meinung, aber darauf hinzuweisen konnte ich mir sparen.

Ich war erstaunlich ruhig – nirgends ein Kribbeln. Im Stillen beglückwünschte ich mich sogar zu meiner Selbstbeherrschung in einer solchen Stresssituation.

»Wir sind zu dem Schluss gekommen« – die Frau blickte kurz zu den beiden Männern –, »dass es am besten wäre, Sie von Ihren Pflichten zu entbinden, bis wir die Angelegenheit geprüft haben. Ohne Gehaltsabzug natürlich.«

»Mich entbinden?«, sagte ich. »Wieso denn? Ich habe eine medizinisch begründete Entscheidung getroffen, die meiner Ansicht nach ganz im Interesse des Patienten lag. Zweifeln Sie an meiner Fähigkeit, auch künftig Entscheidungen zu treffen?«

Verlegenes Schweigen trat ein.

»Wir machen uns außerdem Sorgen über Ihre psychische Gesundheit«, sagte der ärztliche Direktor.

Es war, als hätte man mir einen Schlag in die Magengrube versetzt.

Mir blieb die Luft weg.

Woher hatten sie das?

»Was ist mit meiner psychischen Gesundheit?« Ich bemühte mich, das ganz ruhig zu sagen.

»Wir haben Grund zu der Annahme, dass Sie an einer klinischen Depression leiden.«

Mit dem Wort »klinisch« davor klang alles gleich doppelt so ernst.

»Was für einen Grund denn?«, fragte ich mit aufkommendem Zorn. »Ich weiß nicht, wovon Sie reden. Ich habe ein geringfügiges Angstproblem, weiter nichts.«

»Seien Sie bitte vernünftig, Chris«, sagte der ärztliche Direktor. »Mehrere Ihrer Kollegen haben Bedenken geäußert, weil ihnen aufgefallen ist, dass Sie sich manchmal während Ihrer Schicht aus der Abteilung stehlen.«

»Eine Frau wird ja wohl noch zur Toilette gehen dürfen.«

»Zur Toilette gehen Sie aber nicht, Chris. Sie verstecken sich in der Wäschekammer. Jeremy Cook hat Sie gestern dabei beobachtet.«

Er hielt inne, aber da ich nichts sagte, sprach er weiter.

»Ich war so besorgt, dass ich von meinem Recht Gebrauch gemacht habe, Ihre Krankenakte einzusehen. Bei einer geringfügigen Angststörung muss man nicht zweimal täglich Prozac einnehmen.«

»Ich dachte, persönliche Krankenunterlagen sind vertraulich.« Es war fast unhörbar.

»Nicht wenn Patientenleben auf dem Spiel stehen.«

»Wollen Sie damit sagen, meine Depression hat etwas mit dem Tod eines Patienten zu tun?« Wieder wallte der Zorn in mir auf, und diesmal spürte ich auch ein leichtes Kribbeln in den Fingerspitzen.

»Nein.« Das war der andere Mann, der, der bisher geschwiegen hatte. »Wir wollen nichts dergleichen. Wir stellen lediglich fest, dass eine Beschwerde eingegangen ist und dass das Krankenhaus beschlossen hat, Sie vom Dienst zu suspendieren, bis die Umstände geprüft sind. Niemand deutet hier an, dass Sie etwas falsch gemacht haben.«

Rechtsanwalt, dachte ich. Besonders beruhigend fand ich das nicht.

»Na gut«, sagte ich halb benommen. »Und was mache ich jetzt?«

»Sie fahren nach Hause«, sagte der ärztliche Direktor.

»Aber zuerst unterschreiben Sie bitte das hier«, sagte der Rechtsanwalt schnell und zog aus der Innentasche seines Jacketts einen Kuli und ein zusammengefaltetes Blatt Papier, das er vor mir auf dem Tisch ausbreitete. Ich setzte mich und las den Absatz unter dem Briefkopf des Krankenhauses:

Ich, Dr. Chris Rankin, habe verstanden, dass ich infolge einer gegen mich erhobenen Beschwerde vom Dienst am Allgemeinkrankenhaus Cheltenham für die Dauer einer Prüfung meiner Praxiskompetenz suspendiert bin. Ich versichere hiermit, dass ich bis zum Abschluss dieser Prüfung nicht versuchen werde, mir in der Funktion eines Mitarbeiters Zugang zum Krankenhaus zu verschaffen. Des Weiteren versichere ich, vor einer eventuellen Anhörung nicht mit meinen Arztkollegen über Einzelheiten besagter Beschwerde zu sprechen.

Unterschrift ....
Datum ....

»Wie lautet denn die Beschwerde?«, fragte ich. »Ich kann ja nicht versichern, über etwas nicht zu sprechen, wovon ich nichts weiß.«

»Statt sich mit Kollegen abzusprechen, haben Sie unter Missachtung der beruflichen Sorgfaltspflicht einem Patienten ein Mittel verabreichen lassen, das seinen Tod beschleunigt haben könnte.«

Der ärztliche Direktor las das von einem zweiten amtlichen Papier ab, das er mir jetzt überreichte. Es war die offizielle Bestätigung meiner Suspendierung.

Irgendwer hatte sich da ins Zeug gelegt, und auch noch an einem Sonntag.

Ich nahm den Kugelschreiber und unterschrieb die Erklärung des Anwalts.

Was blieb mir anderes übrig?

Ich hielt die Beschwerde für gerechtfertigt, die Schuld am Tod des Mannes lag bei mir.

Ich war ein schlechter Mensch.

Mein Handy klingelte. Ich sah aufs Display. Grant rief von seinem Handy aus an.

Ich ließ es klingeln, und nach einer Weile hörte es auf.

4.50 Uhr war es nach der Zeitanzeige.

Wieso war Grant morgens um zehn vor fünf wach?

Und wieso war ich eigentlich wach?

Nach ein paar Minuten fing das Handy wieder an zu klingeln. Ich ignorierte es, und nach dem sechsten Klingeln hörte es auch dieses Mal auf. Und fing wieder an – sechsmal klingeln, dann würde es auf Voicemail springen. Es hörte auf.

Piep-piep.

Eine sms kam an. Sie war von Grant.

»Mein Schatz, geh BITTE, BITTE ans Telefon.«

Ich saß in meinem Mini. Schon die ganze Nacht.

Ich konnte mich nicht erinnern, den Krankenhausparkplatz verlassen zu haben. Ich konnte mich überhaupt nicht erinnern, dass ich gefahren war, aber ich musste gefahren sein. Wie hätte ich sonst hier sein können?

Und wo war ich?

Ich sah durch die Regentropfen an der Windschutzscheibe.

Man sagt nicht zu Unrecht, die Hängebrücke von Clifton sei Isambard Kingdom Brunels schönstes Werk, obwohl sie erst fünf Jahre nach seinem Tod von zwei anderen Ingenieuren fertiggestellt wurde, die als Grundlage für ihre Pläne nichts als einen Entwurf Brunels hatten.

Um diese Zeit, beleuchtet nur vom schwachen Licht einzelner Straßenlaternen, war sie herrlich anzuschauen. Die Brücke überspannt in einer Höhe von 75 Metern über dem Fluss auf 214 Metern die Avonschlucht. So steht es auf dem Schild am einen Ende.

Was machte ich hier?

Die Frage hatte ich mir schon mindestens hundertmal gestellt.

Hatte ich wirklich vor, mich in die Tiefe zu stürzen?

Das war meine Absicht gewesen, deshalb war ich von Cheltenham aus über eine Stunde gefahren. Ich war sogar über die Brücke gelaufen, um mir die beste Stelle zum Springen zu suchen, die Stelle, die am sichersten zu einem schnellen Tod führte.

Waren 75 Meter hoch genug?

Na klar, besonders wenn ich auf den Steinen landete statt im Wasser.

Aber seit sechs Stunden saß ich jetzt wieder im Wagen, wälzte alles immer wieder in meinen Gedanken hin und her und versuchte, meinem Leben – oder meinem Tod – einen Sinn abzugewinnen.

Angst vorm Sterben hatte ich nicht. Das Leben machte

mir viel mehr Angst – mich mit dem auseinandersetzen zu müssen, was mit mir geschah.

Wieder klingelte das Handy.

Diesmal ging ich fast reflexhaft dran und meldete mich.

»Hallo.«

»Ach, Gott sei Dank! Gott sei Dank!«, hörte ich Grant sagen. Er weinte. »Wo bist du?«

»In Bristol.«

»Bristol! Was machst du denn in Bristol?«

»Mir die Hängebrücke von Clifton ansehen.«

Was das hieß, konnte er sich denken.

»Du lieber Gott, Chris!«, schrie er. »Tu's nicht. Bleib ganz ruhig. Bitte, Schatz, tu's nicht. Denk an die Jungs. Ich komme.«

Er legte auf.

Seltsam, dachte ich. Er hatte mich gar nicht gefragt, warum.

Ich stieg aus dem Mini, lehnte mich dagegen und streckte mich, um die Knicke in der Wirbelsäule loszuwerden. Eine Zigarette wäre nicht schlecht gewesen, aber die letzte hatte ich vor über einer Stunde geraucht.

Erneut klingelte das Handy. Wieder Grant.

»Ich bin im Wagen und auf dem Weg zu dir«, sagte er atemlos. »Bitte, mein Schatz … tu's nicht …« Es war ein verzweifeltes Flehen.

»Mir geht's gut«, sagte ich. »Fahr nicht zu schnell, nicht, dass dir noch was passiert.«

Die ungewollte Ironie meiner Worte blieb mir nicht verborgen. Aber wenn ich hätte springen wollen, hätte ich es wohl inzwischen getan.

»Mir geht's gut«, wiederholte ich mit butterweichen Knien. »Bitte komm einfach, und hol mich.«

Ein Streifenwagen kam mit Blaulicht um die Ecke geschossen. Da hat noch einer einen schlechten Tag, dachte ich, doch der Wagen hielt neben mir, und zwei junge Polizeibeamte stiegen aus.

»Sind Sie Christine Rankin?«, fragte einer von ihnen.

Ich nickte, brachte aber vor Rührung kein Wort heraus, und Tränen liefen mir übers Gesicht.

Ich war gerettet – in Sicherheit.

Zumindest vorläufig.

5

Die nächsten vier Stunden verbrachte ich eingesperrt in einer Arrestzelle der Polizei Bristol.

»Ich habe doch gar nichts gemacht«, beschwerte ich mich.

»Es ist zu Ihrem eigenen Schutz«, wurde mir erklärt. »Und es dauert nicht lange. Wir haben einen Arzt gerufen.«

Ich setzte mich auf das Betonbett und sah die nackten grauen Wände an.

Wie sie mein Leben auf den Punkt brachten.

In den vergangenen zwölf Monaten war ich herumgelaufen und hatte ein scheinbar normales Leben geführt, doch innerlich saß ich in einer grauen Gefängniszelle fest – eingeschlossen von vier hohen Wänden, die mein eigenes Bewusstsein schuf. Ich saß fest, und wie im Alptraum rückten die vier Wände immer näher. Mir war, als könnte ich sie mit ausgestreckten Armen mühelos alle gleichzeitig berühren. Eines gar nicht fernen Tages würden sie mir zweifellos die Luft aus dem Körper quetschen.

Grant traf vor dem Arzt ein, aber doch erst um halb zehn.

»Tut mir leid, dass ich so lange gebraucht habe«, sagte er. »Ich musste schauen, dass die Jungs in die Schule kommen und mir im Büro für heute freinehmen.«

Das besänftigte mich wenig. »Vor über vier Stunden hast du gesagt, du bist auf dem Weg hierher.«

»Ich weiß. Entschuldige.« Er war verlegen. »Ich bin losgefahren, aber ich habe auch die Polizei angerufen und sie gebeten, nach dir zu suchen. Ich war noch in Cheltenham, da kam ein Rückruf, dass sie dich gefunden haben und es dir gutgeht.« Er war den Tränen nah. »Also bin ich wieder nach Hause, um mit den Jungs zu reden.«

Ich seufzte.

»Was hast du ihnen gesagt?«

»Du hättest wegen eines Notfalls im Krankenhaus bleiben müssen.«

»Woher wusstest du denn, dass ich da nicht mehr war?«, fragte ich.

»Ich bin kurz vor fünf aufgewacht, und du lagst nicht im Bett. Weil du dich auf deinem Handy nicht gemeldet hast, hab ich im Krankenhaus angerufen, da hieß es, du wärst nicht im Dienst, sondern gestern Abend um sieben nach Hause geschickt worden. Ich war völlig außer mir, ich hatte solche Angst.«

Jetzt weinte er wirklich.

»Bring mich bitte nach Hause«, sagte ich.

»Noch nicht. Wir müssen auf den Arzt warten.«

»Mir geht's bestens. Ich kann keinen Arzt mehr sehen.«

»Dir geht's nicht bestens, Schatz. Du wolltest dich gerade umbringen.«

»Wollte ich nicht«, widersprach ich. »Wenn ich das gewollt hätte, wäre ich mittlerweile tot. Ich gebe zu, ich hab dran gedacht, aber ich hab's nicht gemacht. Mir geht's gut.«

Er schüttelte den Kopf. »Dir geht's nicht gut, Chris.

Du bist nur noch Haut und Knochen. Du isst nichts. Du schläfst nicht. Du redest nicht mit mir. Du ziehst dich vor unseren Freunden zurück. Du sprichst nicht mal mehr mit deiner Mutter. Du brauchst Hilfe.«

»Ich muss nur nach Hause.«

Nach Hause kamen wir zwar, aber erst am Nachmittag, nachdem nicht einer, sondern zwei Ärzte sich mit mir unterhalten hatten.

Beide empfahlen mir die Einweisung in eine psychiatrische Klinik.

»Warum?«, fragte ich.

»Zu Ihrer eigenen Sicherheit.«

»Es genügt völlig, wenn mein Mann sich um mich kümmert.«

Mein Mann war sich da jedoch nicht so sicher.

»Vielleicht wäre es das Beste, auf die Ärzte zu hören«, sagte er.

»Nein. Ich möchte nach Hause.«

Die Ärzte besprachen sich miteinander.

Ich war beunruhigt.

Ich wusste nur zu gut, dass sie nach dem Gesetz für psychisch Kranke die Möglichkeit hatten, mich gegen meinen Willen einzuweisen. Bei schwer gestörten Patienten, insbesondere denen, die sich selbst verletzten, hatte ich auch schon von dieser Befugnis Gebrauch gemacht.

»Lass nicht zu, dass sie mich zwangseinweisen«, beschwor ich Grant. »Du bist nach dem Gesetz der nächste Angehörige und kannst das verhindern.« Ich merkte, dass ich ihn damit in eine Zwickmühle brachte. »Ich verspreche dir, ich mache so was nie wieder.« Ich ergriff seine Hand. »Bitte, Schatz!«

Er sah mich an.

»Du hältst deine Versprechungen ja nicht«, sagte er. »Dauernd versprichst du mir, etwas zu essen, und machst es nicht. Warum sollte ich dir diesmal glauben?«

»Du musst einfach.« Ich bettelte fast. »Ich habe doch nichts gemacht, oder? Das würde ich den Jungs niemals antun.«

Grant schüttelte den Kopf, und nicht zum ersten Mal fragte ich mich, ob er auf meiner Seite war.

Die Ärzte beendeten ihr Gespräch.

»Wir sind beide der Auffassung«, sagte einer von ihnen, »dass Sie stationär behandelt werden sollten. Sind Sie bereit, freiwillig in eine Klinik zu gehen?«

»Nein«, antwortete ich.

»Dann sollten Sie nach Abschnitt 2 des Gesetzes für psychisch Kranke zur Beobachtung zwangseingewiesen werden.«

»Mein Mann ist mein nächster Angehöriger und legt Widerspruch ein.«

Ich sah Grant beschwörend an, und er schaute mir lange und fest in die Augen, bevor er sich den Ärzten zuwandte.

»Ich bin bereit, Chris mit nach Hause zu nehmen und mich dort um sie zu kümmern. Ich sorge dafür, dass sie so bald wie möglich mit ihrem Psychiater spricht.«

Die Ärzte wussten so gut wie ich, dass der nächste Angehörige die Zwangseinweisung aufheben konnte, sofern nicht schwerwiegende Gründe dagegen sprachen. Und ich hatte schließlich nicht gedroht, anderen etwas anzutun.

»Ich habe doch nicht wirklich versucht, mich umzubringen«, sagte ich schnell. »Ich habe vielleicht daran gedacht, aber dann habe ich beschlossen, es nicht zu tun. Ich bin also offensichtlich weder für mich noch für andere eine Gefahr.«

Sonderlich überzeugt sahen sie zwar nicht aus, doch die Ärzte und die Polizei willigten schließlich ein, mich Grants Obhut zu überlassen, wenn wir ihnen schriftlich gaben, dass wir beide ihren Rat zur Kenntnis genommen und uns entschieden hatten, ihm nicht zu folgen.

Grant war auf der Fahrt nach Hause sehr still und fragte sich bestimmt, ob er das Richtige getan hatte.

»Danke«, sagte ich.

Keine Antwort. Er schüttelte nur leicht den Kopf und schien sich voll auf die Straße zu konzentrieren.

Ich hatte ein strenges Verhör erwartet, angefangen mit *Warum warst du gestern Abend nicht arbeiten?*, doch es kam nichts. Es musste ihm aber ohnehin klar sein. Die Beschwerde im Krankenhaus war nur der Katalysator gewesen. Der wahre Grund für die Suspendierung waren meine psychischen Probleme, und Grant wusste aus Erfahrung, dass er sich da am besten zurückhielt.

Wir machten nur einmal halt, an einer Tankstelle, um schnell noch etwas zu essen – er ein Schinkensandwich, ich einen Linsensalat, auf den ich lieber verzichtet hätte.

»Was ist mit meinem Wagen?«, fragte ich, als wir wieder auf der Schnellstraße waren.

»Ich habe Trevor vom Büro mitgenommen und ihm die Zweitschlüssel gegeben. Er hat ihn abgeholt.«

Mein Mini stand schon in Gotherington, als wir ankamen, aber er war nicht das einzige Fahrzeug, das vorm Haus auf uns wartete. An der Straße stand ein Polizeiwagen, und ein Mann in Zivil entstieg ihm, als wir in die Einfahrt bogen.

»Was will der denn?«, fragte Grant ein wenig gereizt.

Ich hatte Angst, die Polizei Bristol hätte es sich anders überlegt und wollte mich doch nicht Grants Obhut überlassen, aber das war es nicht.

»Dr. Rankin?«, fragte der Mann, als wir aus dem Audi stiegen.

»Ja«, antworteten Grant und ich gleichzeitig. Er hatte auch einen Doktor, in Maschinenbau.

»Dr. Christine Rankin?«

»Das bin ich«, sagte ich.

»Detektive Sergeant Merryweather.« Er hielt kurz seinen Dienstausweis hoch. »Ich würde Ihnen gern ein paar Fragen zu einem Mann stellen, der am Samstagabend bewusstlos auf der Rennbahn aufgefunden wurde und danach im Krankenhaus unter Ihrer Obhut gestorben ist.«

Ich wusste nicht, ob ich weglaufen oder ihm zum Handschellenanlegen die Hände hinhalten sollte.

»Selbstverständlich«, sagte ich, bemüht, mir meine Nervosität und Panik nicht anmerken zu lassen. »Kommen Sie mit rein.«

Zu dritt gingen wir ins Wohnzimmer und setzten uns.

»Was kann ich für Sie tun?«, fragte ich.

»Wir behandeln das als ungeklärten Tod«, sagte der Kriminalbeamte. »Uns liegen die vorläufigen Ergebnisse der Obduktion vor; sie wurde heute am frühen Morgen durchgeführt. Da in dem Bericht keine Todesursache angegeben wird, müssen wir die endgültige Auswertung der Proben abwarten. Aber einer unserer Beamten sagte mir, dass Sie sein Blut schon getestet haben, als der Mann noch lebte.«

Ich nickte. »PC Filippos.«

»Ja, genau. Er sagte auch, Sie hätten von einer möglichen Kokain-Überdosis gesprochen.«

Ich nickte erneut. »Ein Kollege gab mir weiter, die Blutprobe hätte Kokain im Körper des Mannes angezeigt. Selbst gesehen habe ich die Ergebnisse nicht.«

Am Samstagabend war ich zu sehr mit der Versorgung der Kranken und Verletzten beschäftigt gewesen und hatte vorgehabt, mir die Auswertung am späten Sonntagnachmittag anzusehen, aber dann hatten mich andere Ereignisse überrollt.

»Könnten Sie mir die Ergebnisse besorgen?«, fragte der Detektivsergeant, »und auch eine Kopie der Krankenakte des Mannes?«

»Warum holen Sie sich denn beides nicht direkt vom Krankenhaus?«

»Wir haben nur Ihren Namen, und das Krankenhaus sagte uns, dass Sie heute nicht arbeiten. Ich weiß aus Erfahrung, dass man sich besser an eine bestimmte Person wendet, als sich durch die Bürokratie der Gesundheitsdienste durchzuarbeiten.«

»Ich schau mal, was ich tun kann«, sagte ich. Nicht gerade einfach, wenn man vom Dienst suspendiert war und die Klinik nicht betreten durfte, aber wenn er das nicht erwähnte, hörte er es von mir auch nicht. »War es das?«

»Nicht ganz«, sagte der Kriminalbeamte. »Wir haben

noch immer keinen Namen für den Toten und fragen uns, ob Sie vielleicht noch Hinweise auf seine Identität gefunden haben.«

»Was denn für Hinweise?«, fragte ich.

»Haben Sie etwas einbehalten, das uns weiterhelfen könnte? Ein Namensarmband oder anderen Schmuck beispielsweise?«

Ich schüttelte den Kopf. »Er hatte überhaupt nichts bei sich. PC Filippos sagte mir, dass er die Taschen des Mannes durchsucht hat, bevor der Krankenwagen kam. Nach dem Tod des Mannes hat er seine Kleidung und seine Schuhe an sich genommen.«

»Ja, das weiß ich. Wir versuchen bereits festzustellen, wo die Sachen gekauft wurden. Aus dem britischen Handel stammen sie anscheinend nicht.«

»Haben Sie in den Vermisstenmeldungen nachgeschaut?«

DS Merryweather sah mich an, als wäre ich unterbelichtet. »Das war unser erster Schritt. DNA-Daten, Foto, Gebissprofil und Fingerabdrücke sind an Interpol und Europol gegangen, bis jetzt aber ohne Ergebnis.«

Mir tat der arme Erkennungsdienstler leid, der dem Toten Finger für Finger die Abdrücke abgenommen haben musste.

»Und der Wettschein?«

»Der Wettschein?«

»PC Filippos sagte mir, der Mann hätte einen zerknüllten Wettschein in der Tasche gehabt. Haben Sie den Buchmacher gefragt?«

»Noch nicht.« Er machte sich eine Notiz. »Der Name dürfte auf dem Schein stehen«, ergänzte ich.

Er schrieb es auf und sah mich an.

»Können Sie uns sonst noch etwas über den Mann sagen, das vielleicht weiterhilft?«

Ich dachte an den Samstagabend zurück. Jede Einzelheit war mir deutlich in Erinnerung. In der Nacht in Bristol war ich die Ereignisse dieser Stunden immer wieder durchgegangen und hatte mich gefragt, ob ich etwas anders hätte machen sollen.

»Leider nein«, sagte ich. »Bei seiner Einlieferung war er im Koma, und er ist nicht mehr zu sich gekommen. Vor den Blutergebnissen deutete alles darauf hin, dass er an SVT – supraventrikulärer Tachykardie, einer Herzrhythmusstörung – litt, und darauf haben wir die Behandlung abgestellt, doch dann wurde ich zu zwei schwerverletzten Opfern eines Motorradunfalls gerufen. Kurz darauf starb der Mann.«

Er nickte, als sei er darüber informiert. Dann stand er auf.

»Danke für Ihre Zeit, Dr. Rankin.« Er gab mir eine Karte mit seinen Kontaktdaten. »Rufen Sie mich bitte an, wenn Sie die Ergebnisse der Blutproben haben oder Ihnen sonst etwas einfällt, das uns nützlich sein könnte.«

Grant brachte ihn zur Tür, während ich zitternd auf dem Sofa sitzen blieb.

Ich hatte glatt damit gerechnet, verhaftet zu werden.

Die Polizei wusste offensichtlich nichts von meiner Suspendierung, sonst hätte mich der Detektivsergeant nicht gebeten, die Blutergebnisse zu besorgen. Vielleicht glaubten sie doch nicht, dass ich für den Tod des Mannes verantwortlich war. Oder warteten sie nur auf die toxikologischen Ergebnisse der Obduktion?

So wie ich.

Den Rest des Tages verbrachte ich im Bett. Ohne ein Auge zuzutun.

Ich hätte müde sein müssen. In der Nacht und während der letzten halben Stunde der Heimfahrt hatte ich ein wenig gedöst, aber aufgestanden war ich am Sonntagmorgen, vor dreißig Stunden. Irgendwie fühlte es sich länger an.

Um halb fünf brachte der Schulbus die Zwillinge nach Hause, und beide kamen zu mir hoch. Dass ihre Mutter mitten am Tag im Bett lag, kümmerte sie nicht. Sie waren es gewohnt, dass ich Schicht arbeitete und wer weiß wann anfing, wiederkam und schlief. Dass ich die Nacht zuvor nicht im Krankenhaus gewesen war, behielt ich natürlich für mich.

»Was habt ihr denn heute in der Schule gelernt?«, fragte ich sie.

»Nichts«, sagte Oliver. Es war seine Standardantwort auf meine Standardfrage.

»Ich schon«, warf Toby ein. »Ich weiß jetzt, dass Mr Harris uns auseinanderhalten kann.«

»Woher weißt du das?«, fragte ich.

»Na ja«, sagte er verlegen, »weil ich und Olly manchmal tauschen.«

»Olly und ich«, korrigierte ich ihn.

»Auch gut.« Er machte ein verständnisloses Gesicht. »Ich und Olly tauschen also montags immer Sport und Kunsterziehung. Mich kannst du mit Kunsterziehung jagen und ihn mit Sport, deshalb tauschen wir eben. Merkt kein Mensch.«

»Außer Mr Harris?«, fragte ich.

»Genau. Er hat mich in Sport heute gepackt und gesagt, er weiß, dass ich nicht Olly, sondern Toby bin. Ich hab natürlich geantwortet, dass er sich irrt, aber da hält er sich bloß den Finger an die Nase und zwinkert mir zu.«

»War bestimmt nur geraten«, sagte Oliver. »Hattest du denn auch mein Trikot an?«

»Ja, klar.« Auf den Sporttrikots der Kinder waren groß die Namen aufgenäht, um »Entleihungen« vorzubeugen. »Trotzdem hat er dauernd Toby zu mir gesagt und dass er das nächste Woche nicht noch mal duldet.«

»Tauscht ihr oft?«, fragte ich.

»Die ganze Zeit«, antwortete Oliver mit einem breiten Grinsen. »Das macht Spaß.«

Die Zwillinge sahen sich wirklich zum Verwechseln ähnlich. Selbst ich konnte sie schlecht auseinanderhalten, wenn sie nicht beide direkt vor mir standen. Bei Toby stand das linke Ohr etwas mehr vom Kopf ab als bei Oliver, es hatte anscheinend mit seiner Lage in meiner Gebärmutter zu tun, als sich das Ohr entwickelte. Davon abgesehen hielt ich sie für ununterscheidbar.

Mr Harris wusste wohl etwas, das ich nicht wusste.

Die Jungs zogen ab, angeblich, um ihre Hausaufgaben zu machen, aber mir war klar, dass sie vorher im Netz Computerspiele spielten. Erst wenn es Zeit zum Schlafengehen war, stöhnten sie, sie seien mit den Hausaufgaben noch nicht fertig.

Ich schmunzelte.

In ihrem Alter war ich genauso gewesen, nur dass ich schon froh sein konnte, wenn ich auf einer hinten in unseren Fernseher eingestöpselten Atari-Spielkonsole Pong spielen durfte, und keine VR-Brille mit ultrahochauflösendem Display und interaktivem Surround-Sound hatte.

Ich drehte mich im Bett auf die andere Seite und dachte weiter über die Jungs nach.

Sie waren im September vierzehn geworden, ein Alter, in dem sich verlässlichen Informationen zufolge die hinreißend lieben Kinder, die man bis dahin kannte, unversehens in die pickligen, frechen und eigensinnigen Monster verwandeln, die alle heutigen Teenager sind.

»Viel Glück«, hatte mir im vergangenen Jahr eine Freundin gewünscht. »Ich hab nur einen Jungen, und der ist ein Alptraum. Dir droht ein doppelter. Diese ewig beleidigten Gesichter und das ständige Widerreden kann ich nicht ausstehen. Immer gibt's nur Krach und Beschimpfungen. Und jetzt hat er auch noch gepiercte Lippen und ein Drachentattoo auf dem Arm.«

Sie hatte sich vor Widerwillen geschüttelt.

Grant und ich hatten bis jetzt offenbar Glück gehabt. Oder unser bewusster Plan, den Jungs zunehmend größere Freiheit zu lassen, funktionierte. Einer meiner Therapeuten hatte mal gesagt, die meisten Teenager möchten ihre Eltern aus dem Job entlassen, den sie bis dahin gemacht haben, sie ein paar Jahre später als Berater, nicht aber Manager wieder einstellen und ihr Girokonto bei der Familienbank beibehalten.

Geplant oder nicht, wir hatten wohl auch Glück, dass unsre Jungs nicht in Kreise geraten waren, in denen man Drogen nahm.

Drogen.

Kokain.

Der Mann ohne Namen.

Egal, in welche Richtung ich meine Gedanken lenkte, sie

kehrten wie ein Magnet in der Spule immer wieder dahin zurück. Es ließ mich nicht mehr los.

Wer war er? Und warum war er gestorben?

6

Auf Grants Drängen hin blieb ich fast den ganzen Dienstag im Bett. Er dachte sicher, es sei das Beste für mich, aber es gab mir nur Zeit und Gelegenheit, über jedes erdenkliche kleine Familienproblem und ein paar große Weltprobleme nachzudenken.

Für mich war es wirklich besser, etwas zu tun.

Grant hatte sich noch einen Tag freigenommen, obwohl ich ihm gesagt hatte, das sei nicht nötig.

»Ich muss mich doch um dich kümmern«, meinte er.

Mich im Auge behalten wohl eher, dachte ich – damit ich nicht noch mal nach Bristol verschwand. Aber das schmerzhafte Verlangen, mir etwas anzutun, hatte in der dunklen Nacht an der Brücke wenigstens vorläufig nachgelassen, und so wehrte ich mich nicht. Ich blieb einfach wie gewünscht im Bett.

Am Mittwochmorgen fuhr Grant dann aber sichtlich beunruhigt wieder zur Arbeit.

»Du bleibst den ganzen Tag hier«, wies er mich an. »Ich nehme deine Wagenschlüssel mit.«

»Den Wagen brauche ich doch. Ich hab einen Termin bei Stephen Butler.« Stephen Butler war mein Psychiater, und Grant hatte den Ärzten in Bristol versichert, mich so bald wie möglich zu ihm zu schicken.

»Nimm doch ein Taxi.«

»Sei nicht albern, Grant. Fahren kann ich schon selbst.«

Ich streckte die Hand nach den Schlüsseln aus, und widerstrebend gab er sie mir.

»Sei bitte vorsichtig«, sagte er. »Mach keine Dummheiten.«

Wie käme ich dazu?

Ich glaube nicht, dass Jeremy Cook sich freute, als ich ihn um elf anrief. Schließlich war er derjenige, der dem ärztlichen Direktor verraten hatte, dass ich mich manchmal in der Wäschekammer versteckte.

»Ach hallo, Chris«, sagte er mit vor Verlegenheit triefender Stimme. »Wie geht's Ihnen?«

»Danke, gut, Jeremy.«

»Was kann ich für Sie tun?«, fragte er.

Dass ich nicht lachte. Bis jetzt hatte er herzlich wenig für mich getan.

»Ich brauche ein paar Informationen für die Polizei.«

»Die Polizei?«

»Ja, jemand von der Kripo war am Montagabend bei mir und bat mich, ihm die Blutergebnisse und eine Kopie der Patientenakte des Mannes zu besorgen, der Samstagabend in der Abteilung gestorben ist. Erinnern Sie sich?«

»Ja«, antwortete Jeremy. »Der Mann ohne Namen.«

»Genau. Normalerweise würde ich vorbeikommen und beides selbst abholen, aber wie Ihnen bekannt sein dürfte, ist mir der Zutritt zum Krankenhaus untersagt worden.«

Jeremys Verlegenheit ließ keineswegs nach.

»Warum wendet sich die Kripo denn nicht direkt an die Krankenhausverwaltung?«

»Keine Ahnung«, sagte ich. »Jedenfalls soll ich ihnen die Sachen besorgen. Sie sind heute von zehn bis sechs da, oder?«

»Ja.«

»Gut. Machen Sie Kopien, und ich hole sie in einer Stunde ab. Da ich nicht rein darf, bringen Sie mir die bitte raus.« Ich ließ ihm keine Zeit zu widersprechen. »Ich stehe dann in meinem hellblauen Mini Cooper vor dem Haupteingang.«

»Okay«, sagte er unsicher. »Wenn ich nicht zu viel um die Ohren habe.«

»In dem Fall schicken Sie jemand anderen raus. Ich hab der Polizei gesagt, dass ich ihnen bis heute um halb eins alles besorge.«

»Okay«, sagte er erneut. »In einer Stunde kommen Sie?«

»Ja. Können Sie die Kopien jetzt gleich machen?«, fragte ich.

»Muss ich dann wohl«, antwortete er.

»Gut. Bis nachher.«

Ich legte auf, ehe er dazu kam, es sich anders zu überlegen.

Nicht nur die Polizei wollte die Blutergebnisse sehen. Mich interessierten sie auch brennend.

Jeremy Cook erschien pünktlich, wie immer in violetter OP-Kleidung. Er schaute sich um, sah mich, kam schnell herüber und reichte mir eine gelbbraune Faltmappe durchs offene Wagenfenster.

»Muss mich sputen«, sagte er. »In zwei Minuten kommt ein Herzinfarkt.«

Ohne ein weiteres Wort – und ohne peinliche Fragen – eilte er wieder hinein. Noch nie war mir ein Herzinfarkt so willkommen gewesen. Als ich auf die College Road bog, kam mir mit Blaulicht und heulender Sirene ein Krankenwagen entgegen. Jeremy Cook durfte ihn gern für sich haben.

Ich hielt nicht weit vom Queens Hotel in Montpellier in einer Seitenstraße und öffnete die Mappe. Meine Hände zitterten.

Jeremy war fleißig gewesen. Die Mappe enthielt nicht nur die Blutergebnisse und die Patientenakte über die Zeit, als der Mann noch lebte, sondern auch den vorläufigen Obduktionsbericht.

Dass ich der Polizei versprochen hätte, alles bis um halb eins vorbeizubringen, war eine harmlose kleine Lüge gewesen, damit er mir schnell die Kopien machte. So hatte ich Zeit, mir alles in Ruhe anzusehen.

Die Blutergebnisse interessierten mich am meisten.

Mit klopfendem Herzen schaute ich auf den Befund, und da stand es schwarz auf weiß.

Kokain.

Der Kokain-Plasmaspiegel betrug 0,7 Milligramm pro Liter Blut. Als tödlich gelten 1,4 Milligramm oder mehr, doch da der Mann erst nach Stunden in der Toilettenkabine entdeckt worden war, konnte man von einer weit höheren Anfangsdosis ausgehen. Kokain hat im Blutstoffwechsel eine Halbwertszeit von etwa neunzig Minuten. In drei Stunden wäre der Spiegel auf ein Viertel des Anfangswertes abgesunken. In viereinhalb Stunden auf ein bloßes Achtel.

Entscheidend ist jedoch der Anteil an Benzoylecgonin,

kurz BZG, im Blut. BZG ist das Hauptabbauprodukt von Kokain, hat eine viel längere Halbwertszeit und hält sich noch im Organismus, wenn die Droge selbst längst nicht mehr nachweisbar ist. Der BZG-Gehalt im Urin gilt Polizei und Arbeitgebern als positiver Kokainnachweis. Wissenschaftler nehmen sogar den BZG-Gehalt der Themse als Grundlage für die Berechnung des Kokainkonsums der Londoner Bevölkerung.

Im Fall des Namenlosen lag der BZG-Gehalt bei mehr als 8 Milligramm pro Liter, was auf eine Menge Kokain schließen ließ, die ein Mehrfaches über der tödlichen Dosis lag.

Der Assistenzarzt hatte recht gehabt: Wir hätten nichts tun können, um ihn zu retten. Das einzig Überraschende angesichts dieser Zahlen war, dass er bei der Ankunft im Krankenhaus noch gelebt hatte.

Ich war also nicht schuld an seinem Tod. Das Adenosin hatte an den Folgen nichts geändert.

Man sollte meinen, das hätte mich erleichtert, aber ich fühlte mich einfach nur leer.

Ich blickte auf und sah eine junge Mutter mit ihrem winzigen Baby in der Trage über den Gehsteig laufen. Das versetzte mir einen gewaltigen Stich. Unser Baby wäre jetzt ein paar Monate alt gewesen – wenn ich es geschafft hätte, schwanger zu werden.

Ich zwang mich, zu meiner Lektüre zurückzukehren, und überflog den Obduktionsbericht.

Er enthielt nur die vorläufigen Ergebnisse, belegte aber, dass am Körper des Mannes keine Einstiche gefunden worden waren außer dem an seiner Armbeuge, den wir vorgenommen hatten, um ihm Blut abzunehmen und das

Adenosin zu geben. Eine Urinprobe aus seiner Blase hatte den hohen Benzoylecgonin-Gehalt bestätigt und damit die hohe Dosis Kokain, die sein Körper aufgenommen hatte.

Der Pathologe nahm an, das Kokain sei oral konsumiert worden, da sich weder Pulver in den Nasenhöhlen fand noch Rückstände in den Lungen, wie es beim Rauchen einer solchen Menge der Droge zu erwarten gewesen wäre. Bestätigungshalber hatte er neben Proben aus der Leber, den Nieren, dem Herzen und dem Hirn des Mannes Proben aus Lunge und Magen zur Analyse eingereicht. Auch eine Haarprobe war genommen worden, um festzustellen, ob ein langdauernder Drogenmissbrauch vorlag.

Wie DS Merryweather vorausgeschickt hatte, nannte der Bericht keine eindeutige Todesursache, wenngleich der Pathologe nach der Urinprobe davon ausging, dass sehr wahrscheinlich eine Überdosis Kokain der Schuldige war. Endgültig festlegen wollte er sich erst nach Abschluss der toxikologischen Untersuchungen.

Ich steckte die Kopien wieder in die Mappe und legte sie auf den Beifahrersitz. Eine ganze Weile sah ich lediglich aus dem Wagenfenster, auf dem regelmäßig feine Regentropfen landeten.

Warum machte ich mir so viele Gedanken über den Mann?

Tod im Krankenhaus ist leider nichts Ungewöhnliches. Der Umgang mit Sterbenden gehört für einen Notfallarzt zum Alltag. Schlaganfall und Herzanfall sind die häufigsten Todesursachen. Lebend eingelieferte Unfallopfer bleiben auch meist am Leben, zumindest, bis sie an nach der Stabilisierung an die entsprechenden Spezialisten weitergereicht werden. Dennoch hatte ich mitansehen müssen, wie Hunderte, wenn nicht Tausende meiner Patienten ihren letzten Atemzug taten und ihr Leben mir buchstäblich durch die Finger glitt.

Immun oder unempfindlich gegenüber dem Sterben war ich deshalb aber nicht, schon gar nicht, wenn das Opfer ein Jugendlicher oder gar ein Kind war. Im Lauf der Jahre hatte ich nur zu oft Tränen des Kummers um Menschen vergossen, die ich gar nicht gekannt hatte, bis sie mit tödlichen Verletzungen oder unheilbaren Krankheiten vor mir erschienen waren.

Einige meiner Kollegen versuchten, sich eine dickere Haut zuzulegen, oder verschanzten sich hinter einem Panzer der Gleichgültigkeit, um ihrer Arbeit nachgehen zu können und nicht auf ihren Instinkt zu hören, der sagte, Augen zu und weg hier.

Doch irgendetwas am Tod dieses Mannes beunruhigte mich.

Vielleicht lag es daran, dass niemand wusste, wer er war – seine Frau und seine Kinder ahnten noch nicht, dass ihr Mann, ihr Vater vor fast vier Tagen aufgehört hatte zu existieren. Vielleicht lag es aber auch daran, dass gepflegte Männer in Straßenanzügen selten mit einer massiven Kokain-Überdosis ins Krankenhaus eingeliefert wurden.

Hatte er bewusst eine Überdosis genommen, um seinem Leben ein Ende zu setzen, oder war es ein Unfall gewesen? Die Kabine einer Herrentoilette schien mir ein merkwürdiger Ort für einen Selbstmord, aber das musste ich gerade sagen. War die Kabine wirklich merkwürdiger als die Steine unter der Hängebrücke von Clifton? War es irgendwie besser, sich in aller Öffentlichkeit in den Tod zu stürzen, als in der Abgeschiedenheit einer verschlossenen Toilette ein mit Kokain versetztes Sandwich zu essen?

Kam es, wenn man unbedingt sterben wollte, auf Methode und Umgebung an?

Wenn der Mann sich aber wirklich umgebracht hatte, warum hätte er dann vorher sämtliche Hinweise auf seine Identität beseitigen sollen? Ich wusste, dass Selbstmörder oft alles daransetzen, dass nicht ihre Angehörigen als Erste auf ihren leblosen Körper stoßen. Hatte dieser Mann einfach sterben wollen, ohne dass seine Familie es jemals erfuhr?

Für mich hörte sich das ganz vernünftig an.

Ich las die Berichte noch zweimal durch, ehe ich zur Polizei Cheltenham fuhr und meinen Mini auf dem Besucherparkplatz hinter der Hauptwache abstellte.

DS Merryweather hatte mich gebeten, ihn anzurufen, wenn ich die Blutergebnisse hatte, aber mich verlangte es wirklich nicht, noch mal mit ihm zu reden. Ich wollte die Mappe mit dem Vermerk, dass sie für ihn bestimmt war, an der Anmeldung abgeben und wieder gehen. Doch es kam anders.

»Dr. Rankin«, rief eine Stimme hinter mir, als ich die drei Stufen zum Hintereingang der Polizeiwache hinaufstieg. Ich drehte mich um.

»PC Filippos«, sagte ein junger Beamter in Uniform. »Wir haben uns vorigen Samstag im Krankenhaus kennengelernt.«

»Ja.« Ich nickte. »Sie sind Halbgrieche.«

Sichtlich erfreut, dass ich mir das gemerkt hatte, lächelte er mich an. »Kann ich was für Sie tun?«

»Die Mappe hier ist für DS Merryweather.« Ich hielt sie ihm hin. »Können Sie ihm die bitte geben?«

»Gern«, sagte er und nahm sie an sich. »Sind das die Blutergebnisse des Namenlosen?«

Ich nickte erneut. »Wissen Sie immer noch nicht, wer er ist?«

»Nein, aber das finden wir schon noch heraus.«

»Haben Sie auf der Rennbahn was entdeckt?«

Er sah mich verwirrt an.

»Nachdem der Mann am Samstagabend gestorben war, sagten Sie mir, Sie wollten noch mal zur Rennbahn und sich den Fundort näher ansehen.«

»Ach so«, sagte er. »Das habe ich auch getan.«

»Und was haben Sie gefunden?«

»Nicht viel. In der Kabine war gar nichts und im Mülleimer bei den Waschbecken hauptsächlich Papierhandtücher.«

»Hauptsächlich?«

»Na ja, anderer Abfall war auch drin, Zeitungen, ein paar Rennprogramme, zerrissene Wettscheine und so ein Whisky-Flachmann, eine Viertelliterflasche.«

Ich musste an die leichte Alkoholfahne denken, die ich im Krankenhaus an dem Mann gerochen hatte. Es konnte Whisky gewesen sein.

»Der Mann hatte definitiv irgendwann Alkohol getrunken. Haben Sie die Flasche auf Fingerabdrücke untersucht?«

Nein, sagte mir sein Gesichtsdruck.

»Und haben Sie den Inhalt geprüft?«
»Sie war leer.«
»Ein Rückstand war sicher noch drin«, sagte ich. »Seinem Bericht nach vermutet der Pathologe, dass das Kokain oral eingenommen wurde. Da frage ich mich, ob es vielleicht in dem Whisky war.«
»Kokain in Whisky, geht das denn?«
»Klar«, sagte ich. »Das löst sich in so gut wie jeder Flüssigkeit auf. Ich erinnere mich an einen Fall vor ein paar Jahren, da hat jemand mit Kokain versetzten Rum getrunken. Er ist daran gestorben.«
»Ist das Ihr Ernst?«
»Aber ja«, sagte ich. »Jemand hatte eine große Menge Kokain in einer Flasche Rum aufgelöst, um es ins Vereinigte Königreich zu schmuggeln. Seine Freundin hatte es im Gepäck, weil er sonst angeblich das Zollfrei-Limit überschritten hätte, aber der Mann wurde am Zoll aufgehalten, und der Freundin wurde das Warten zu lang. Sie schenkte die Flasche einem Taxifahrer, ohne zu ahnen, dass der Inhalt tödlich war, und er starb nach einem einzigen Glas.«
»Hat er denn nichts geschmeckt?«
»Offensichtlich nicht. Wahrscheinlich hat er es auf ex getrunken. Und es war auch nicht der einzige Fall. Jemand anders hat mal mit Kokain versetzten Birnensaft getrunken, der ebenfalls eingeschmuggelt worden war.«
»Wie kriegt man das Zeug denn aus der Flüssigkeit wieder raus?«
»Ganz einfach. Man lässt sie vorsichtig in einem Topf verdampfen, und das Kokainpulver bleibt am Boden zurück.«

»Sie meinen also, der Namenlose war ein Schmuggler?«

»Nein«, antwortete ich, »das hab ich nicht gesagt. Ich wollte nur wissen, ob die Whiskyflasche als mögliche Quelle untersucht worden ist. Haben Sie die noch?«

»Ja«, versicherte er. »Alles eingetütet.«

Mir war plötzlich furchtbar schwindlig, und wankend hielt ich mich am Geländer fest.

»Alles in Ordnung, Dr. Rankin?«, fragte PC Filippos. »Sie sind ganz blass geworden.«

»Mir geht's gut«, sagte ich automatisch.

Mir ging es *immer* gut.

In Wahrheit traf das jetzt überhaupt nicht zu. Ich war benommen, wacklig auf den Beinen und konnte meinen Blick nicht fokussieren. Nein, ich war nahe daran, in Ohnmacht zu fallen. Ich stützte mich noch mehr auf das Geländer, und nur die starken Arme des Gesetzeshüters verhinderten, dass ich glatt umkippte.

»Entschuldigen Sie«, sagte ich leise. »Hab wohl was Falsches gegessen.« Obwohl das kaum sein konnte. Seit dem Vorabend hatte ich noch gar nichts zu mir genommen und auch da nur eine Schale kalorienreduzierter Gemüsesuppe.

»Kommen Sie«, sagte er, den Arm fest um meine Taille, »ich bringe Sie rein, da können Sie sich setzen.«

Er trug mich praktisch durch den Eingang der Polizeiwache. Ein Kollege eilte ihm zu Hilfe, und gemeinsam bugsierten sie mich auf einen Stuhl in der Anmeldung.

»Ich rufe einen Krankenwagen«, sagte der Kollege.

»Nein«, sagte ich, leider nicht sehr energisch. »Keinen Krankenwagen.«

Eher hätte ich eine Flutwelle aufhalten können.

7

In ärztlicher Funktion durfte ich das Allgemeinkrankenhaus Cheltenham derzeit nicht betreten, als Patientin aber leider schon.

Die Peinlichkeit fing jedoch damit an, dass ich die Krankenwagenbesatzung kannte – ich sah sie oft im Krankenhaus, wenn sie andere Leute einlieferten.

»Tag, Dr. Rankin«, sagte ein Sanitäter fröhlich, als er mich in der Anmeldung der Polizeiwache sitzen sah. »Ich bin Derek. Was liegt an?«

»Gar nichts«, sagte ich. »Mir geht's gut. Alles grundlose Aufregung.«

»Das sehen wir ja dann«, erwiderte Derek lächelnd und hockte sich vor mich hin, um mit mir auf Augenhöhe zu sein. Sein Auftreten hatte etwas sehr Beruhigendes – beherrscht und selbstbewusst. Ich lehnte den Kopf gegen die Wand und entschied, mich ihm nicht zu widersetzen.

»Schaffen wir Sie in den Krankenwagen und machen erst mal ein paar Tests.«

Er und sein Partner hoben mich auf einen Rollstuhl und fuhren mich raus zu ihrem Wagen.

»Ich melde mich«, sagte PC Filippos, als er uns die Tür aufhielt.

Ich nickte ihm matt zu. Mir ging es wirklich nicht besonders. Meine Haut war klamm, und wieder spürte ich starkes Herzklopfen in der Brust.

Bei der Selbstdiagnose liegen Ärzte bekanntlich oft falsch, nur die breite Öffentlichkeit versteht noch weniger davon und deutet Verdauungsprobleme gern als lebensbedrohlichen Herzanfall oder eine verstopfte Schweißdrüse als Hautkrebs im Endstadium. Ärzte hingegen irren sich eher in der anderen Richtung und tun potentiell ernste Symptome als belanglos ab, obwohl sie bei einem Patienten in der gleichen Verfassung nicht zögern würden, ihn an einen Facharzt zu überweisen.

Alles in allem hatte ich dennoch eine ziemlich klare Vorstellung davon, was mit mir los war – zu niedriger Blutzuckerspiegel durch Nahrungsmangel.

Das Mittagessen auszulassen, nachdem ich schon nicht gefrühstückt hatte, war vielleicht doch keine so gute Idee gewesen.

Im Krankenwagen wurde ich ans EKG-Gerät angeschlossen. Einen Herzanfall hätte ich nicht, versicherte mir Derek. Das wusste ich. Dennoch war die Kurve wegen des Herzklopfens unregelmäßig.

»Blutzucker«, sagte ich. »Der wird zu niedrig sein.«

»Sind Sie Diabetikerin?«, fragte Derek ernst.

»Nein. Ich hab aber noch nicht viel gegessen heute.«

Faktisch hatte ich in den letzten zwanzig Stunden nicht mal eine Tasse Tee zu mir genommen.

»Ts, ts«, machte Derek. »Darauf sollten Sie schon achten.«

Das wusste ich. Ich wusste, dass ich mich langsam zu Tode hungerte und unbedingt mehr essen sollte, aber es war, als müsste ich erst herausfinden, was mit mir los war, ehe ich wieder Nahrung zu mir nehmen konnte.

Grant drängte mich fortwährend zum Essen. Er flehte mich an zu essen.

Aber so einfach war das nicht.

Eine Stimme in meinem Innern verbot es mir.

Und ich hatte schreckliche Angst, wenn ich erst anfing zu essen, könnte ich nicht mehr aufhören und würde immer dicker und fetter, bis ich ein ebenso runder Klops war wie Violetta Wiederkau in *Charlie und die Schokoladenfabrik*.

Vielleicht gab mir die andauernde Nahrungsverweigerung aber auch das Gefühl, irgendwie noch unter Kontrolle zu haben, was mit mir geschah. Wollte ich mir damit, dass ich entschied, wann und wo ich auch nur das kleinste Quentchen Nahrung zu mir nahm, einreden, dass ich über meinen Gefühlen stand und mein Leben im Griff hatte?

Womöglich glaubte ich sogar daran.

Meinen Psychiater beunruhigte allerdings, dass aus meiner anfangs zur Schau gestellten Selbstdisziplin und Enthaltsamkeit eine regelrechte Essstörung geworden zu sein schien.

»Seien Sie nicht albern«, hatte ich ihm mit einem nervösen Lachen gesagt. »Magersucht ist doch was für Teenager.«

Die Ärztin in mir wusste aber, dass das nicht stimmte. Eine Menge Frauen mittleren Alters litten an Magersucht, und die Essstörungsstationen psychiatrischer Krankenhäuser waren voll von ihnen.

Das hatte mit mir aber doch wohl nichts zu tun.

Ich war fett.

Man brauchte mich nur anzusehen. Und wenn Grant zehnmal sagte, ich sei nur Haut und Knochen, in meinen Augen war ich dick und hässlich.

»Drei Komma eins«, las Derek vom Blutzuckermonitor ab. »Viel zu niedrig. Kein Wunder, dass Sie sich schlapp fühlen und Herzrasen haben.« Er wühlte in einem der vielen Schrankfächer des Krankenwagens und brachte einen Hochenergie-Bananenmilchshake mit extra viel Zucker zum Vorschein.

»Hier.« Er riss die Tüte auf und hielt sie mir hin. »Trinken Sie das.«

Ich schob sie weg.

»Doch, doch, Dr. Rankin«, sagte er. »Bitte trinken Sie das. Ihr Blutzucker ist bedenklich niedrig.«

Ich setzte die Tüte an die Lippen, doch sie anzuheben brachte ich nicht über mich. Es blieb beim Versuch. Die Stimme in meinem Kopf brüllte mich jetzt an, verbot es mir, und ich hatte ihr nichts entgegenzusetzen.

»Wenn Sie nicht trinken wollen, muss ich Ihnen einen Glukosetropf legen«, sagte Derek in fast schon aggressivem Ton. »Wollen Sie das wirklich?«

Nicht unbedingt, dachte ich, und doch konnte ich unmöglich den ekelhaft süßen Bananenglibber schlucken. Ich hätte mich übergeben müssen.

Derek war immer noch dabei, mir sein Gift aufzuschwätzen, als wir zum Krankenhaus kamen, wo meine Probleme leider ganz und gar nicht aufhörten, sondern erst richtig anfingen.

Es ging ungebremst abwärts.

Vielleicht war es nur kollegiales Entgegenkommen, jedenfalls wurde ich ohne warten zu müssen in die Rea gebracht, kurz für Reanimation, den Teil der Notfallstation, wo Schwerstverletzungen und andere lebensbedrohliche Zustände behandelt wurden.

Es war mein angestammter Arbeitsplatz, und ich war unter Kollegen, fühlte mich jedoch keineswegs entspannt in der gewohnten Umgebung, sondern unsicher, beschämt und gedemütigt.

Eine Oberschwester, genau die, die ich in Verdacht hatte, mich angeschwärzt zu haben, verband jetzt die EKG-Elektroden auf meiner Brust mit dem Monitor. Sie machte das wortlos und fast ohne Blickkontakt. Vielleicht war auch sie verlegen.

Eine andere Schwester stach mir eine Nadel in den rechten Zeigefinger, um Blut für einen weiteren Blutzuckertest zu bekommen.

Dann ließ man mich auf dem Rollbett in der mit einem blauen Vorhang verschlossenen Kabine allein.

Die Zeit zog sich hin, aber es waren wohl nur ein paar Minuten, bis Jeremy Cook erschien und seinen Kopf durch den Vorhangspalt steckte.

»Tag, Chris.« Es klang halb nach einem Seufzen. »Was kann ich für Sie tun?«

»Gar nichts«, sagte ich und schwang die Beine über die Bettkante. »Danke der Nachfrage, Jeremy, aber ich brauche Ihre Hilfe wirklich nicht. Ich habe keine Ahnung, weshalb man mich hierhergebracht hat. Ich war ein bisschen benommen, weiter nichts. Ich musste mich nur mal hinsetzen.«

Diesmal seufzte er richtig. »Ihr Blutzucker.«
»Was ist damit?«, fragte ich.
»Er ist gefährlich niedrig.«
»Doch nur, weil ich nicht gefrühstückt und dann noch das Mittagessen verpasst habe«, sagte ich, als brauchte man über so etwas kein Wort zu verlieren. »Nach dem ersten Glas Rotwein heute Abend ist das wieder im Lot.«

Er seufzte noch einmal und schüttelte den Kopf.
»Lügen Sie mich nicht an, Chris«, sagte Jeremy. »Dafür kennen wir uns schon zu lange.« Er hielt inne. »Ich habe gerade mit Grant gesprochen.«

»Ach so«, sagte ich und machte mir meinen Reim darauf. »Ist er hier?«

»Nein, ich habe ihn im Büro angerufen. Er kommt gleich vorbei. So lange bleiben Sie schön hier. Ich spritze Ihnen einstweilen mal Glukagon.« Glukagon ist ein Hormon mit blutzuckersteigernder Wirkung. Viele insulinabhängige Diabetiker tragen für den Fall einer plötzlichen Unterzuckerung einen Autoinjektor mit dem Präparat bei sich, da eine Nichtbehandlung rasch zu Koma und Tod führt.

Er hielt die Spritze in der rechten Hand hoch.
»Ist das denn wirklich nötig?«, fragte ich.
»Nicht, wenn Sie das hier essen.« Er hielt mit der Linken eine Tafel Schokolade hoch.

Ich schüttelte stumm den Kopf. Ich sah ihn nur an.
Er steckte mir die Nadel in den Arm, und nach einer Weile ging es mir tatsächlich etwas besser.

Grant traf eine halbe Stunde später im Krankenhaus ein, aber er war nicht allein. Mein Psychiater Stephen Butler war bei ihm. Sie kamen zusammen mit Jeremy Cook in die Kabine.

»Ich habe doch nachher noch einen Termin bei Ihnen«, sagte ich lachend.

»Ich weiß«, erwiderte er ohne einen Funken Humor. »Grant rief an und erklärte mir die Lage, deshalb bin ich gleich mitgekommen.«

»Welche Lage?«, fragte ich. »Mir ist ein bisschen schwindlig, weiter nichts.«

Grant blickte stumm zu Boden.

Stephen setzte sich neben mir auf einen Stuhl und ergriff meine Hand.

»Chris«, sagte er. »Wir sind alle sehr besorgt um Sie.«

»Dazu besteht kein Anlass. Mir geht's gut.«

Es hörte sich an wie eine kaputte Schallplatte – mir geht's gut … mir geht's gut … mir geht's gut …

»Es geht Ihnen nicht gut«, sagte Stephen entschieden. »Ich habe mich mit Dr. Cook und auch mit Grant unterhalten. Er hat mir von Ihrer Fahrt nach Bristol am Sonntagabend erzählt.«

Ich sah zu Grant hinüber, der aber immer noch angelegentlich den blauen Vinylfußboden betrachtete.

Stephen redete weiter. »Er hat mir auch gesagt, dass Sie noch immer nichts essen und dass das schlimmer wird. Sie haben schon viel zu viel abgenommen. So zu hungern ist sehr gefährlich, Chris, Dr. Cook macht sich große Sorgen, dass Sie Ihr Herz überstrapazieren. Sie müssen essen. Ihr Körper braucht einfach mehr Energie, um am Leben zu bleiben.«

»Ich habe jede Menge Energie.« Ich lachte. »Man kann

mich ja wohl kaum hinfällig nennen. Ich bin immer noch viel zu dick.«

»Sie sind doch nicht dick«, sagte Stephen unversehens gereizt. Er fing sich. »Hören Sie zu, Chris. Wenn Sie nichts essen, setzen Sie Ihr Leben aufs Spiel. Ihr Mann und Ihre Söhne lieben Sie und möchten Sie nicht verlieren. Ist Ihnen das klar?«

So gesprächig wie in den letzten fünf Minuten war er in den ganzen neun Monaten meiner Therapie bei ihm nicht gewesen.

»Ist Ihnen das klar?«, fragte er noch einmal.

»Ja«, antwortete ich, ohne mir da ganz sicher zu sein. Ich war doch wohl nicht so krank, dass gleich mein Mann und mein Psychiater zu mir in die Notaufnahme gerannt kommen mussten. Ich hatte mich nur etwas schwindlig gefühlt.

»Gut«, sagte Stephen. »Grant, Dr. Cook und ich sind nämlich der Meinung, es wäre für Sie am besten, eine Zeitlang ins Krankenhaus zu gehen. Nur, bis Sie wieder obenauf sind.«

»Hier ins Krankenhaus?« Ich wusste nicht, ob ich ihn richtig verstand.

»Nein, Chris. Nicht hier. Wir finden, Sie sollten nach Wotton Lawn gehen.«

Wotton Lawn war die psychiatrische Fachklinik von Gloucestershire.

»Nein«, sagte ich fest. »Da muss ich nicht hin.«

»Wir glauben doch.«

»Na, ich gehe aber nicht«, beharrte ich.

Stephen war ganz ruhig. »Wir glauben, es ist zu Ihrem eigenen Schutz unerlässlich. Ich habe schon mit Wotton

Lawn gesprochen, und sie halten in der Abteilung für Essstörungen ein Bett für Sie bereit. Wenn Sie nicht freiwillig gehen, werden Sie gemäß dem Gesetz für psychisch Kranke zwangseingewiesen.«

Ich blickte wieder zu Grant, der sich jedoch standhaft weigerte, mir in die Augen zu sehen. Zorn stieg in mir hoch, packte mich am Hals und drückte mir die Luft ab.

Wie konnte Grant das zulassen?

Er wusste doch, dass ein Klinikaufenthalt für mich undenkbar war.

»Grant!«, schrie ich ihn an. »Hilf mir!«

Endlich sah er mich an. Er hatte Tränen in den Augen.

»Ich versuche ja, dir zu helfen«, sagte er.

Jetzt wünschte ich, ich *wäre* in Clifton von der Hängebrücke gesprungen.

ZWEITER TEIL

März

8

Der März war immer eine aufregende Zeit in Cheltenham. Alle hatten nur eines im Sinn – das Cheltenham Rennsport-Festival. Vier Tage mitreißender Action auf dem ehrwürdigen Geläuf des Prestbury Park, wo die Stars des irischen und englischen Jagdrennsports zusammenkamen, um die Champions unter sich auszumachen.

Das Grand National mochte das berühmteste Jagdrennen der Welt sein, doch einen Sieger des Cheltenham Festivals zu besitzen, zu trainieren oder zu reiten war für jeden Galopprennsportler der entscheidende Erfolg seiner Laufbahn, und innerhalb des Festivals war der am letzten Nachmittag ausgetragene Gold Cup – 5200 Meter über zweiundzwanzig Hindernisse, alle Pferde mit gleichem Gewicht – das eigentliche Meisterschaftsrennen.

Sämtliche Hotels im Umkreis von achtzig Kilometern um die Rennbahn waren Monate im Voraus ausgebucht, nicht zuletzt durch den Andrang irischer Zocker, die jedes Jahr wieder übers Meer kamen, um ausgiebig zu wetten, große Mengen Guinness zu vertilgen und ihre vierbeinigen Idole ins Ziel zu jubeln.

»Sie können also beim Festival nächste Woche als Rennbahnärztin fungieren, Dr. Rankin?«

»Ja«, sagte ich aufgeregt.

Ich telefonierte mit dem Rennvereinssekretär von Cheltenham, der mich im Auftrag des Chefarztes der Rennbahn einigermaßen hektisch angerufen hatte. Offenbar war einer ihrer schon verpflichteten Stammärzte beim Skiurlaub in den französischen Alpen mit einem Baum kollidiert und hatte sich das rechte Bein mehrfach gebrochen. Jetzt lag er im Klinikzentrum von Moûtiers im Streckverband und würde wohl auch für die absehbare Zukunft dort bleiben.

»Äh«, sagte der Rennvereinssekretär unbehaglich. »Eine Frage müsste ich Ihnen dazu leider noch stellen.«

»Bitte sehr«, sagte ich.

»Wenn ich mich recht entsinne, konnte ich Sie beim International Meeting im Dezember nicht einsetzen, weil Sie von Ihrem eigentlichen Dienst suspendiert waren und uns damit der Rennordnung nach nicht zur Verfügung standen. Ist das noch so?«

»Nein«, sagte ich. »Es ist nicht mehr so.«

Ein Seufzer der Erleichterung kam vom anderen Ende.

»Gut«, sagte er. »Ich dachte es mir schon, weil die Rennsportbehörde Sie wieder auf der Liste der zugelassenen Ärzte hat.«

Das war beruhigend.

»Ich schicke Ihnen gleich die Details. Übliche Mailadresse?«

»Ja«, sagte ich. »Vielen Dank.«

Er legte auf.

Ich saß ruhig am Küchentisch und trank meinen Kaffee. War das ein weiterer Beleg dafür, dass mein Leben sich langsam normalisierte?

Ich hoffte es von Herzen.

Die Zwangseinweisung nach Wotton Lawn im November war ein Alptraum gewesen, im Grunde aber nur eine Fortsetzung des Alptraums, zu dem mein Leben ohnehin geworden war.

Tief im Innern wusste ich, dass ich in der Klinik am besten aufgehoben war, das hinderte mich aber nicht, mich dagegen zu sträuben.

Ich war wütend und ließ meinen Frust an allem und jedem aus. Ich lärmte. Ich schrie. Ich versuchte sogar wegzulaufen. Ich drohte mit Selbstmord und wurde rund um die Uhr unter Beobachtung gestellt.

Sie sperrten mich in meinem Zimmer ein und zwangen mich, drei Mahlzeiten am Tag zu essen. Dann passten sie wie die Luchse auf, dass ich nicht auf dem Klo verschwand und alles wieder rauswürgte.

Dass sie mich in keine Zwangsjacke steckten, war schon ein Glück. Aber auch die Zwangsjacke hätte ich ihnen nicht verdenken können.

Ich war, wie man so sagt, eine *schwierige Patientin*.

Ich weigerte mich strikt, an den Gruppentherapiesitzungen teilzunehmen, und der erste Mensch, mit dem ich sprach, war Stephen Butler, als er mich am dritten Tag besuchen kam.

Ich rechnete damit, dass er mir wegen meiner Aufsässigkeit den Kopf waschen würde, aber das tat er nicht. Geduldig wie immer ließ er mich gut zehn Minuten lang darüber wettern, wie schrecklich es in der Klinik war und wie gemein die Pfleger mich behandelten.

»Was wäre denn die Alternative?«, fragte er, als mir schließlich die Puste ausging. »Sie sagen, Sie wollen sich umbringen, aber möchten Sie wirklich sterben? Möchten Sie, dass Grant und Ihre Söhne ohne Sie weiterleben müssen? Glauben Sie, die würden Ihnen jemals verzeihen, dass Sie so egoistisch gewesen sind?«

Das brachte mich zum Schweigen.

Vielleicht hatte er mir doch den Kopf gewaschen.

Das Dumme war, dass ich mich gespalten fühlte. Ein Teil von mir wollte gesund werden und dem Elend ein Ende bereiten, aber der andere Teil, der die Oberhand hatte, hielt mich in diesem grässlichen Dahinleben gefangen und zwang mir schreckliche Gedanken und Handlungen auf.

Ich musste da raus – musste wieder *ich* sein –, doch ich widersetzte mich gerade denen, die mir helfen wollten.

Stephen kam in der Woche darauf täglich zu mir – viel öfter als im Rahmen ärztlicher Betreuung vorgesehen. Er war mein Freund – der Rettungsanker, an den ich mich mit aller Kraft klammerte.

Grant kam auch, aber wir konnten uns irgendwie nicht mitteilen.

Ich hatte Angst, er könnte so sauer werden, dass er mich verließ, und je mehr Angst ich bekam, desto schwerer fiel es mir, mit ihm zu reden. Verrückterweise freute ich mich noch nicht mal, ihn zu sehen, wenn er kam. Es war, als ob ich nur auf das Unvermeidliche wartete und mich auf den damit verbundenen Schmerz gefasst machte.

»Was hast du den Jungs erzählt?«, fragte ich ihn, als er mich wieder allein besuchte.

»Die Wahrheit«, sagte er. »Dass es ihrer Mama nicht gutgeht und sie zur Erholung eine Zeitlang im Krankenhaus bleibt.«

»Wie geht es ihnen? Kochst du für sie?«

»Das macht deine Mutter«, sagte Grant ohne erkennbare Gefühlsregung. »Sie ist gestern Nachmittag aufgetaucht.«

»Meine Mutter! O Gott, weiß sie, dass ich in der Klinik bin?«

Er nickte. »Die Jungs haben es ihr gesagt. Sie mussten mit jemandem darüber reden.«

Tränen strömten mir übers Gesicht. Meine armen Söhne.

»Bringst du sie nächstes Mal bitte mit?«, fragte ich.

»Ob das klug ist?«, antwortete er. »Möchtest du wirklich, dass sie dich so sehen?«.

»Sie fehlen mir doch!«, schrie ich ihn an.

»Du ihnen auch. Und wenn du vernünftig isst, bist du auch bald wieder bei ihnen.«

Ich fragte mich, ob er sie von mir fernhielt, um mich zu strafen.

Wenn ja, dann hatte ich es verdient.

In den ersten beiden Wochen in der Klinik hatte sich der Zorn in mir langsam gelegt, und ich hatte aufgehört, Lärm zu schlagen. Ich schrie auch nicht mehr, zumindest nach außen hin.

Aber irgendwie fühlte ich mich innerlich leer, beinah taub.

Es war, als hätte die Essstörung die Kontrolle über meine Gefühle an sich gezogen – im Guten wie im Schlechten. Sie hatte sich wie ein Schutzmantel um mich gelegt und bewahrte mich vor Kummer und Angst, machte mich aber auch unempfänglich für Liebe und Freundlichkeit.

Auf einmal war mir alles egal, auch wenn ich – unter

Zwang und in sehr begrenztem Umfang – angefangen hatte zu essen. Und nicht etwa der Drang, an der Gemeinschaft teilzuhaben, sondern simple Neugier führte mich schließlich in die erste Therapiesitzung.

Aber mit dieser Sitzung begann mein langer Weg zurück in die Gesundheit.

Obwohl mir das damals nicht klar war.

Stephen hatte mir gesagt, dass noch eine Patientin in den Vierzigern zu der Gruppe gehörte, und ich fragte mich, ob sie ebenso mit Schuldgefühlen und Mutlosigkeit geschlagen war wie ich, und es gab nur eine Möglichkeit, das herauszufinden.

Die Frau hieß Beth, und ich erwärmte mich spontan für sie und fühlte mit ihr, als sie von ihrer Angst erzählte, andere zu enttäuschen, insbesondere ihre Mutter und ihren Vater. Wie bei mir selbst hatten ihre ehrgeizigen Eltern hohe Erwartungen in sie gesetzt, die sie bei weitem nicht hatte erfüllen können.

Ich zwang mich, an meine Kinderjahre zurückzudenken.

Die Schule war mir zum Glück relativ leichtgefallen, und ich hatte fast immer zu den Klassenbesten gehört. Ohne dass meine Eltern mich dafür lobten. Sie nahmen das wohl für selbstverständlich und hielten mir regelmäßig vor, dass ich nicht noch besser war.

In der Rückschau wurde mir klar, dass die gefühlsmäßige Kluft, die noch heute zwischen meiner Mutter und mir bestand, im fehlenden Zuspruch von damals begründet lag.

Schon als kleines Mädchen hatte ich weder Mutter noch Vater besonders nahegestanden, und das Zuhause meiner Kindheit war für mich nicht von Liebe und Glück erfüllt.

Beide Eltern waren engagierte Akademiker gewesen: mein Vater Dozent für Mittelalterliche Archäologie an der Universität Oxford, meine Mutter Doktorandin am selben Institut. Sie lagen fast zwanzig Jahre auseinander, und ich nahm an, damals hatte sie ein Hauch von Skandal umweht, aber gesprochen wurde nie darüber. Flower Power und freie Liebe wirkten Anfang der 70er-Jahre noch nach, und Techtelmechtel zwischen Lehrkörper und Studenten wurden vielleicht noch eher toleriert. Zehn Jahre früher hätte man die beiden zweifellos aus der Stadt gejagt. Zehn Jahre später, und ich wäre ziemlich sicher abgetrieben worden.

Eine betagte Tante hatte mir, ohne es näher zu erläutern, beim Begräbnis meines Vaters steif mitgeteilt, er habe sein Leben lang den Weg der Ehre gewählt. Dass er meine Mutter aus Ehrgefühl und nicht aus Liebe geheiratet hatte, war offenbar mein Unglück gewesen.

Dementsprechend war ich ein Einzelkind und hatte lange Zeit angenommen, bei meiner Geburt habe es sich um ein Missgeschick gehandelt, vielleicht die Folge einer Unbesonnenheit bei der jährlichen Weihnachtsfeier am Institut; zeitlich wäre es hingekommen.

Wobei ich nicht glaube, dass meine Eltern mich als Kind bewusst unfreundlich oder grausam behandelt haben. Es gab keine Misshandlungen, aber auch herzlich wenig Liebe. Sie lebten für ihre Arbeit, und beide interessierten sich tausendmal mehr für die längst Verstorbenen als für die Lebenden, einschließlich ihres Partners und ihres Nachwuchses.

Dennoch hatten Beths Geschichte und die Erkenntnis, wie stark die Gefühlswildnis ihrer Jugend in ihrem derzeitigen Geisteszustand nachwirkte, mir geholfen, auch mich selbst zu verstehen.

Das war der Ausgangspunkt für meinen Weg zurück in die Normalität.

Ein Weg, allerdings nicht ohne massive Stolpersteine.

Ende der zweiten Woche meines Klinikaufenthalts hatte mich ein Assistent des Bezirks-Coroners besucht.

»Ich bin noch nicht tot«, begrüßte ich ihn, als wir uns in der Stationsküche die Hand gaben.

Er lächelte ein wenig. Offensichtlich hatte er den kleinen Scherz schon öfter gehört.

»Stimmt.« Er setzte sich an den Tisch und klappte seine Aktenmappe auf. »Ich möchte Sie nach dem Mann fragen, der vor knapp drei Wochen im Allgemeinkrankenhaus Cheltenham gestorben ist.«

»Dem Mann, der in der Herrentoilette auf der Rennbahn gefunden wurde.«

»Genau.«

»Hat die Polizei herausbekommen, wer er war?«

»Bisher nicht.« Er sagte das in einem Ton, als hätten sie sich vielleicht nicht genug Mühe gegeben. »Das ist unser Problem. Der Coroner hat vorige Woche die gerichtliche Untersuchung eröffnet und dann vertagt, ohne die Identität des Verstorbenen festzustellen. Sehr ungewöhnlich.«

Seinem Ton nach hielt er das für weit mehr als einen Schönheitsfehler.

»Was kann ich denn da für Sie tun?«, fragte ich. »Ich habe keine Ahnung, wer der Mann war.«

»Hat er denn vor seinem Tod gar nichts gesagt?« Er bettelte förmlich um ein »doch« von mir. »Vielleicht etwas, das Ihnen damals belanglos erschien?«

Ich schüttelte den Kopf. »Der Mann wurde bewusstlos eingeliefert und ist nicht mehr zu sich gekommen.«

Der Assistent schnalzte verärgert mit der Zunge. »Das habe ich noch nie erlebt. Es ist sehr unbefriedigend.« Man hätte meinen können, es ginge um die schlechte Bedienung in einem Restaurant und nicht um den namenlosen Mann in der Kühlung des Bezirksleichenhauses.

»Kam die Polizei auch mit der Kleidung nicht weiter? Die soll hier in England nicht erhältlich gewesen sein.«

»Anzug und Hemd stammten von einem Schneider in Singapur. Sein Mantel war aus Hongkong und die maßgefertigten Schuhe aus Dubai.«

»Hat denn der Schneider keine Unterlagen?«, fragte ich. »Oder der Schuhmacher?«

»In der Richtung wird ermittelt.«

»Was ist mit seiner Unterwäsche?«

»Calvin-Klein-Boxershorts«, antwortete der Assistent. »Können überall gekauft worden sein.«

Ja, dachte ich, aber für gutes Geld. Dazu die maßgefertigten Schuhe, der Anzug und das Hemd nach Maß – unser toter Freund war offenbar nicht knapp bei Kasse gewesen. Hatte er vom Kokainschmuggel gelebt und sich letztlich mit der eigenen verbotenen Ware umgebracht?

»Was ist mit der Whiskyflasche?«, fragte ich. »Gab es da Kokainrückstände?«

»Sie scheinen ja sehr gut informiert zu sein, Dr. Rankin.« Es hörte sich misstrauisch an.

»Mich interessiert das nur«, antwortete ich sachlich. »Es

kommt nicht oft vor, dass ein seriös wirkender Mensch mit maßgefertigten Schuhen in meiner Obhut an Kokainvergiftung stirbt.«

In Wahrheit war ich aber schon mehr als interessiert – langsam war ich besessen von dem Namenlosen und den Umständen seines Todes. Das hatte angefangen mit seiner Einlieferung ins Krankenhaus und sich verstärkt durch die Beschwerde gegen mich und durch sein merkwürdiges Lebensende.

Der Assistent klappte die Aktenmappe zu und erhob sich. Für ihn war die Unterhaltung abgeschlossen.

»Und war nun welches drin?«, fragte ich.

»Bitte?«

»War Kokain in dem Whisky?«

»Wir warten immer noch auf die Ergebnisse der toxikologischen Untersuchung. Auch in dem Punkt.«

Ich hatte stark den Eindruck, er hätte es mir auch nicht gesagt, wenn er es gewusst hätte; wo käme man hin, wenn man geringeren Sterblichen nicht wenigstens ein Schnipselchen wichtiger Information vorenthielt?

Ich zuckte die Achseln, als wäre es mir egal.

Wie war ich in gerade mal zwei Wochen doch vorangekommen!

Vor zehn Tagen noch hätte ich den albernen Kerl zusammengebrüllt und vom Pflegepersonal dafür wahrscheinlich eine Beruhigungsspritze in den Hintern bekommen.

Ging es wirklich aufwärts mit mir?

Drei Wochen und zwei Tage nach meiner Einweisung fand die Überprüfung meiner in Frage gestellten ärztlichen

Kompetenz statt, und zwar mit Rücksicht auf meine Situation im Speisesaal von Wotton Lawn.

Ich wandte ein, dass ich als stationär behandelte Patientin gesundheitlich offensichtlich nicht in der Lage sei, mich gegen die Anschuldigungen zu wehren, und dass ich zu wenig Zeit gehabt hätte, um einen Anwalt zu instruieren.

Der ärztliche Leiter der Klinik riet mir jedoch privat, der Sache ihren Lauf zu lassen, da die Beschwerde gegen mich als unbegründet abgewiesen werden würde und die Überprüfung nicht als Disziplinarverhandlung anzusehen sei.

»Wieso?«, hatte ich ihn gefragt.

»Weil die Schwester jetzt aussagt, dass sie in einer vergleichbaren Situation wahrscheinlich genauso gehandelt hätte, wie Sie es getan haben, und damit ändert sich die Sache.«

»Hat sie mich denn nicht überhaupt erst angezeigt?«

»Nein. Das war ein Assistenzarzt. Ihm passte offenbar nicht, dass Sie ihn vor allen andern angeschrien haben, deshalb hat er Ihre Kompetenz angezweifelt. Er sieht jetzt ein, dass er unrecht hatte.«

Scheißkerl, dachte ich. Er war also für alles verantwortlich.

Aber konnte man das so sagen?

Das Unglück hatte sich schon länger angebahnt. Hätte seine Beschwerde mir nicht den Rest gegeben, dann hätte irgendetwas anderes das Fass zum Überlaufen gebracht.

Die Anhörung war eine Sache von Minuten, und weder die Schwester noch der Assistenzarzt war dabei. Der ärztliche Direktor fungierte als Vorsitzender des dreiköpfigen Gremiums, und nur er ergriff das Wort.

»Nach eingehender Betrachtung der Ereignisse um den Tod eines unbekannten Mannes im Allgemeinkrankenhaus Cheltenham kommt dieses Gremium zu dem Schluss, dass die gegen Dr. Christine Rankin erhobene Beschwerde gegenstandslos ist. Daher heben wir die gegen Dr. Rankin ausgesprochene Dienstsuspendierung auf und sehen keine Notwendigkeit, den Fall vor die Ärztekammer zu bringen.«

Obwohl er meine Suspendierung aufhob, stellte der ärztliche Direktor klar, dass ich auf unbestimmte Zeit krankgeschrieben war und nur mit seiner persönlichen Billigung die Arbeit am Allgemeinkrankenhaus Cheltenham wieder aufnehmen konnte.

Ich war also nicht direkt, aber indirekt suspendiert.

Meinen Beruf konnte ich nach wie vor nicht ausüben.

War der Grund so unheimlich wichtig?

Für die Rennsportbehörde offenbar schon.

9

Insgesamt hatte ich fünfeinhalb Wochen in Wotton Lawn verbracht und war kurz vor Weihnachten entlassen worden.

Auf dem Papier war ich statt »gefährlich krank« jetzt »stabil«, und ich hatte sogar ein paar Pfund zugelegt. Ohne mich deshalb unbedingt besser zu fühlen.

Grant hatte mich am Spätnachmittag abgeholt und mich durchs Golden Valley und das Zentrum von Cheltenham nach Hause gebracht.

Die Weihnachtsbeleuchtung in der Stadt fand ich schön.

Im Krankenhaus war alles eher auf Funktionalität als auf Ästhetik ausgerichtet. Und Funktionalität hieß auch, nichts durfte Selbstmordversuchen förderlich sein – Duschköpfe waren direkt an die Wand montiert, Handtuchstangen hingen an Magneten, und im Schrank gab es statt der Kleiderstange nur einen Holzvorsprung, an den man die Bügel hängen konnte. Die Patienten durften keine Möglichkeit haben, sich aufzuknüpfen. Selbst die dünnen Vorhänge wurden von Klettband gehalten, so dass sie herunterfielen, wenn sich etwas Schweres wie ein Mensch daranhängte.

Die Zwillinge hatten für mich ein Riesenspruchband zwischen zwei Fenstern im ersten Stock angebracht: WILL-

KOMMEN ZU HAUSE, MAMA in großen schwarzen Blockbuchstaben. Wahrscheinlich hatten sie das aus Liebe gemacht, aber ich dachte unwillkürlich, sie hätten es nicht in die Nachbarschaft posaunen müssen, dass ich in der Nervenklinik gewesen war.

Und ich hatte die Jungen auch zwischendurch gesehen.

Grant hatte sich zwar standhaft geweigert, sie mit in die Klinik zu bringen, aber in den letzten beiden Wochen meines Aufenthalts durfte ich mit Begleitung in ein nahes Café gehen, und da hatte ich mich mit ihnen getroffen.

Meine Mutter hatte mich ebenfalls daheim erwartet und vor der Haustür gestanden, als wir die Auffahrt hochgekommen waren.

»Tag, mein Schatz« hatte sie gesagt und mir wie immer ein Küsschen auf die Wange gegeben. Keine Umarmung, kein Herzen, keine Freudentränen, keine Freude. Hatte ich darauf gehofft? Mir war jetzt sonnenklar, wie sehr mir dieser Mangel an Zuneigung geschadet hatte.

Meinen Kindern wollte ich das nicht antun.

Ich hatte sie an mich gedrückt, jeden einzeln und beide zusammen, und mich überschwenglich für das Spruchband bedankt.

»Das war Papas Idee«, sagten sie.

Dafür hatte ich ihn dann auch umarmt. Zum ersten Mal seit Monaten.

Nicht, dass die Heimkehr eitel Sonnenschein gewesen wäre.

Es verblüfft mich immer wieder, wie schnell sich Patienten an das Leben in der Klinik oder Anstalt gewöhnen, und offensichtlich war das auch mit mir passiert.

Den ganzen Aufenthalt hindurch hatte ich nur heim zu meiner Familie gewollt, und als mein Wunsch dann in Erfüllung ging, war es mir ein Graus, und ich sehnte mich zurück in die Geborgenheit des reglementierten Klinikalltags. Am schlimmsten war, dass mich alle so gern wieder bei sich hatten. Ihre Freude hatte meine Verzweiflung und Einsamkeit nur verstärkt.

In der ersten Nacht hatte ich mich in den Schlaf geweint.

Ich drehte DS Merryweathers Karte immer wieder in den Händen. Sie hatte seit seinem Besuch am Tag, nachdem Grant mich im November in Bristol abgeholt hatte, hinter dem Brotkasten gesteckt.

Sollte ich ihn anrufen?

Der Mann ohne Namen beherrschte immer noch meine Gedanken.

Fast drei Monate waren seit meinem Gespräch mit dem Assistenten des Coroners vergangen. Inzwischen lag der toxikologische Befund doch sicher vor. Und was war mit der Kleidung? Hatte der Schneider in Singapur mit einem Namen aufgewartet?

Etwas in mir wollte das unbedingt wissen.

Ich wählte die Nummer.

»DS Merryweather«, meldete er sich.

»Ah ja, hallo«, sagte ich zögernd, »hier ist Dr. Rankin. Ich wollte fragen, ob Sie schon wissen, wann die gerichtliche Untersuchung zum Tod des Mannes aus der Rennbahntoilette fortgesetzt wird. Nächste Woche während des Rennsportfestivals bin ich nämlich vier Tage nicht abkömmlich.«

Es war die beste Ausrede, die mir einfiel.

»Soviel ich weiß, steht noch kein Datum fest«, sagte der Kriminalbeamte steif. »Ich bin sicher, dass man Sie rechtzeitig informiert, Dr. Rankin, sofern Ihre Anwesenheit erforderlich ist. Nächste Woche ist der Termin mit Sicherheit nicht. Sonst wüssten wir das schon. Aber danke fürs Bescheidsagen.«

»Haben Sie feststellen können, wer er ist?«, fragte ich schnell, bevor er auflegen konnte.

»Nein«, antwortete er.

»Haben auch der Schneider in Singapur und der Schuhmacher in Dubai Ihnen keinen Namen genannt?«

»Nein. Beides Sackgassen.« Falls er überrascht war, dass ich von diesen Details wusste, ließ er es sich nicht anmerken. »Der Schneider sagte, er hätte keine Unterlagen, wenn er auch vielleicht nur in nichts reingezogen werden wollte, und der Schuster kannte ihn lediglich als Rahul.«

»Das ist doch mal ein Anfang«, meinte ich.

»Rahul ist ein überaus geläufiger Name. Allein in Indien gibt es eine Million Rahuls. Und es ist auch ein arabischer Name. In ganz Südostasien ist er verbreitet. Sogar der Sohn Buddhas hieß Rahul.«

»Haben Sie eine Ahnung, wo unser Rahul herkam?«, fragte ich.

»Sehr wahrscheinlich war er indischer Herkunft. Anhand der DNA lässt sich die Rassenzugehörigkeit zwar nicht eindeutig bestimmen, aber vieles deutet auf Indien, weil das Profil des Mannes dem vieler anderer vom Subkontinent entspricht. Die DNA gibt aber nicht her, ob er in New Delhi, New York oder Newcastle geboren wurde.«

Ich dachte zurück und überlegte, ob ich den Mann damals für einen Inder gehalten hatte. Nicht unbedingt, auch wenn ich mich an seine olivbraune Haut und sein schwarzes Haar erinnerte. Er hätte ein Inder gewesen sein können. Ebenso gut aber auch Grieche, Franzose, Italiener, Spanier oder Bewohner sonst eines sonnenreichen Landes.

»Und der toxikologische Befund?«, fragte ich. »Kennen Sie schon die genaue Todesursache?«

»Lungenkollaps und Herzversagen infolge einer Überdosis Kokain. Die im Gehirn des Mannes gefundene Kokainmenge war extrem hoch, weit höher als die letale Dosis.«

Ich nickte bei mir. Wenn die Blutergebnisse stimmten, musste es so sein.

»Irgendein Anhaltspunkt für die Herkunft des Kokains?«, fragte ich.

Der Kriminalbeamte zögerte. »Sie waren es doch, die PC Filippos auf die Löslichkeit von Kokain in Alkohol hingewiesen hat, oder?«

»Ja«, sagte ich. »Es löst sich in so gut wie allem auf.«

»Die leere Whiskyflasche aus dem Mülleimer in der Toilette enthielt Kokain. Einen winzigen Rest Flüssigkeit mit Kokain in einer so hohen Konzentration, dass schon ein kleiner Schluck tödlich gewesen wäre.«

»Sie glauben also, Rahul hat aus dieser Flasche getrunken?«

»Das wäre die logische Annahme, obwohl wir natürlich keine Ahnung haben, ob er es vorsätzlich getan hat oder es ein Unfall war.«

»Oder Mord?«, fragte ich.

Am anderen Ende war es kurz still.

»Unwahrscheinlich«, sagte er. »Es gibt kein ersichtliches Motiv.«

»Man weiß aber doch gar nicht, wer der Mann war. Da kann es jede Menge Motive geben, von denen Sie nichts wissen.«

»Stimmt, aber einstweilen stufen wir den Tod des Mannes als ›ungeklärt‹, nicht als ›verdächtig‹ ein.«

»Was ist mit Fingerabdrücken? Waren seine auf der Flasche?«

»Allerdings.«

»Ach so.« Das bremste meinen Argwohn. »Und was machen Sie jetzt?«

»Wir forschen weiter nach seiner Identität. Für den Fall, dass er Inder ist, haben wir seine Daten an unsere Kollegen in Indien geschickt, aber da ist der Amtsschimmel so langsam, dass es Wochen, wenn nicht Monate dauern kann, bis wir was hören.«

»Und hier?«, fragte ich. »Ich habe sein Foto weder im Fernsehen noch in der Zeitung gesehen.«

»Wir wollten's schalten, aber wenn kein Verdacht auf ein Verbrechen besteht, haben die Redaktionen kein Interesse. Für die war das nur wieder ein Junkie, der nach einer Überdosis tot auf dem Klo gefunden worden ist. Dass wir nicht wussten, wer er war, hat für sie keine Rolle gespielt.«

»Sie könnten sein Foto für das Festival nächste Woche auf der Rennbahn aushängen und schauen, ob ihn jemand erkennt. Schließlich ist er da gefunden worden.«

»Da sind wir schon dran, Dr. Rankin.«

Und so hing das Foto des Mannes, als ich am nächsten Dienstag zur Rennbahn Cheltenham kam, unübersehbar an jedem einzelnen Drehkreuz.

»TOT AUFGEFUNDEN« lautete die fettgedruckte Bildunterschrift. »Wer kennt diesen Mann?« Darunter stand eine Kontakt-Telefonnummer.

Ich fragte mich, wie sie seine Augen für das Foto aufbekommen hatten, und auch noch so, dass er direkt in die Kamera schaute. Als ich ihn zuletzt gesehen hatte, waren sie fest geschlossen gewesen. Den Gedanken, dass hier ein Toter abgelichtet worden war, fand ich etwas unheimlich, zumal sein leerer Blick mir überallhin folgte.

Auch im Waageraum hing sein Konterfei, als ich mich dort Adrian Kings vorstellen wollte, dem Chefarzt der Rennbahn an diesem Tag. Sonst war er Krankenhausarzt im nahen Tewkesbury.

»Ah, Tag, Chris«, sagte er. »Willkommen im Ärzteteam.« Er musterte mich. »Geht's Ihnen gut?«

»Bestens«, sagte ich. »Warum fragen Sie?«

»Nur, weil Sie etwas dünn und blass aussehen.«

»Mir geht's blendend«, sagte ich. »Von mir aus kann's gleich losgehn.« Ich strahlte ihn an.

»Gut.« Er unterdrückte ein Lächeln. »Einsatzbesprechung durch den Chefarzt in zehn Minuten.«

An jedem Tag des Festivals waren fünf Rennbahnärzte im Dienst, darunter Adrian und ich, sowie zwei Krankenschwestern, ein Physiotherapeut und fünf Krankenwagen mit je zwei qualifizierten Sanitätern. Dazu kam ein Arzt, der den Irish Turf Club vertrat und mit den vielen irischen Reitern bekannt war, die beim Festival antraten.

Und all das nur für die Jockeys.

Die zahllosen anderen Menschen am Ort wurden gemäß den Vorgaben des Amts für Sportanlagensicherheit anderweitig medizinisch versorgt. Dafür waren wir nicht zuständig und konnten es nicht sein. Wir hatten uns ganz auf die Waghälse zu konzentrieren, die über einer halben Tonne Pferd schwebend in scharfem Tempo ohne Gurt und Airbag hohe Hindernisse übersprangen.

Und *ich* sollte verrückt sein!

Adrians Einsatzbesprechung fand im Erste-Hilfe-Raum der Jockeys statt, wo sich das neunzehnköpfige medizinische Team zwischen zwei Krankenhausbetten und dem Behandlungstisch des Physiotherapeuten zusammendrängte.

Bevor er anfing, ehrte uns Rupert Forrester, der Geschäftsführer der Rennbahn, mit seinem Besuch und sprach ein paar aufmunternde Worte.

»Meine Damen und Herren«, sagte er, »dank der umfangreichen Fernsehberichterstattung stehen wir in den kommenden Tagen ganz besonders im Fokus der Öffentlichkeit. Da es Leute gibt, die unseren wundervollen Hindernissport aus der Welt schaffen möchten, ist es wichtig, dass wir uns um verletzte Jockeys und Pferde nicht nur kümmern, sondern dass wir dies professionell und mit der größten Sorgfalt tun. Ich brauche Sie sicherlich nicht daran zu erinnern, dass gewisse Vertreter der Presse Ihnen sehr genau auf die Finger sehen werden.«

Trotzdem hat er uns daran erinnert, dachte ich.

»Dank an Sie alle für Ihr Engagement«, sagte er zum Abschluss.

»Danke, Rupert«, erwiderte Adrian Kings. »Ich bin

zuversichtlich, dass wir tatkräftig und kompetent unsere Pflicht erfüllen werden.«

Der Geschäftsführer nickte erst ihm, dann uns zu, bevor er ging, um dem Tierärzteteam zweifellos die gleiche Ansprache zu halten.

Adrian räusperte sich. »So, heute stehen sieben Rennen auf dem Programm, darunter vier Jagdrennen. Jede Menge Starter, wir könnten also viel zu tun bekommen.« Er lächelte. Adrian hatte gern viel zu tun. Da er als Allgemeinmediziner nur selten Schwerverletzte zu behandeln hatte, waren komplizierte Verletzungen ganz nach seinem Geschmack, sofern nicht die Wirbelsäule betroffen war. Damit gab sich keiner gerne ab.

Für mich galt, je ruhiger der Nachmittag, desto besser. Mir wäre es recht gewesen, wenn ich das Geläuf gar nicht hätte betreten müssen. Andererseits brannte ich regelrecht darauf, mein ärztliches Können wieder einmal einzusetzen. Seit vier Monaten hatte ich keinen Patienten mehr angerührt. Allerdings hatte ich meine Zeit auch nicht verschwendet, sondern die Gelegenheit genutzt, sämtliche aktuellen Medizinzeitschriften zu lesen, um mich mit den neuesten Techniken der Notfallmedizin vertraut zu machen. Von denen ich jetzt einige vielleicht in die Tat umsetzen konnte.

Adrian verteilte Rennprogramme, ging vor einer großen Karte die Rennen einzeln mit uns durch und markierte auf einer Weißwandtafel, wo die Ärzte und Krankenwagen bereitzustehen hatten.

Er selbst blieb die meiste Zeit bei den Krankenschwestern im Erste-Hilfe-Raum der Jockeys oder ging ganz nach oben auf die Tribüne zum »Beobachter«, dessen alleinige Aufgabe darin bestand, Stürze zu melden und bei Bedarf ärztliche oder tierärztliche Hilfe anzufordern.

Ich würde derweil mit den anderen Ärzten draußen auf der Bahn sein, zu Fuß oder als Mitfahrer dicht hinter den Pferden, um gestürzten Reitern helfen zu können.

»Denken Sie dran«, mahnte Adrian, »unser vorrangiges Ziel ist es, jedem Gestürzten innerhalb einer Minute nach seiner Bruchlandung zu Hilfe zu kommen, ohne dass wir uns dabei selbst in Gefahr bringen. Halten Sie immer nach reiterlosen Pferden und nach Startern Ausschau, die weit hinter dem Feld hertrotten.«

Anschließend erklärte er, wie die Umgehung eines Hindernisses einzurichten war, falls ein verletzter Jockey nicht bewegt werden konnte, ehe die Pferde wieder vorbeikamen.

Nichts davon war neu. Wir kannten das alles schon und mussten es uns trotzdem jedes Mal anhören, genau wie die Sicherheitsunterweisung im Flugzeug.

»Noch Fragen?«, fragte Adrian.

Stille.

»Okay«, sagte er. »Bitte bestätigen Sie mir jeweils, dass Sie die neuesten Anweisungen für den ärztlichen Dienst auf der Rennbahn gelesen und verstanden haben. Und prüfen Sie, ob Ihre Behandlungstaschen vollständig und Ihre Instrumente und Medikamente einwandfrei und aktuell sind. Als Letztes machen wir einen Funktest, und denken Sie dran, bitte nichts Sensibles über Funk. Man weiß nie, wer mithört.«

Der Reihe nach sagten wir irgendetwas Banales in unsere Sprechfunkgeräte. »Heute ist Dienstag, und der Himmel ist bedeckt«, gab ich zum Besten, und alle nickten, da sie mich über ihre Hörer laut und deutlich verstanden hatten.

Ich las mir die ärztlichen Bestimmungen für die Rennbahn durch, um zu sehen, ob sich seit meinem letzten Auftritt als Rennbahnarzt im vergangenen Oktober etwas geändert hatte. Bei Punkt sechs musste ich schmunzeln, denn dort war das Allgemeinkrankenhaus Cheltenham als Aufnahmeort für verletzte Jockeys aufgeführt. Schon lustig, dachte ich, wenn ich einen Verletzten dorthin begleiten müsste.

Nach der Besprechung trat ich hinaus auf die Backsteinterrasse vor der Waage.

Die Spannung ringsum war zum Greifen. Die ganze bisherige Saison hatte auf diese vier Tage hingezielt, und endlich war es so weit. Jeder Besitzer, Trainer und Jockey wollte nach Möglichkeit einen Sieger im Cheltenham Festival haben. Daher mischte sich nervöse Anspannung in die Vorfreude, besonders im Umkreis der Favoriten.

Natürlich war es albern, doch ich fand es aufregend, dass Leute, die ich sonst nur im Fernsehen oder in der Zeitung gesehen hätte, leibhaftig vor mir standen und sich sogar mit mir unterhielten, als wäre ich einer von ihnen. Dabei kam mir sicher zustatten, dass ich einen grünen Kittel mit den Aufnähern »Jockey Club Racecourses« und »Arzt« trug – meine Uniform.

Zu einem Arzt oder einer Ärztin war meiner Erfahrung nach jeder höflich, zumindest in nüchternem Zustand. Man konnte nie wissen, wann man mal einen brauchte.

»Morgen, Doktor«, sagte ein Mann, der vor mir stehen blieb. »Herrliches Rennwetter – trocken und nicht zu kalt.«

Ich kannte ihn, wenn auch nur dem großen Namen nach.

»Guten Morgen, Mr Hammond«, erwiderte ich.

Peter Hammond war auch denen ein Begriff, die mit Pferden nicht das Geringste am Hut hatten. Er war seit ewigen Zeiten Trainer von Champion-Rennpferden über die Hindernisse und auf der Flachen, und auf der Warteliste für einen Stellplatz auf seinem Hof standen Könige, Fürsten und Präsidenten. Und er hatte eine ehemalige Miss World geheiratet, die jetzt Preise als Filmstar gewann.

Die Hammonds waren definitiv Prominente erster Ordnung, fast jede Woche tauchten sie in Talkshows oder Illustrierten auf, und doch unterhielt er sich mit mir.

Ich fühlte mich geschmeichelt.

»Haben Sie Starter heute, Mr Hammond?«, fragte ich gesprächshalber.

»Hier nur sechs heute«, sagte er. »Dazu drei in Sedgefield und heute Abend noch zwei auf der Allwetterbahn in Wolverhampton.«

Er wandte sich von mir ab, um mit einem wartenden Journalisten zu sprechen.

Ich schaute ins Rennprogramm. Er hatte nicht bloß sechs Starter, sondern zwei davon traten im Hauptrennen des Tages als Favoriten an.

Da stand ich nun. Wie hatte ich ihm eine so unmögliche Frage stellen können?

Ich tröstete mich damit, dass ich zwar nicht die heutigen Starter und Reiter im Kopf hatte, er dafür aber wahrscheinlich auch nicht wusste, dass die beste Methode zur Wiederbelebung nach einen Stromschlag Mund-zu-Mund-Beatmung war.

Ein Blick auf die Uhr.

Immer noch eine Stunde bis zum ersten Rennen.

Inzwischen strömten die Besucher wohl schon zu Zehntausenden durch die Eingänge, um auf ihre Auserkorenen zu setzen und sie am Start anzufeuern oder den berühmten Cheltenham Hill hinauf vor der Tribüne ins Ziel zu jubeln.

Die Bars hatten bereits Hochbetrieb, besonders im Guinness-Zeltdorf, wo viele irische Besucher offensichtlich Stammgäste waren und den mit ihnen angereisten beliebten Folkbands lauschten, während sie ihren Durst stillten.

Die zahlreichen Restaurants und Privatlogen waren ebenfalls voller Gäste, und der Gastroservice verteilte buchstäblich Tausende Gourmetmahlzeiten gleichzeitig.

Ein Tag beim Cheltenham Festival war viel mehr als nur ein Tag auf der Rennbahn. Es war die Einladung, etwas ganz Besonderes zu genießen, auch für das medizinische Team.

Ich holte tief Luft und sog die mitreißende Stimmung am Führring ein. Es war, als verflüchtigten sich zumindest vorläufig all meine Sorgen, und ich freute mich einfach, wieder Ärztin sein zu können.

Vielleicht zum ersten Mal seit anderthalb Jahren hätte ich mich als halbwegs glücklich und zufrieden bezeichnet.

Leider sollte es nicht dauern.

Meine Welt war wieder einmal im Begriff, sich zu ändern, und das nicht zum Besseren.

10

Da an diesem ersten Tag hundertzwanzig Pferde liefen, konnten wir von etwa zehn Stürzen im Lauf des Nachmittags ausgehen. Das war der Durchschnitt, der Rekord lag bei neunzehn. Und bei den Jockeys war mit ein paar Knochenbrüchen zu rechnen. Schwere Verletzungen kamen zum Glück seltener vor, doch wir mussten auf alles vorbereitet sein. Und wir alle hatten schon irgendwann erlebt, dass die Luftrettung verständigt werden musste.

Also war ich auf dem Posten und saß mit der roten Arzttasche neben mir hochkonzentriert in einem Land Rover, als die gewaltige Zuschauermenge den traditionellen Eröffnungslauf des Festivals, das Supreme Novices' Hurdle Race, mit dem berühmten »Cheltenham Roar« begrüßte.

Ein unbefestigter Weg auf der Innenseite der Bahn ermöglichte es Fahrzeugen, direkt am Geschehen zu bleiben, und so packte ich fest die Haltegriffe, als wir in Begleitung eines Krankenwagens und vier weiterer Wagen mit tierärztlichem Personal, Pferdefängern und Helfern mit grünen Sichtblenden losfuhren. Meines Wissens waren Pferderennen die einzige Sportart, deren Akteure ein komplettes Notfallteam mit Krankenwagen und Ärzten für Mensch und Tier im Nacken hatten.

Außerdem waren noch Krankenwagen und Ärzte an

strategischen Punkten rund um die Bahn postiert für den Fall, dass ich oder der Hauptkrankenwagen anhalten mussten, um einen gestürzten Reiter zu versorgen. Die Zeiten, da ein einziger Hinderniswart bereitstand, um mit einer orangen Flagge Hilfe fürs Pferd und mit einer rotweißen Hilfe für den Jockey herbeizuwinken, die dann womöglich erst nach einer Viertelstunde eintraf, waren mittlerweile sechzig, siebzig Jahre her.

»Festhalten«, wies mich mein Fahrer an, als wir mit knapp vierzig Stundenkilometern den Fahrweg entlangwuppten. Kein Formel-1-Tempo, aber durchaus rasant für die schmale Strecke, auf der wir den Pferden die Einlaufgerade hoch und an der vollgepackten Tribüne vorbei nach links in die zweite Runde folgten.

»Sturz«, meldete uns der Beobachter über Funk vor der dritten Hürde auf der Gegengeraden.

Jetzt war ich dran.

Ich packte meine Tasche und hatte die Tür des Land Rovers geöffnet, noch ehe der Fahrer auf dem Gras neben der Hürde anhielt. Schon duckte ich mich unter dem weißen Innenrail durch und rannte über den Turf auf die am Boden liegende Gestalt in dem verschmutzten, blaugelb-gerauteten Dress zu.

Wie Adrian es uns eingeschärft hatte, sah ich mich nach dem reiterlosen Pferd um, doch das war schon wieder auf den Beinen und galoppierte hinter dem Feld her.

Der Jockey war eher verärgert als verletzt, und die Anwesenheit einer Ärztin hielt ihn keineswegs davon ab, das zum Ausdruck zu bringen.

»Scheißdreck, verdammter!«, rief er Gras spuckend und

schlug mit der Hand vor sich auf den Boden. »Das lief so gut, ich dachte, ich gewinne. Warum hebt das Scheißvieh nicht die Füße!«

Er drehte sich auf die andere Seite, rappelte sich langsam hoch und rieb sich die Leiste.

»Alles okay?«, fragte ich wenig fachsprachlich.

»Ja«, sagte er. »Nur ein kleiner Tritt in die Eier. Gibt einen blauen Fleck, sonst nichts.«

»Soll ich mal nachsehn?«, fragte ich.

»Unbedingt, Herzblatt.« Er lachte schallend. »Nein wirklich, es geht schon.«

Wir hörten die Anfeuerungsrufe von der Tribüne, als sich das Rennen dem Höhepunkt näherte, und wandten uns beide dem Geschehen zu, von dem wir auf die Entfernung allerdings nichts Genaues mitbekamen.

»Verdammt«, sagte er. »Den Sieg hatte *ich* in der Tasche.«

Der Lärm ließ abrupt nach, als die Pferde durchs Ziel gingen. »Können Sie mich mitnehmen? Ich muss im nächsten wieder ran.«

Wir waren ungefähr an dem am weitesten von der Waage entfernten Punkt der Rennbahn. Zu Fuß konnte er kaum rechtzeitig zurück sein.

»Klar«, sagte ich.

Wir eilten zum Land Rover hinüber, wobei er das eine Bein nachzog.

»Geht's Ihnen auch wirklich gut?«, fragte ich. »Sie humpeln.«

»Alte Verletzung«, sagte er. »Ich hab gerade einen Knöchelbruch hinter mir, vor fünf Wochen in Bangor. Reiten kann ich damit, laufen noch nicht hundertprozentig.«

»Total verrückt«, meinte ich kopfschüttelnd.
Er lachte. »Das hilft.«
Er stieg hinten ein, ich vorne.
»Danke, Doc«, sagte er, lehnte den Kopf zurück und schloss die Augen.

Ich fragte mich, ob er mehr Schmerzen hatte, als er zugab. Jockeys waren absolute Experten darin, Reitverbote selbst bei ernsten Verletzungen zu vermeiden, bei denen sich jeder Normalsterbliche mit Freuden hätte krankschreiben lassen. Nicht reiten hieß für Jockeys nichts verdienen, und als Selbständige bekamen sie kein Krankengeld.

»Denken Sie dran, sich in der Ersten Hilfe grünes Licht zu holen, bevor Sie wieder aufs Pferd steigen.«

»Klar, Doc«, sagte er, ohne die Augen zu öffnen. »Kein Problem.«

Alle gestürzten Reiter mussten »am Arzt vorbei«, auch wenn keine sichtbare Verletzung vorlag. Uns ging es besonders um Anzeichen für eine Gehirnerschütterung. Die Jockeys mussten die sieben sogenannten »Turner-Fragen« zur Prüfung ihrer Gedächtnisfunktion beantworten – Name oder Startnummer des gerade gerittenen Pferdes, Name des Trainers, Art und Länge des Rennens, Name der Rennbahn, Name des derzeitigen Championjockeys, Name des Siegpferdes oder Siegjockeys im letzten Grand National oder Cheltenham Gold Cup und die Namen zweier anderer Jockeys, die an diesem Tag auf derselben Bahn ritten. Damit wurde sowohl das Kurzzeit- wie das Langzeitgedächtnis getestet.

Außerdem mussten sie den Standfestigkeitstest machen, das hieß, zwanzig Sekunden mit geschlossenen Augen und in die Hüfte gestemmten Händen Fuß hinter Fuß stehen, ohne das Gleichgewicht zu verlieren.

Reiter mit Verdacht auf Gehirnerschütterung wurden sofort aus dem Wettbewerb genommen, eingehend untersucht und durften erst wieder reiten, wenn der Chefmediziner der Rennsportbehörde grünes Licht gab. Man ließ sie nicht allein, vor allem auch nicht Auto fahren, und nicht selten wurden sie gleich zu einem Gehirn-Scan ins Krankenhaus geschickt.

Der Fahrer setzte uns so nah wie möglich an den Zuschauerbereichen ab. Wir eilten zusammen übers Geläuf und den Führweg hoch, über den die Pferde vom Sattelplatz auf die Bahn kommen.

Die Großbildschirme am Führring zeigten das Foto des Toten mit der fetten Schlagzeile TOT AUFGEFUNDEN und der Frage, ob ihn jemand kannte.

Der Jockey neben mir blieb abrupt stehen. Er starrte auf den Bildschirm.

»Kennen Sie den Mann?«, fragte ich.

Er antwortete nicht.

»Kennen Sie ihn?«, fragte ich noch einmal energischer und zupfte ihn dabei am Ärmel.

»Äh, nein«, sagte er zu mir gewandt. »Noch nie gesehen.«

Er lief weiter und drängte sich zwischen den Zuschauern zum Waagegebäude durch. Ich schaute ihm nach.

Er hatte offensichtlich gelogen.

Ich nahm das Rennprogramm aus der Manteltasche und sah mir die Angaben zum ersten Rennen an. Blaugelbe Rauten, gelbe Kappe – das Pferd hieß Fast Broadband, und geritten hatte es ein gewisser Richard McGee – Dick McGee.

Er gehörte zu den zwanzig besten aktiven Hindernisjockeys.

Auch ich ging zum Waagegebäude, ließ mir aber Zeit. Ich musste die Einzelheiten des Sturzes in die RIMANI genannte Datenbank zur Erfassung von Reitverletzungen eingeben, auch wenn keine nennenswerte Verletzung vorlag. Jeder noch so kurze Patientenkontakt hatte dort erfasst zu werden.

»Hi, Chris«, sagte Adrian Kings, als er mich in den Erste-Hilfe-Raum kommen sah. »Alles gut?«

»Ja, danke«, erwiderte ich. »Will nur gerade meinen Bericht schreiben.«

Ich setzte mich an den Computer-Terminal und tippte die Daten ein.

»Wie ich sehe, haben Sie Dick McGee schon grünes Licht gegeben«, sagte ich und drehte den Stuhl zu Adrian herum.

»Ja«, sagte er. »Der war gerade hier.« Plötzlich machte er ein besorgtes Gesicht. »Hätte ich das aus irgendeinem Grund nicht tun sollen?«

»Nein«, sagte ich. »Ich frage mich nur, was er für einen Eindruck auf Sie gemacht hat«

Adrian zuckte die Achseln. »Denselben wie alle anderen angeschlagenen Jockeys auch, die mir weismachen wollen, dass ihnen nichts weh tut, obwohl sie starke Schmerzen haben. Von den Jungs könnten unsre Fußballer was lernen.«

»Trotzdem haben Sie ihn für reitfähig erklärt?«, fragte ich.

»Medizinisch sprach nichts dagegen. Prellungen tun weh, sind aber normalerweise nicht gefährlich, außer natürlich am Hirn.«

Eigentlich ging es mir eher um das Verhalten des Jockeys. Hatte er besonders nervös gewirkt? Übermäßig besorgt?

Ich war mir sicher, dass Dick McGee den Toten erkannt hatte, und ich gedachte herauszufinden, warum er das leugnete.

Das zweite Rennen verlief, soweit es das Nothilfeteam betraf, ohne Zwischenfall. Die Ärzte wechselten bei jedem Rennen ihren Standort auf der Bahn, und diesmal war ich am Start, als die zwölf Pferde im Kreis gingen, während die Starthelfer ihnen die Gurte straff zogen. Ich stand an den Rails und sah Dick McGee beim Kreisedrehen zu. Er trug jetzt Schwarz und Rot auf dem Favoriten, einem sechsjährigen Schimmel namens Oystercard.

Er sah, dass ich ihn beobachtete, aber wenn ihn das beunruhigte, ließ er es sich nicht anmerken.

Ich stieg in den Land Rover, als der Starter die Jockeys aufrief, und schon lief die Jagd wieder.

Zehn der zwölf Pferde brachten das Rennen zu Ende, zwei hielten an, als sie abgeschlagen bergab zum drittletzten Hindernis kamen.

Oystercard siegte.

Von weitem sah ich die Gestalt in Rot und Schwarz lang in den Bügeln stehen und dem Riesenpublikum zuwinken, dessen Jubel aufbrandete, als er mit zwei Längen Vorsprung am Zielpfosten vorbeizog.

Die Höhen und Tiefen des Hindernissports, dachte ich – ein Tritt in die Eier und ein Mund voll Gras im ersten Lauf, Sieg und Beifall im zweiten.

Das dritte Rennen, ein 4800-Meter-Jagdausgleich mit

zwanzig Hindernissen auf zwei kompletten Runden, verlangte dem Nothilfeteam wieder mehr ab.

Vierundzwanzig Starter traten an, aber nur vierzehn sollten ins Ziel kommen. Vier von den anderen zehn hielten an, vier stürzten, und die übrigen zwei wurden durch ein bereits gestürztes Pferd zu Fall gebracht, beide am selben Hindernis, dem Graben am anderen Ende der Bahn im ersten Durchgang. »Zu Fall« gebracht zu werden war immer die schlimmste Art zu stürzen. Einmal konnte das betroffene Pferd nichts dafür, und zum anderen hatte der Jockey kaum Zeit zu reagieren und wurde womöglich mit dem Kopf voran ins Gras katapultiert.

Entsprechend besorgt rannte ich übers Geläuf zu der reglosen Gestalt hin, während ein zweiter Arzt und eine Krankenwagenbesatzung sich um den anderen gestürzten Reiter kümmerten.

Außerdem lag noch eins der Pferde wild mit den Vorderbeinen schlagend in der Nähe am Boden. Ich hatte Angst, es könnte sich tödlich verletzt haben.

Unter vorsichtiger Umgehung der dreschenden Hufe erreichte ich den mir zugewiesenen Jockey, der zusammengekrümmt am Boden lag und leise stöhnte.

Das nahm ich als gutes Zeichen. Zumindest war er bei Bewusstsein.

Ich kniete mich hinter ihn und berührte ihn vorsichtig am Rücken.

»Dr. Rankin hier«, sagte ich. »Bewegen Sie sich nicht. Lassen Sie mich erst mal schauen.«

»Es ist die linke Schulter, Doc«, sagte er gepresst wegen der Schmerzen.

»Ausgerenkt?«, fragte ich. Viele Jockeys kannten die fürchterlichen Schmerzen, die eine ausgerenkte Schulter verursacht, aus Erfahrung, und einmal erlebt, waren sie schwer zu vergessen.

»Schlüsselbein, glaub ich«, sagte er. »Das hatte ich schon mal.«

»Wie heißen Sie?«, fragte ich.

»Dave«, sagte er. »Dave Leigh.«

Ich schob seinen Renndress hoch und strich ihm unter der Sicherheitsweste mit der Hand über die Wirbelsäule. »Tut das weh, Dave?«

»Nein.«

Ich tastete seinen Hals ab. »Hier?«

»Nein.«

»Wissen Sie, ob Sie mit dem Kopf aufgeschlagen sind?«, fragte ich.

»Bin ich nicht«, sagte er mit Bestimmtheit. »Blöd wie ich bin, hab ich instinktiv den Sturz mit der Hand abgefangen. Da bin ich drauf gelandet.«

Der klassische Weg zum Schlüsselbeinbruch.

»Wackeln Sie mal mit den Zehen.«

Er wackelte. Ich konnte sehen, wie sie sich in den papierdünnen Reitstiefeln bewegten.

»Können Sie sich gerade hinsetzen?«, fragte ich.

Ich stützte ihn ab, als er sich zu mir hindrehte, bis er aufrecht im Gras saß. Mit der rechten Hand hielt er das linke Handgelenk umfasst. Ich tastete die Schulter ab. Soweit ich feststellen konnte, saß der Kopf des Oberarmknochens richtig in der *Cavitas glenoidalis*, der flachen Schultergelenkspfanne, also war nichts ausgerenkt, doch der linke

Arm hing etwas tiefer herunter, wie bei einem Schlüsselbeinbruch. Ob der wirklich vorlag, konnte nur die Röntgenaufnahme zeigen.

Mein Arztkollege stieß zu uns, da der von ihm betreute Reiter mit verletztem Stolz davongekommen war.

»Dave Leigh«, sagte ich. »Verdacht auf Schlüsselbeinbruch. Muss ins Krankenhaus.«

»Ist er transportfähig?«

Ich blickte mich um. Die beiden anderen Reiter waren bereits aufgestanden und gegangen, und zu meiner großen Erleichterung war auch das Pferd wieder auf den Beinen und wurde weggeführt, nur die Hinderniswarte standen noch bereit, damit sie gegebenenfalls das übrige Feld im zweiten Durchgang um den Sprung herumleiten konnten.

Unser Hauptanliegen war immer die Gesundheit und die Sicherheit des Jockeys, sie gingen vor, aber man würde es mir nicht danken, wenn ich nicht alles unternahm, um die Bahn zu räumen, sobald es vertretbar war.

Der Kollege und ich halfen dem Jockey auf die Beine, und gemeinsam führten wir ihn vom Geläuf zu dem wartenden Krankenwagen, kurz bevor die verbliebenen Starter wieder das Hindernis erreichten.

Ich drehte mich um und sah zu, wie sie erneut den Graben sprangen, diesmal ohne Zwischenfall, und als der verletzte Jockey für die Fahrt zur Klinik im Krankenwagen untergebracht war, trottete ich strahlend zum Land Rover zurück.

War das schön, wieder Ärztin zu sein!

11

Das vierte Rennen war das Großereignis des Tages, die Champion Hurdle Challenge Trophy – auch wenn es kleine Rennen beim Festival gar nicht gab. Aber das hier schrieb Rennsportgeschichte. Hier wurde, wie der Name schon sagt, der Hürden-Champion des Jahres ermittelt, dessen Name dann für immer auf den Ehrentafeln der Rennbahn zu lesen sein würde.

Dank der Ärzterotation war ich diesmal zu Fuß. Ich sollte im Führring bleiben, bis das letzte Pferd draußen war, dann zur Bahn gehen und am letzten Hindernis auf das Rennen warten. Statistisch gesehen stürzen am letzten Hindernis mehr Pferde als an jedem anderen, und das nicht nur aufgrund von Müdigkeit. Am letzten Hindernis verlangen die Jockeys ihren Pferden im Endkampf noch einmal alles ab und fordern viel eher einen großen Sprung von ihnen, als dass sie für einen kleinen Zwischenschritt die Zügel aufnehmen – das könnte über Sieg oder Verlieren entscheiden, und beim Pferderennen ist der Sieg alles.

Vielen Jockey war es weitaus lieber, beim Sieganlauf zu stürzen, als im Sattel zu bleiben und Zweiter zu werden, Blessuren hin oder her. Das unterschied die Großen von den Dabeigewesenen. Und die Ärzte blieben dicht dran, um den Schaden zu begrenzen.

Ich sah zu, wie die Reiter raufgeworfen wurden; die Luft knisterte förmlich um die unter Hochspannung stehenden Besitzer und Trainer, die hofften und beteten, dass diesmal sie den Meistertitel holten. Selbst der sonst seelenruhige Peter Hammond gab sichtlich nervös letzte Anweisungen an seine beiden Jockeys, von denen einer, wie ich sah, Dick McGee war, diesmal in gelbgrün-gestreiftem Dress.

Die Ruhigsten am Platz waren tatsächlich die Pferde, die in aller Untadeligkeit weder einen Reiter abwarfen noch den Ärzten irgendetwas anderes zu tun gaben.

Vom Ausgang aus beobachtete ich, wie die Pferde der Reihe nach den Führring verließen, dann folgte ich ihnen auf dem Führweg zum Geläuf. Als Dick McGee an mir vorbeikam, sah er ohne erkennbare Regung von hoch oben auf mich herunter.

Ich weiß, dass er weiß, wer der Tote ist, dachte ich, und er wiederum weiß, dass ich weiß, dass er es weiß.

Ich wartete an der letzten Hürde und verfolgte auf der Großbildleinwand in der Bahnmitte, wie sich das Rennen entwickelte.

Da die besten Hürdenpferde über die 3200 Meter unter sich waren, kamen sie erwartungsgemäß alle zehn blitzschnell und dicht gedrängt zum ersten Mal an der Tribüne vorbei.

Auf dem Anstieg zum höchsten und am weitesten von der Ziellinie entfernten Punkt der hügeligen Bahn zog sich das Feld ein wenig auseinander. Dann der scharfe Knick nach links, und im Galopp ging es bergab zu den letzten drei Hürden.

Aus der Frontperspektive war Dick McGees gelbgrüner Dress deutlich zu sehen, als das Pferd unter ihm mit den Vorderbeinen die Hürdenoberkante traf und in die Knie ging. Bei diesem Tempo konnte sich das Tier unmöglich abfangen; fast wie in Zeitlupe kippte es nach rechts, schlug am Boden auf, rutschte über das nasse Gras und warf dabei seinen Reiter aus dem Sattel.

»Sturz am Drittletzten«, sagte mir der Beobachter in den Funkhörer und fügte gleich darauf beruhigend hinzu: »Pferd und Jockey stehen.«

Das übrige Feld klapperte unbeeindruckt vom Ausfall des Mitstreiters über die vorletzte Hürde und ging auf die Einlaufgerade.

Die vier führenden Pferde sprangen die letzte Hürde Brust an Brust, ihre Jockeys setzten Hände, Hacken und Peitsche ein, um sie bergan ins Ziel zu treiben und in den unvergänglichen Ruhm.

Auch die anderen verbliebenen Starter kamen gut über die Hürde, so dass ich den Höhepunkt des Rennens getrost auf der Großbildleinwand verfolgen konnte.

»Zielfoto, Zielfoto«, rief der Rennrichter über die Lautsprecher, als zwei Pferde praktisch gleichauf durchs Ziel gingen.

Während das Publikum gebannt auf die Auswertung wartete, warf ich einen Blick die Bahn entlang und sah eine Gestalt in Gelbgrün langsam auf mich zukommen. Dick McGee. Da er noch an die zweihundert Meter entfernt war, eilte ich den Führweg hoch, um rechtzeitig vor ihm im Waageraum zu sein.

»Erster, Nummer sechs«, verkündete der Richter unter

lautem Beifall, »Zweiter, Nummer zwei, Dritter, Nummer drei. Abstand Nase und zwei Längen. Vierter wurde die Nummer acht.«

»Mit Nase« war der kürzeste amtliche Siegvorsprung, es konnten bis zu sechs Zentimeter, aber auch nur Millimeter sein. Auf solchen winzigen Abständen basierten Ruhm und Ruhmverlust.

Ich löste das Foto des Toten von der Pinnwand im Waageraum und nahm es mit in die Erste Hilfe. Dick McGee musste sich dort melden, bevor er wieder reiten durfte, und ich würde ihn erwarten.

»Ich sag doch, ich kenn den nicht.«

»Das glaub ich Ihnen nicht«, erwiderte ich. »Als Sie das Bild vorhin gesehen haben, sind Sie wie angewurzelt stehen geblieben. Sie kennen ihn, stimmt's?«

Dick McGee, immer noch im gelbgrün-gestreiften Dress, stand im Erste-Hilfe-Raum vor mir und hielt das Foto des Mannes in den Händen, das ich ihm gerade gegeben hatte.

»Was ist das hier? Die Spanische Inquisition?«, jammerte er und sah sich Beistand heischend nach den beiden Krankenschwestern um. »Stellen Sie mir die Standardfragen, und lassen Sie mich raus zum Reiten.«

Adrian Kings kam herein, und Dick wandte sich sofort an ihn, um sich seiner misslichen Lage zu entziehen. »Können *Sie* mich nicht eben untersuchen und reitfähig schreiben, Doc?«

Adrian blickte mit hochgezogenen Brauen zu mir.

»Gibt es ein Problem?«, fragte er

»Nein«, sagte ich. »Ich habe Dick nur ein paar Fragen gestellt.«

»Tja«, ordnete Adrian das völlig falsch ein, »wenn er die nicht richtig beantworten kann, bekommt er Reitverbot und einen roten Eintrag in RIMANI. Dann muss ihm der Medizinchef grünes Licht geben, bevor er wieder reiten kann. Frühestens nach sieben Tagen.«

Dick McGee stand das Entsetzen im Gesicht.

»Haben Sie die Standfestigkeit getestet?«, fragte Adrian.

»Noch nicht«, sagte ich.

»Okay, okay«, warf Dick ein. »Ich kenne ihn, aber ich weiß nicht, wie er heißt.«

Adrian sah verständlicherweise verwirrt aus.

»Woher kannten Sie ihn?«, fragte ich, um noch ein paar Antworten zu bekommen, ehe sich die Verwirrung aufklärte.

»Ich hab ihn mit JC beim Open gesehen.«

Das Open Meeting war die Veranstaltung im November, bei der man den Namenlosen in der Toilettenkabine entdeckt hatte.

»Wo?«, fragte ich und bedeutete Adrian zu schweigen, als er dazwischenreden wollte.

»Auf dem Jockeyparkplatz, bevor es losging. Sie haben sich gestritten.«

»Sagt mir bitte mal jemand, worum es hier geht?«, verlangte Adrian laut.

Dick sah ihn an. »Das weiß ich selber nicht«, sagte er. »Ich habe sie nur streiten sehen. Ich wusste nicht mal, dass er tot ist, bis ich das gesehen habe.« Er hielt das Foto mit der Unterschrift TOT AUFGEFUNDEN hoch.

»Wer ist denn JC?«, fragte ich, ohne Adrian zu beachten,

der gereizt den Kopf schüttelte. »Jesus Christus ja wohl nicht.«

»Jason Conway«, sagte Dick. »Und Mike Sheraton war auch dabei. Beide haben mit dem Mann gesprochen.«

»Sonst noch jemand?«

»Möglich wär's. Ich weiß nicht mehr.«

Adrian sah aus, als wäre er kurz vorm Explodieren.

»Worüber haben sie gestritten?«, fragte ich.

»Das weiß ich nicht«, versicherte Dick, »aber es muss was Wichtiges gewesen sein. Die haben sich wild angebrüllt, und als sie gesehen haben, dass ich zuhöre, waren sie plötzlich still.«

»Entschuldigung.« Adrian King reichte es. Er trat zwischen uns und sah mich an. »Hat Dick McGee eine Gehirnerschütterung oder nicht?«

»Nein«, sagte ich. »Sein Gedächtnis und sein Denken funktionieren einwandfrei.«

»Dann kann ich jetzt gehen?«, fragte Dick.

»Nur eines noch«, wandte ich ein. »Sagt Ihnen der Name Rahul etwas?«

»So heißt doch ein indischer Cricketspieler, oder? Ansonsten muss ich passen.« Er drückte mir das Foto in die Hand und verzog sich immer noch kopfschüttelnd in die Jockey-Umkleide.

Ich wusste nicht, ob ich ihm so ganz glaubte, aber ohne ein Wahrheitsserum würde ich im Moment wohl kaum mehr aus ihm herausbekommen, und Thiopental gehörte leider nicht zu unserer Medikamentenausstattung.

»Worum ging es denn da jetzt, verdammt noch mal?«, sagte Adrian.

»Ach, nichts weiter«, sagte ich. »Ich habe ihn bloß nach einem unbekannten Mann gefragt.«

»Nach was für einem unbekannten Mann denn?«

Ich hielt das Foto hoch. »Der Mann wurde beim Open bewusstlos in einer Toilette gefunden und kam nicht mehr zu sich. Ich war leitende Aufnahmeärztin in Krankenhaus Cheltenham, als er eingeliefert wurde.«

»Was hat das denn mit Dick McGee zu tun?«

Inzwischen hatten sich alle anderen Ärzte um uns versammelt und hörten aufmerksam zu. Und ich merkte, wie ich nervös wurde.

»Gar nichts«, sagte ich. »Ich dachte, er wüsste vielleicht, wer der Mann ist, aber ich habe mich geirrt.«

»Weiß denn die Polizei nicht, wer er ist?«, fragte einer von den anderen.

»Nein«, sagte ich. »Niemand weiß es.«

»Warum hätte es dann Dick McGee wissen sollen?«, fragte ein anderer.

»Weil er ihn schon mal gesehen hatte«, sagte ich.

Es war mir sehr unangenehm, so befragt zu werden. Ich merkte, wie das Panikgefühl in meiner Brust aufstieg. Ich bemühte mich, tief zu atmen. Offensichtlich war ich nicht so auf dem Damm, wie ich dachte. Aber jetzt waren meine Kollegen fasziniert von dem Rätsel und wollten es nicht auf sich beruhen lassen.

»Woran ist der Mann gestorben?«, fragte einer.

»An einer Kokain-Überdosis.«

Damit ließ das Interesse im Raum spürbar nach. Wie alle Mediziner hatte jeder hier schon oft genug mit meist selbstverschuldetem und vermeidbarem Drogenleid und

Drogentod zu tun gehabt. Ärzte wurden zwar nicht für die Beurteilung der Lebensweise ihrer Mitmenschen bezahlt – sie hatten einfach jedes ihnen offenbarte Leiden zu behandeln –, aber unwillkürlich fand man doch, dass einige diese Fürsorge eher verdienten als andere.

War ich aber so viel anders als ein Fixer von der Straße?

Der einen oder anderen Zigarette war ich nicht abgeneigt, gerade in letzter Zeit, da das Rauchen die mitgenommenen Nerven beruhigte. Auch mit Drogen hatte ich versucht, meiner anhaltenden schweren Depression beizukommen. Als Ärztin wusste ich sehr wohl, wie unklug das war – sie schadeten nur meiner Gesundheit –, und trotzdem hatte ich es getan.

Von daher stand es mir nicht zu, über einen Kokser oder Heroinsüchtigen zu urteilen, der sich einmal zu oft ins Nirwana geflüchtet hatte, sei es bewusst oder aus Versehen. Im Fall des Namenlosen hatte ich allerdings das Gefühl, dass sein Tod weder ein Unfall noch Selbstmord gewesen war.

»Jockeys, fünf Minuten«, kam die Durchsage. In fünf Minuten mussten sie für das nächste Rennen im Führring sein. Zeit für mich, auch wieder auf die Bahn zu kommen.

Erleichtert nahm ich meine rote Arzttasche in die Hand und ging hinaus.

Bei den letzten beiden Rennen am ersten Tag des Festivals gab es für das Nothilfeteam immer viel zu tun. Es waren zwei Jagdrennen, eins über 6400, das andere über 4000 Meter, beide für Sieglose, also Pferde, die seit Beginn der Hindernissaison im April noch kein Rennen gewonnen hatten. Das längere Rennen war außerdem Amateuren vorbehalten, von denen viele selbst noch auf einen Sieg warteten.

Unerfahrene Pferde mit unerfahrenen Reitern an Bord waren nur zu oft die ideale Voraussetzung für Stürze und insbesondere Abwürfe.

Jockeys legen großen Wert auf diese Unterscheidung. Bei einem »Sturz« stürzt das Pferd und nimmt den Jockey mit, bei einem »Abwurf« fällt der Jockey runter, aber das Pferd bleibt auf den Beinen. Der Unterschied ist wichtig, für den Reiter läuft jedoch beides auf eins hinaus – er landet hart, mit hohem Tempo auf dem Boden.

Zum Glück wurde keiner der sieben im Amateurrennen abgeworfenen Reiter ernstlich verletzt, auch wenn ich jedes Mal über den Turf laufen musste, um nach ihnen zu schauen.

»So einen Dienstagnachmittag lob ich mir«, meinte einer von ihnen lachend und wischte sich mit dem Ärmel Dreck aus dem Gesicht. »Zehnmal besser, als im Büro festzuhängen. Und ich bin fast die halbe Strecke im Sattel geblieben!«

Die Amateure waren offenbar genauso verrückt wie die Profis.

Als der letzte gestürzte Reiter zusammengeflickt und seines Weges geschickt worden war, traf sich das Nothilfeteam kurz nach sechs zur Nachbesprechung.

»Toll gemacht«, beglückwünschte uns Adrian Kings. »Der Rennbahngeschäftsführer wird sehr zufrieden mit uns sein. Gute Arbeit. Ein Schlüsselbeinbruch, ein paar Rippenbrüche, diverse Prellungen, ein Verdacht auf Gehirnerschütterung und keinerlei Kontroversen. Nicht schlecht für den ersten Festivaltag.« Er hörte sich leicht enttäuscht an, als hätte er sich etwas Dramatischeres erhofft. »Und als ›Ärztin des Tages‹ zeichnen wir heute Chris Rankin aus, die uns ein paar innovative und ungewöhnliche Alternativen zu den Turnerschen Gehirnerschütterungsfragen aufgezeigt hat.«

Unter dem höflichen Beifall der anderen klopfte er mir auf die Schulter. Ich glaube, ich bin ein bisschen rot geworden, dabei fühlte ich mich eigentlich gar nicht für mein Tun gelobt, sondern dezent dafür zurechtgewiesen, dass ich mich nicht an das bewährte Schema gehalten hatte.

»Okay.« Adrian klatschte in die Hände. »Damit ist für heute offiziell Feierabend. Gehen wir Tee trinken.«

Ich stellte meine rote Arzttasche auf das vorgesehene Bord und hängte den grünen Kittel an den vorgesehenen Haken; sie kamen morgen wieder dran.

»Auf den Tee verzichte ich mal, wenn's Ihnen recht ist«, sagte ich zu Adrian.

»Klar«, antwortete er.

Das Teetrinken zum Feierabend war zwar keine Pflicht, wurde aber erwartet. Dabei besprachen wir gemeinsam, wie sich unsere Arbeit verbessern ließe. Aber ich wollte schnell nach Hause, um für Grant und die Jungs Abendbrot zu machen.

Dazu kam ich allerdings nicht.

12

Die Ärzteparkplätze waren nicht weit vom Nordeingang zur Rennbahn in einer Ecke des Jockeyparkplatzes untergebracht, neben den Behindertenparkplätzen und schön nah am Waagegebäude.

An den Festivaltagen parkte ich dort aber eher nicht. Die Straßen um die Rennbahn waren nach dem letzten Rennen noch stundenlang stark befahren, doch vor allem musste man erst mal zu den Parkplatzausfahrten hinkommen. Der Ärzteparkplatz lag denkbar weit von der Ausfahrt entfernt, und ich hatte schon mal eine Stunde gebraucht, um bloß von der Rennbahn wegzukommen. Deshalb parkte ich jetzt regelmäßig auf einem Bauernhof gegenüber der Rennbahn an der Evesham Road, von wo viel leichter wegzukommen war. Die Zwillinge waren mit dem Sohn des Bauern zur Grundschule gegangen, und seitdem waren wir befreundet.

Schmunzelnd lief ich an den langen Autoschlangen vorbei, die sich zentimeterweise der Ausfahrt näherten. Ein guter Tag lag hinter mir, und morgen würde ich früher hierherkommen, um mit den Jockeys Jason Conway und Mike Sheraton zu sprechen und herauszufinden, worüber sie mit dem Namenlosen gestritten hatten.

Einer Notiz im Rennprogramm zufolge ging die Sonne um elf Minuten nach sechs unter, doch an diesem bewölkten Tag war es schon beinah stockdunkel, als ich zehn Minuten später die Evesham Road erreichte.

Ich weiß noch, dass ich dastand und auf eine Lücke im Verkehr wartete, dann war ich plötzlich mitten auf der Straße, und ein riesiger Bus rauschte auf mich zu. Aus irgendeinem Grund versagten meine Beine und Füße mir den Dienst. Ich stand da wie angewurzelt, gelähmt vom grellen Licht der heranschießenden Scheinwerfer.

Ich hörte die Reifen auf der nassen Fahrbahn quietschen, als der Fahrer auf die Bremse trat, doch es war zu spät – ich knallte mit dem Kopf gegen die Frontscheibe, flog nach hinten und krümmte mich am Boden.

Es ging alles so schnell. Gerade noch war ich glücklich und zufrieden gewesen, dann wusste ich nicht mehr, *wo* ich war und *wann*, oder auch nur, *wer* ich war.

Ich hätte weder die Turner-Fragen beantworten können noch den Standfestigkeitstest bestanden. Ich konnte nicht mal den Kopf vom Asphalt heben, ohne ins Schlingern zu kommen. Also legte ich mich wieder hin, schloss die Augen und hoffte, die ganze Welt würde verschwinden.

Vollkommen bewusstlos war ich letztlich nicht, auch wenn ich die Augen fest geschlossen hielt. So schwankte alles weniger um mich herum.

»Sie ist mir direkt reingelaufen«, hörte ich den Busfahrer allen Umstehenden erklären. »Ich hatte keine Chance.«

»Der Arzt ist da«, hörte ich laut eine Männerstimme. »Treten Sie bitte zurück, und machen Sie Platz.«

Zu meiner Verblüffung war es Adrian Kings. Er hatte offenbar auch auf den Tee verzichtet.

»Du lieber Gott, Chris«, sagte er und hockte sich neben mich. »Was ist passiert?«

Verstehen konnte ich ihn gut, aber als ich antworten wollte, brachte ich keinen Ton heraus. Es war, als gehörte meine Zunge jemand anderem und bewegte sich nach eigenem Gutdünken, statt den Anweisungen meines Gehirns Folge zu leisten.

»Sie ist mir direkt reingelaufen«, sagte der Busfahrer noch einmal.

Adrian beachtete ihn nicht. »Hat jemand einen Krankenwagen gerufen?«, fragte er die wachsende Schar der Schaulustigen.

Es sah so aus, und auch die Polizei war verständigt.

Adrian zog sein Jackett aus und schob es mir vorsichtig unter den Kopf, während jemand anders mich mit einem Mantel zudeckte.

Wie immer wollte ich sagen, dass es mir »gutging«, obwohl das eindeutig nicht zutraf, und es wurde auch kaum mehr als ein Krächzen daraus.

»Bleiben Sie ruhig liegen«, sagte Adrian. »Es kommt Hilfe.«

Hilfe traf mit Sirenengeheul und Blaulicht ein, und ich fand mich zum zweiten Mal innerhalb weniger Monate als Patientin im Allgemeinkrankenhaus Cheltenham wieder, diesmal mit Halskrause auf einer Schaufeltrage.

So vertraut die Umgebung war, wirkte doch alles leicht verschleiert und unscharf begrenzt.

Es ist eine gute Erfahrung, sagte ich mir immer wieder, vergaß dann aber gleich, worin die Erfahrung bestand. Es war, als kämpfte ich mich auf einer Straße durch Nebel, liefe nur im Kreis und käme nicht vom Fleck.

Wie es der Zufall wollte, war wieder Jeremy Cook im Dienst, und ich sah, dass er sich mit einem Polizisten unterhielt. Aber ich verstand nur Bruchstücke: »... psychische Probleme ... Nervenklinik ... suizidgefährdet ...«

»Nein«, wollte ich sagen, »ich bin nicht lebensmüde.« Doch es kam nur unverständliches Gebrabbel heraus.

Ich wusste es aber.

Ich war nicht in selbstmörderischer Absicht vor einen Bus gelaufen.

Ich war gestoßen worden.

Wie vorauszusehen, glaubte mir niemand.

Ich blieb die Nacht über mit Verdacht auf Gehirnerschütterung im Krankenhaus, obwohl ein CT-Scan keine sichtbaren Schäden am Gehirn oder anderen Teilen meines Körpers ergeben hatte.

Gehirnerschütterung ist die am häufigsten auftretende Verletzung des Gehirns, und dennoch weiß die Medizin gerade über sie nur wenig. Sie wird oft als Gehirnprellung bezeichnet, aber eine Prellung bringt Einblutungen ins Gewebe mit sich, und ein erschüttertes Gehirn blutet selten, in der Schichtaufnahme sieht es ganz normal aus. Es handelt sich eher um eine vorübergehende Funktionsstörung, doch niemand weiß genau, warum sie sich auf so vielfältige Weise äußert. Manche Betroffenen haben Schlafschwierigkeiten, anderen fällt es schwer, wach zu bleiben, viele haben Kopfschmerzen, manche auch nicht, und Hochgefühl kann ebenso hervorgerufen werden wie tiefe Depression. Alles hängt davon ab, wie verschiedene Hirnareale auf die Erschütterung reagieren.

Bei mir hatte sie offenbar das Sprechvermögen beeinträchtigt, an viele andere kognitive Fähigkeiten aber nicht gerührt. Das lag vielleicht daran, dass mein Kopf nahe dem sogenannten Broca-Areal auf der linken Seite des Frontalhirns mit dem Bus kollidiert war, wo sich das Sprachzentrum befindet.

Nach und nach kehrte über Nacht meine Kommunikationsfähigkeit zurück, und prompt kam die Polizei mit ihren Fragen.

Gegen neun erwachte ich aus dem Halbschlaf und sah einen Polizisten in Uniform an meinem Bett sitzen.

»Guten Morgen, Dr. Rankin«, sagte er freundlich. »Wie geht es Ihnen heute?«

Ich fokussierte meinen Blick auf das Gesicht des Polizisten. Es war PC Filippos.

Er sah mir meine Überraschung wohl an.

»Ich habe mich freiwillig gemeldet«, sagte er, »als ich hörte, dass Sie den Unfall hatten. Ein vertrautes Gesicht tut Ihnen vielleicht gut, dachte ich.«

»Ja«, erwiderte ich krächzend. »Sehr einfühlsam von Ihnen. Vielen Dank.« Plötzlich geriet ich etwas in Panik. »In zwei Stunden soll ich auf der Rennbahn Dienst tun.«

»Sie gehen nirgendwohin«, sagte PC Filippos. »Die Rennbahnleitung weiß Bescheid, dass Sie heute nicht kommen. Sie brauchen mindestens vierundzwanzig Stunden vollkommene Ruhe, sagen die Ärzte hier.« Er lächelte. »Sie hatten Glück, dass Sie sich bei dem Unfall nicht schlimmer verletzt haben.«

»Das war kein Unfall«, sagte ich möglichst unaufgeregt. Falls er überrascht war, ließ er es sich nicht anmerken. Aber dann wurde mir klar, warum. Er dachte, es sei kein Unfall gewesen, weil er annahm, ich sei mit Absicht vor den Bus gelaufen.

»Es *war* kein Selbstmordversuch«, sagte ich eindringlich. »Ich bin auf die Fahrbahn gestoßen worden.«

Ich konnte ihm ansehen, dass er mir nicht glaubte.

»Es stimmt«, sagte ich. »Jemand hat mich mit Wucht geschubst, als der Bus herankam.«

»Wer denn?«, fragte er mit unüberhörbarer Skepsis in den Worten.

»Ich habe keine Ahnung«, erregte ich mich. »Das herauszufinden ist doch wohl Ihre Aufgabe. Aber glauben Sie mir, gestern Abend hat jemand versucht, mich umzubringen.«

»Warum?«

»Damit ich keine Fragen mehr stelle.«

»Was für Fragen?«

»Über den Namenlosen«, sagte ich. »Unseren Freund Rahul.«

Ich merkte ihm an, dass er mich jetzt für völlig übergeschnappt hielt.

»Jemand hat ihn wiedererkannt«, sagte ich schnell. »Er hat den Mann im November auf der Rennbahn gesehen.«

Ein Funken Interesse flackerte auf. »Weiß derjenige denn auch, wie der Mann hieß?«

»Nein«, sagte ich. »Aber er hat gesehen, wie er sich mit zwei Leuten gestritten hat, deren Namen er kennt.«

Ich erzählte PC Filippos von Dick McGee und was er mir über den Streit des Unbekannten mit Jason Conway und

Mike Sheraton auf dem Jockeyparkplatz gesagt hatte. Der Polizist notierte es.

»Warum sollte Sie denn jemand umbringen wollen, bloß weil Sie das wissen?«

»Keine Ahnung.«

Es hörte sich auch für mich abenteuerlich an.

An dieser Stelle wurden wir durch die Ankunft Grants unterbrochen, und er hatte Stephen Butler, den Psychiater, bei sich. Das verheißt nichts Gutes, dachte ich.

»Tag, Chris«, sagte Stephen. »Wie geht es Ihnen?«

»Gut«, sagte ich, ohne nachzudenken, und Grant schüttelte sichtlich gereizt den Kopf. Auch er nahm wohl an, ich sei absichtlich vor den Bus gelaufen.

»Ich bin dann weg«, sagte PC Filippos. »Sie hören von mir, Dr. Rankin. Ich überprüfe das, worüber wir gesprochen haben.«

Er ging, und ich fragte mich, ob er sich wirklich darum kümmern würde. Seiner Körpersprache nach hielt er mich für ein verrücktes Huhn.

Aber das war ich nicht.

Je mehr ich darüber nachdachte, desto überzeugter war ich, dass mich jemand vor den Bus gestoßen hatte, damit ich keine Fragen mehr zu dem unbekannten Toten stellte.

Rahul war für mich wirklich zu einer fixen Idee geworden.

Dennoch entging ich einer raschen Wiedereinweisung nach Wotton Lawn, wenn auch mit knapper Not und nur, weil ich nicht darauf bestand, dass jemand versucht hatte, mich umzubringen. Mir wurde ziemlich schnell klar, dass mir das niemand abnahm und ich riskierte, endgültig in der

Klapse zu landen, wenn ich unbedingt gestoßen worden sein wollte.

Nach beträchtlichem Überredungsaufwand meinerseits glaubten mir Grant und die Ärzte meine Ausweichversion, dass ich nur unvorsichtig, aber nicht lebensmüde gewesen sei. Ich versprach, künftig besser aufzupassen und mich nach Möglichkeit begleiten zu lassen, eine Möglichkeit, die unter der Woche kaum bestand, da Grant auf der Arbeit und die Jungs in der Schule waren.

Aber ich kannte die Wahrheit.

Jemand hatte eindeutig versucht, mich umzubringen, und ich gedachte herauszufinden, warum.

13

Grant fuhr mich nach Hause, wo ich nach strikter Anweisung noch vierundzwanzig Stunden ruhen sollte, und er hatte einen weiteren Tag von seinem Jahresurlaub in Anspruch genommen, um dafür zu sorgen, dass ich es auch tat.

Als wir auf dem Weg aus der Stadt an der Rennbahn vorbeikamen, überlegte ich, ob Adrian Kings so kurzfristig wohl einen Ersatz für mich aufgetrieben hatte. Notwendig gewesen wäre es nicht. Unsere fünf gestern und der irische Arzt waren Luxus gewesen; von der Rennsportbehörde vorgeschrieben waren »mindestens drei«. Aber Cheltenham im Allgemeinen und die Festivaltage im Besonderen standen derart im Rampenlicht des Fernsehens, dass die Mindesterfordernis niemals genügt hätte, wenn es zu einer schweren Panne gekommen wäre. Deshalb legten Rennverein und Rennbahnleitung lieber etwas drauf. Die Wahrnehmung der Öffentlichkeit war ein starker Anreiz.

»Was ist mit meinem Wagen?«, fragte ich, als wir an dem Bauernhof vorbeikamen, wo ich ihn abgestellt hatte. Irgendwie ließ ich den in letzter Zeit ziemlich oft stehen.

»Tom und Julie haben ihn heute Morgen schon vorbeigebracht«, sagte Grant. »Sie waren besorgt, weil du ihn gestern Abend nicht abgeholt hast.« Tom und Julie waren der

Bauer und seine Frau. Ich hatte ihnen die Wagenschlüssel dagelassen für den Fall, dass sie ihn wegfahren müssten.

Grant bestand darauf, dass ich sofort ins Bett ging, aber ich bestand ebenso energisch darauf, mir die Rennsportübertragungen anschauen zu dürfen.

»Mit Ruhe hat der Arzt körperliche *und* geistige Ruhe gemeint«, sagte er. »Kein Fernsehen und keinen Computer.«

»Die Rennen muss ich aber sehen«, wandte ich ein. »Das gehört zu meinem Job.«

Schließlich einigten wir uns darauf, dass ich gut zugedeckt und auf einen Kissenberg gestützt vom Sofa im Wohnzimmer aus ein Weilchen fernsehen durfte, aber Grant wuselte trotzdem wie eine Glucke um mich herum.

»Herrgott noch mal«, sagte ich, als er mich zum x-ten Mal fragte, ob es mir gutging. »Setz dich bitte hin, und sieh dir das Queen Mother Champion Chase an.«

Grant interessierte sich nicht für Pferderennen. »Ein wirklich blöder Sport«, meinte er öfter, »man rennt im Kreis und kommt nirgendwohin.«

Worauf ich dann erwiderte, dass sein Lieblingssport Golf genauso albern war – man scheuchte ein weißes Bällchen mit langen Stöcken durchs Gelände in kleine Löcher am Boden. Bei genauerer Betrachtung schien praktisch jede Sportart ein wenig albern und sinnlos. Und das galt auch für künstlerische Tätigkeiten wie Schauspielen, Singen und Schreiben. Mein Tutor im Medizinstudium hatte die Ansicht vertreten, Medizin sei der einzige ausübenswerte Beruf, da auf lange Sicht nur sie etwas bewirkte. Das hatte ihn aber nicht daran gehindert, ein glühender Manchester-United-Fan zu sein.

Zehn Starter traten im Champion Chase an, und mein Interesse stieg, als ich sah, dass nicht nur Dick McGee, sondern auch Jason Conway und Mike Sheraton mit von der Partie waren.

Ich hob den Kopf aus den Kissen und beugte mich zum Bildschirm vor.

Im Lauf der Jahre hatte ich in meiner Funktion als Rennbahnärztin mit allen drei Jockeys verschiedentlich zu tun gehabt, doch dabei war es mir eher um ihre körperliche Verfassung als um ihre Persönlichkeit gegangen.

Jetzt interessierten sie mich als Menschen, nicht nur als Patienten.

Was wussten sie über Rahul, und warum war es so wichtig, dass ich nicht dahinterkam?

War der Gold Cup am Freitag der ultimative Test über die 5200 Meter, so galt das Champion Chase als Saisonhöhepunkt für die Zweimeiler, die Sprinter des Jagdrennsports. Die 3200 Meter wurden zwar immer in hohem Tempo geritten, doch in diesem Fall preschte ein Starter los wie vom Teufel gehetzt und lag am ersten Hindernis, wenige Meter vor der Startmaschine, schon gut drei Längen vorn.

Selbst der Fernsehkommentator fand das ungewöhnlich.

»Jason Conway hat es wirklich eilig auf Checkbook«, sagte er. »Vielleicht macht er ja die Pace für den Favoriten, aber diesen Galopp geht doch keiner mit.«

Ich sah zu, wie Checkbook das zweite Hindernis mit mindestens sechs Längen vor dem restlichen Feld übersprang, das in einem vernünftigeren Tempo dicht beisammenblieb.

Und so ging es weiter. Als sie hinter den Zuschauerbereichen nach links schwenkten, lagen Checkbook und Jason Conway gut zehn bis zwölf Längen in Front, doch die anderen schlossen bereits auf, und vor dem Wassergraben rauschten sie an ihnen vorbei.

Checkbook brachte das Rennen nicht mal zu Ende, sondern hielt oben am Berg als abgeschlagener Letzter an. Jason Conway würde ich bestimmt nicht zum Reiter des Tages küren, und ich fragte mich, was wohl die Rennleitung zu ihm zu sagen hatte.

Unterdessen fegten die anderen bergab zu den letzten drei Hindernissen und erhöhten das Tempo vor dem entscheidenden Abschnitt des Rennens.

Dick McGee stürzte beim vorletzten Sprung, da sein Pferd dem Hindernis zu nahe kam, es voll mit den Schultern rammte, beim Aufsprung auf die Seite fiel und seinen Jockey kurzerhand ins Gras beförderte. Dick hatte keine Chance, oben zu bleiben, und seine Woche würde das jetzt nicht mehr werden. Es war schon seine dritte Nasenlandung, und das am zweiten Tag.

Mike Sheraton hingegen gewann das Rennen in einem knappen Einlauf, indem er mit viel Geschick das Pferd kurz vor dem Ziel noch in Front brachte.

Ich lehnte mich in die Kissen zurück und seufzte laut. Meine Energie reichte kaum, um die Augen offen zu halten. Wie sollte ich denn da Ermittlungen anstellen?

Grant war über meinen Seufzer beunruhigt.

»Geht's dir auch gut?«, fragte er zum hundertsten Mal mit Sorgenfalten auf der Stirn.

»Aber ja«, antwortete ich. »Bin nur müde.«

»Hast du Hunger?«, fragte er. »Soll ich dir was holen? Wir haben ja nicht zu Mittag gegessen.«

Hatte ich Hunger? Über Hunger dachte ich, wenn es irgend ging, nicht nach.

Sollte ich aber, dachte ich. Ich hatte nicht nur kein Mittagessen gehabt, sondern auch kein Frühstück. Und gestern hatte ich überhaupt nichts gegessen. Ich war über die Aussicht, wieder arbeiten zu können, so aufgeregt gewesen, dass ich ans Frühstücken nicht gedacht hatte, und tagsüber war keine Zeit gewesen, sich auch nur ein Sandwich zu schnappen. Am Abend hatte ich mir eine Hähnchenbrust machen wollen, aber bis nach Hause war ich ja nicht gekommen.

Meine Essgewohnheiten hatten sich seit dem Aufenthalt in Wotton Lawn etwas gebessert, doch anderes war mir wichtiger, viel wichtiger.

»Wie wär's mit einem Käseomelett?«, fragte Grant.

»Ja, gern«, sagte ich lächelnd. Er erwiderte das Lächeln, aber es lag mehr Besorgnis als Liebe darin.

Was war los mit mir?

Warum konnte ich nicht gesund und normal sein?

Ich war überzeugt, erst meine Probleme lösen zu müssen, bevor ich auch nur anfangen könnte, gesund zu werden, aber ich wusste nach wie vor nicht, wo die Probleme lagen, geschweige denn, wie sie zu lösen wären. Sie hatten etwas mit meinen Eltern und meiner Kindheit zu tun, aber ich konnte mir nicht erklären, was.

Vielleicht gab es keine alleinige Ursache und keine Zauberlösung.

Mein Psychiater hielt mich fortwährend an, über meine Einstellung zu meiner Mutter und meinem Vater zu reden, aber oft war ich nach der Sitzung verwirrter und verzweifelter als vorher. Es war beinah, als ob das Sprechen über meine unglückliche Kindheit alles wieder aufrührte – wie wenn man den Bodensatz in einer Flasche ausgezeichneten alten Bordeaux aufwirbelt und der ganze Inhalt ungenießbar wird. Vielleicht war es bedeutend besser, an nichts zu rühren, den guten Wein abzugießen und den bitteren Bodensatz mit der Flasche wegzuwerfen.

Doch es trieb mich weiterhin, die »Hauptursache« herauszufinden; wie ein Hund, der im hohen Gras einen Ball verloren hat, lief ich immer wieder im Kreis. Nur dass es vielleicht gar keinen Ball zu finden gab. Irgendwie suchte ich zwanghaft weiter, obwohl ich wusste, es war verrückt, und alle anderen Probleme mussten warten.

Ich wollte nichts so sehr wie diesen Elendskreislauf durchbrechen, bloß hatte das niemand meinem Unbewussten gesagt, das an seinem rätselhaften und geheimnisvollen Vorgehen festhielt.

»Bitte sehr«, sagte Grant und stellte mir ein Tablett auf den Schoß. Er hatte nicht nur ein Omelett zubereitet, sondern eine große Schale Obst mit viel griechischem Joghurt darüber.

Ich lächelte ihn an. »Danke, Schatz.«

Grant gab sich alle Mühe, aber er begriff einfach nicht, was mit mir los war. Ich selbst ja manchmal auch nicht. Für andere ist eine Essstörung unmöglich zu verstehen und für einen selbst unmöglich zu erklären. Meine Freunde begriffen noch weniger als Grant.

»Das ist doch sicher eine Frage des Willens«, meinte eine Freundin. »Wenn du es willst, kannst du bestimmt auch essen.«

Ich wollte aber wirklich. Wenn ich eins in der Klinik gelernt hatte, dann, wie gefährlich mein Zustand geworden war und dass ich ohne Nahrungszufuhr mit Sicherheit sterben würde, wahrscheinlich an Herzversagen. Mein ganzes Körperfett war aufgebraucht, so dass ich schon von meinem Muskelgewebe zehrte, um am Leben zu bleiben – und das Herz ist ein Muskel. Ich fraß langsam das Organ auf, das ich am meisten brauchte.

Für die Party zu meinem vierzigsten Geburtstag vor anderthalb Jahren hatte ich mich mühsam in mein Lieblingskleid gezwängt – ein sexy schwarzes Teil mit tiefem Ausschnitt. Mühsam war es gewesen, weil das Kleid Größe 40 war, mein Körper aber eher Größe 42 hatte. Für eine Frau war ich allerdings auch recht groß, eins dreiundsiebzig, und daher eher vollschlank als pummelig mit meinen 75 Kilo.

Im Jahr darauf hatte sich das alles dramatisch geändert.

Ich fing an, meinen Körper als dick und ekelhaft wahrzunehmen, als eine Art außerirdisches Geschöpf, das man bekämpfen und zu Tode hungern musste, und in den nächsten sechs Monaten verlor ich fast ein Drittel meines Körpergewichts.

Auf einmal hing das kleine Schwarze wie ein unförmiger Sack von meinen knochig vorstehenden Schultern.

Dennoch weigerte sich die Stimme in meinem Kopf, das Offensichtliche zu glauben, und wurde mit jedem Bissen, den ich zu mir nahm, lauter und zudringlicher.

Spuck das aus! Spuck das aus!, verlangte sie.

Sich der Stimme zu widersetzen war ein täglicher Kampf, und wenn ich meinen zweiundvierzigsten Geburtstag erleben wollte, musste ich ihn gewinnen.

Seit meiner Entlassung aus der Klinik gewann ich ihn auch, nur durfte ich keinen Tag unachtsam werden. Dass ich am Dienstag nichts gegessen hatte, war unglaublich blöd von mir gewesen, und jetzt zahlte ich den Preis dafür.

Ich aß das Omelett und probierte das Obst. Grant drängte mich, es aufzuessen, aber ich war zu satt. Ich versuchte zwar, nach Möglichkeit jeden Tag etwas mehr Nahrung zu mir zu nehmen, aber eine große Mahlzeit bekam ich immer noch nicht runter. Und das wäre auch nicht gut für mich gewesen.

Dass das sogenannte Refeeding-Syndrom tödlich sein kann, wurde erstmals Ende des Zweiten Weltkriegs auf den Philippinen erkannt, als abgemagerte japanische Soldaten kurz nach ihrer Kapitulation vor den Augen der Amerikaner gestorben waren. Die zu rasche Aufnahme von zu viel Nahrung hatte zu einer Störung des elektrolytischen Gleichgewichts im Blut geführt, da lebensnotwendige Mineralien in den Verdauungstrakt umgeleitet wurden und Hirn und Herz nicht mehr genügend Sauerstoff erhielten.

Das war eine meiner schlimmsten Ängste gewesen und hatte der Stimme in meinem Kopf zusätzliche Munition geliefert, um mir ganz vom Essen abzuraten.

Hinzu kam, dass mir auch sonst alle sagen wollten, was gut für mich sei. Das wusste ich schon selbst, und ich ließ mich ungern belehren, zumal von Leuten, die überhaupt keine Ahnung von meinem Problem hatten.

»Kann ich dir sonst noch was holen?«, fragte Grant.

»Nein, Schatz«, sagte ich. »Danke. Mir geht's gut.«

Ich schaute mir die übrigen Rennen im Fernsehen an, bis die Jungs von der Schule nach Hause kamen.

»Hallo, Mama«, kam Oliver ins Wohnzimmer gefegt und schmiss seine Tasche auf den Boden. »Was gibt's zu essen?«

Nach dem Unterricht hatten die Zwillinge immer Hunger, da musste die Gehirnerschütterung ihrer Mutter erst mal hintenanstehen.

»Nimm dir einen Apfel«, sagte ich. »Im Kühlschrank sind welche.«

Oliver rümpfte die Nase. »Keine Chips da?«

»Die hast du am Montag verputzt.«

Ich hatte online Lebensmittel bestellen wollen, aber auch da hatte der Bus dazwischengefunkt.

»Lass Mama ihre Ruhe«, sagte Grant. »Sie soll sich erholen.«

»Wovon denn?«, fragte Oliver. »Hast du wieder Nachtschicht?«

»Nein, Schatz.« Ich lächelte ihn an. »Ich habe mir den Kopf gestoßen. Davon erhole ich mich.«

Er nickte, als sei es ihm gerade wieder eingefallen.

Vierzehn müsste man sein. Oliver hielt nicht nur sich selbst für unsterblich, sondern auch seine Lieben. Dass seine Mutter fast von einem Bus überrollt worden wäre, kümmerte ihn nicht, er war mehr mit seiner Sexualität beschäftigt und damit, ob die Blonde in seiner Klasse ihn auch so toll fand wie er sie und wie er das dann angehen könnte.

Toby erschien in seiner Gotherington-Colts-Fußballkluft.

»Hallo, Mama«, sagte er. »Ich geh zum Training. Wir haben am Samstagmorgen so ein Lokalderby gegen Woodmancote.«

Woodmancote war eine Nachbargemeinde – schwere

Rivalen, nicht zuletzt, weil beide Mannschaften dieselbe Schule besuchten.

»Pass auf dich auf«, meinte ich zu seinem entschwindenden Rücken.

»Klar«, sagte er, als ob er das vorhätte.

Das normale Familienleben ging unverändert weiter wie seit Jahren. Die sich verändert hatte, war ich, nicht die anderen – um das zu erkennen, hatte ich lange gebraucht.

Grant fuhr am frühen Donnerstagmorgen wieder zur Arbeit, und die Jungs nahmen wie üblich den Schulbus, der an der Post abfuhr, dann war ich allein zu Hause.

Ich hatte Grant versprochen, mir einen ruhigen Tag zu machen, aber Versprechen einzulösen war noch nie meine Stärke gewesen. Die gewünschten vierundzwanzig Stunden hatte ich schon Ruhe gehalten, und jetzt fühlte ich mich ausgezeichnet, kein Kopfweh und nichts.

Ich machte die Küche sauber und räumte die Frühstückssachen weg. Das schmutzige Geschirr kam in die Spülmaschine. Dann ging ich nach oben, machte die Betten und raffte die Kleider auf, die die Jungs in ihren Zimmern verstreut hatten. Ich saugte den Teppichboden, band die Vorhänge zurück, klopfte die Sofakissen auf und stapelte die Zeitschriften auf dem Couchtisch. Ich stopfte eine Ladung Wäsche in die Maschine, dann sortierte ich wieder mal meine Medikamente.

Schließlich setzte ich mich in die Küche und sah auf die Digitaluhr am Herd.

9.40 Uhr.

Was mache ich jetzt nur?

Ich versuchte, im Internet einen Artikel über Raumgestaltung zu lesen, war aber mit den Gedanken nicht dabei.

Um fünf nach zehn zog ich meinen Mantel an und fuhr nach Cheltenham zur Rennbahn.

14

Diesmal stellte ich meinen Mini in dem für Ärzte reservierten Bereich auf dem Jockeyparkplatz ab. Nicht etwa, weil ich Angst gehabt hätte, noch mal die Evesham Road zu überqueren, sondern weil ich annahm, vor dem letzten Rennen wegzukönnen, wenn der Verkehr sich noch in Grenzen hielt.

»Tag, Dr. Rankin«, sagte jemand, als ich ausstieg. »Danke noch mal, dass Sie sich neulich um mich gekümmert haben.«

Ich drehte mich um und erblickte Dave Leigh, den Jockey, der sich am Dienstag das Schlüsselbein gebrochen hatte und jetzt den linken Arm in der Schlinge trug. Er parkte direkt neben mir und saß noch bei runtergelassenem Fahrerfenster in seinem 3er BMW.

»Hi, Dave«, sagte ich. »Wie geht's?«

»Ganz gut. Aber ich muss mindestens vier Wochen passen. Blöder Mist.«

Ich sparte mir den Hinweis, dass er nach einem so bösen Sturz von Glück sagen konnte, noch am Leben zu sein und zwei Tage später sogar schon wieder auf der Rennbahn zu erscheinen, wenn auch als Zuschauer und nicht als Akteur.

»Wenigstens können Sie noch Auto fahren«, sagte ich.

»Automatik.« Er lächelte. »Da genügen ein Arm und ein Bein.«

»Sind Sie nur wegen der Atmosphäre hier?«, fragte ich.

»Nee. Die Fernsehleute haben mich gebeten, in der Umkleide mal ein bisschen zu erzählen, was vor einem großen Rennen so abgeht, aber ich weiß ehrlich gesagt nicht, ob ich das hinkriege. Ich bin total am Boden. Morgen im Gold Cup sollte ich Card Reader reiten. Das beste Pferd, auf dem ich je gesessen habe. Hat echt gute Chancen.«

»Wer reitet ihn denn?«

»Scheiß Mike Sheraton«, sagte er. »Von einem Plattfuß haben sie den abgezogen. Auf Card Reader gewinnt er jetzt wahrscheinlich, und dann krieg ich das Pferd nie mehr zum Reiten, so erfolgreich wir auch immer waren.«

»Ach was.«

»Ach doch. Einen Gold-Cup-Sieger setzt keiner ab.«

»Sagt denn Mike Sheraton dem Besitzer nicht, er soll Sie wieder reiten lassen?«

Er sah mich an, als wäre ich verrückt, was ja sogar sein konnte. »Sie machen wohl Witze. Mike Sheraton ist ein Dreckskerl. Der würde selbst Sie von der Bahn drängen, wenn er denkt, es nützt ihm was.«

»Ihnen wäre also lieber, wenn er verliert?«, fragte ich.

Dave bedachte mich mit einem langen, kalten Blick, aus dem ich schloss, dass ihm das wirklich lieber wäre.

»Viel Glück mit dem Fernsehen«, sagte ich.

»Ja, ja. Danke.« Er lächelte nicht.

Wenigstens war nicht nur ich deprimiert.

Der dritte Tag des Cheltenham Festivals nennt sich ungeachtet des tatsächlichen Ehrentags dieses Heiligen »St. Patricks Donnerstag«, und an den Eingängen standen Leute mit übergroßen grünen Leprechaunhüten Schlange, teils auch mit angeklebtem roten Bart. Nicht wenige von ihnen hatten offensichtlich auf dem Parkplatz schon ein Glas oder zwei oder drei getrunken, obwohl der Tag erst anfing.

Ich zeigte meinen Arztausweis vor und machte mich auf den Weg zum Waageraum.

Auch wenn ich offiziell nicht eingeteilt war – Adrian Kings hatte mir gemailt, ich brauchte nicht zu erscheinen –, nahm ich doch an, er hätte gegen ein wenig Gratis-Unterstützung nichts einzuwenden, schon weil an den sieben Rennen des Tages noch mehr Starter teilnahmen als am Dienstag. Beim Betreten des Erste-Hilfe-Raums merkte ich aber sofort, dass es ein schwerer Fehler gewesen war vorbeizukommen.

Adrian Kings freute sich nicht, mich zu sehen, und das war milde ausgedrückt.

»Sie sollten nicht hier sein«, sagte er verärgert. »Wie sind Sie reingekommen?«

»Zu Fuß«, antwortete ich schnippisch. »Ich bin nicht dienstunfähig, nur weil ich mir am Dienstag den Kopf gestoßen habe. Vielleicht kann ich helfen.«

»Sie sind nicht erwünscht«, sagte Adrian schroff.

Das tat weh. Ich merkte, wie mir Tränen in die Augen stiegen, drängte sie aber zurück. Ich wollte ihm nicht die Freude machen, mich weinen zu sehen.

»Sie hätten nicht vor mir verbergen sollen, dass Sie wegen einer Essstörung einen Monat in der Psychiatrie verbracht haben.« Er war laut, und er war wütend.

Ich fragte mich, wie er das herausgefunden hatte. Auch wenn es keine Rolle spielte.

»Das habe ich nicht verborgen«, sagte ich. »Ich habe es nur nicht rausposaunt. Und es ändert nichts an meiner Kompetenz als Ärztin.«

»Natürlich tut es das.«

»Inwiefern?«, fragte ich. »Was ändert eine psychische Störung an meiner Befähigung als Arzt?«

Eine Antwort hatte er nicht. Er machte nur eine wegwerfende Handbewegung.

Aber ich war noch nicht fertig.

»Gerade Sie sollten das wissen.«

»Was heißt das denn bitte?«, fragte er empört.

Ich wusste über Adrian Kings schon sehr lange Bescheid. Wir hatten beide in den 1990er-Jahren an der Guy's Hospital Medical School in London studiert, auch wenn wir uns dort nie begegnet waren. Er war rund fünf Jahre älter als ich und schon Arzt im Praktikum gewesen, als ich noch in der Vorklinik steckte. Aber die Geschichten vom »Arzt mit dem Sprung in der Schüssel« waren zu uns niedrigeren Sterblichen durchgedrungen. Adrian hatte an einer Zwangsstörung gelitten, die sich besonders in ständigem Händewaschen äußerte. Alle Ärzte sind gehalten, auf saubere und keimfreie Hände zu achten, doch Adrian hatte es damit übertrieben, seine Hände viel zu oft gewaschen und sie blutig geschrubbt. Angeblich war er deshalb in die Allgemeinmedizin gegangen und nicht, wie geplant, Herzchirurg geworden.

»Ich war in den Neunzigern am Guy's«, sagte ich.

Er starrte mich an. Sicher wusste er, worauf ich mich bezog, aber mit der Annahme, als »Leidensgenosse« würde er meinen Standpunkt vielleicht eher verstehen, lag ich falsch.

Im Gegenteil, jetzt war er erst recht entschlossen, mich loszuwerden.

»Ich will Sie hier nicht mehr sehen, weder jetzt noch überhaupt«, sagte er laut und bestimmt. »Gehen Sie, und lassen Sie's gut sein.« Er wies mir die Tür.

Als leitender Arzt konnte er sein Team zusammensetzen, wie er wollte. Ich hatte Angst, meine Zeit als Rennbahnärztin könnte endgültig vorbei sein.

Ich machte nur einen Schritt aus dem Erste-Hilfe-Raum und versuchte, mir darüber klarzuwerden, wie ich so plötzlich ins Hintertreffen geraten war, wo ich doch nur hatte helfen wollen.

Wieder traten mir Tränen in die Augen, und meine Sicht verschwamm.

Die Tür des Erste-Hilfe-Raums befand sich in einer Ecke der Jockey-Umkleide, und ich stand davor und schaute fast wie in Trance ins Leere.

Mit meinem Leben schien es in einer immer steiler werdenden Spirale abwärtszugehen. Ich hatte noch immer nicht die Erlaubnis, wieder im Krankenhaus zu arbeiten, und jetzt war ich anscheinend auch diese schöne Nebenbeschäftigung los.

Ich wischte mir die Tränen aus den Augen und merkte, dass ich in die Umkleide und insbesondere auf Dick McGee gestarrt hatte. Er stand mit einem rotweiß-gestreiften Dress in der Hand und nichts als einem Handtuch um die Hüfte auf der anderen Seite. Offenbar dachte er, in meinem Blick hätte Absicht gelegen. Er sah mich böse an. Ich hob zur Entschuldigung kurz die Hand, und er ließ das Handtuch fallen.

Wenn er dachte, ich nähme Anstoß an einer nackten männlichen Gestalt, täuschte er sich. Als Notärztin hatte ich mehr Pimmel gesehen, als er jemals Pellkartoffeln gegessen hatte.

Ich lachte, und das war ihm auch nicht recht. Er machte eine rüde Geste mit der Hand und forderte mich mit sehr unfeinen Worten auf, mich zu entfernen; stattdessen schaute ich mich nach Mike Sheraton und Jason Conway um. Nicht, dass ich unbedingt auch ihre Pimmel hätte sehen wollen; mich interessierte nur der Mann auf dem Foto, nach dem ich sie hätte fragen können. Aber sie waren beide nicht da.

Dass sie Ritte hatten, wusste ich von der Website der *Racing Post*, aber da es bis zum ersten Rennen noch fast zwei Stunden waren, konnte es sein, dass sie erst noch kamen oder vor Beginn des Wettbewerbs in der Sauna noch ein paar Pfunde runterschwitzten.

Ich ging hinaus auf die Waageraumterrasse und setzte mich auf einer Holzbank in die Sonne. Ich konnte mich nicht erinnern, wann ich zuletzt beim Pferderennen gewesen war, ohne beruflich eingespannt zu sein.

Ich war unglücklich und kam mir überflüssig vor.

Einerseits wollte ich aufstehen, in die Erste Hilfe gehen und Adrian Kings die Meinung geigen, damit er mich das tun ließ, was ich am besten konnte. Ich dachte sogar kurz daran, ihm anzudrohen, ich würde sein Händewaschproblem von damals publik machen, wenn er mich nicht wieder einsetzte, aber … was hätte das genützt? Er war der leitende Rennbahnarzt hier in Cheltenham und würde mich so oder so auf mich verzichten. Und in meiner momentanen Verfassung tat ich gut daran, mir jeden Arzt zum Freund und nicht zum Feind zu machen.

Eine halbe Stunde saß ich auf der Bank und beobachtete das Kommen und Gehen, zum Umkleiden erscheinende Jockeys, Trainer, die Sättel abholten, um sie vor dem ersten Lauf zu den Sattelboxen zu bringen, Besitzer, die eher Hoffen und Bangen als Vorfreude ausstrahlten. Dazu kamen die Leute von Radio und Fernsehen, die ein Exklusivinterview und irgendein Informationsjuwel zu den Chancen eines Pferdes im Hauptrennen zu ergattern hofften. Der übliche Trubel also rings um die Waage an einem Festivalmorgen.

Aber ich war da jetzt raus, saß nutzlos hier herum.

Sollte ich nach Hause fahren?

Unser Haus war immer meine Burg gewesen, meine Zuflucht vor den Schrecken der Notfallmedizin, doch in letzter Zeit war es für mich zum Gefängnis geworden – ich schaute auf die Welt hinter den Fenstern und fragte mich, ob ich je wieder dazugehören könnte.

War ich früher gern nach Haus gekommen, war es jetzt eine Quälerei.

Also blieb ich auf der Bank sitzen, jedenfalls, bis ich Jason Conway aus dem Führring kommen sah. Ich nahm das Foto des Unbekannten aus der Manteltasche und fing ihn ab.

»Entschuldigen Sie, Jason«, sagte ich und stellte mich direkt vor ihn. »Kennen Sie den Mann?«

Ich hielt ihm das Foto so unter die Nase, dass er einfach draufsehen musste.

Jason warf mir einen Blick zu. »Ich habe der Polizei schon gesagt, dass ich ihn nicht kenne.«

»Warum ist er gestorben?«, fragte ich.

Keine Antwort.

»Wo stecken Sie drin?«

»Lassen Sie mich in Ruhe«, sagte er, schob sich an mir vorbei und verschwand treppauf im Schutz des Waageraums.

Zweierlei wurde mir klar. Erstens, entgegen meiner Annahme hatte PC Filippos tatsächlich beherzigt, was ich ihm im Krankenhaus gesagt hatte, und zweitens, Jason Conway log.

Als Mutter von eineiigen Zwillingen, die sich in der Kindheit eher telepathisch als durch Worte verständigt zu haben schienen, war ich ziemlich geübt im Lesen von Körpersprache und Erfassen von Schwingungen. Und von Jason Conway waren jede Menge Schwingungen ausgegangen. Er war zutiefst beunruhigt, und das konnte nur daran liegen, dass er den Unbekannten nicht nur gesehen hatte, sondern wahrscheinlich auch seinen vollständigen Namen kannte und wusste, warum er gestorben war.

Ich setzte mich wieder auf die Bank, um auf Mike Sheraton zu warten.

Adrian Kings erschien links von mir auf der Terrasse, warf einen Blick auf mich, kniff die Lippen zusammen und verschwand wieder im Gebäude, wo ich ihn mit Rupert Forrester, dem Geschäftsführer, sprechen sah. Bald darauf kam jemand anders von der Rennleitung raus und fragte, weshalb ich mich im Schutzbereich aufhielte.

Die am Boden liegen, hat man gut treten.

»Nur so«, sagte ich.

Also forderte er mich auf, den Waageraumbereich zu

verlassen. Wenigstens schickte er mich nicht ganz von der Rennbahn. Ich ging durch den Führring zur Princess-Royal-Tribüne hinüber. Trotz der Sonne war mir eiskalt, und ich vergrub die Hände tief in den Manteltaschen. Immer zu frieren war eine unangenehme Begleiterscheinung meines starken Gewichtsverlusts, und ich zitterte unter einem neuerlichen kalten Windstoß. Nichts wie rein ins nächste warme Plätzchen – die Vestey Bar unten in der Tribüne.

Alkohol hatte ich seit vielen Monaten nicht angerührt – viel zu kalorienreich –, aber jetzt stand ich am Tresen und kippte schnell einen doppelten Whisky Mac gegen die Kälte und um das schreckliche Gefühl der Hilflosigkeit abzuwehren, das mich an der Gurgel gepackt hatte.

Mein Leben war in diesen Monaten ein Hochseilakt gewesen. Jede einzelne Sekunde hatte ich mich voll konzentrieren müssen, um nicht abzustürzen, sei es in die bedingungslose Magersucht, die Verhungern und Tod bedeutete, sei es in die hemmungslose Schwelgerei des Trinkens, der Drogen und Exzesse, die zu massiver Gewichtszunahme und vernichtender Schwermut führten. Einfach ich zu sein und so zu bleiben, wie ich war, hatte sich zu einer Vollzeitbeschäftigung entwickelt.

Jetzt aber saß ich um gerade mal elf Uhr früh in einer Bar, kippte den Whisky und genoss die wohltuende Wärme, die er mir bescherte.

»Dasselbe noch mal«, sagte ich dem Barmann und schob ihm den nächsten Schein zu.

Irgendwie hätte ich gern angefügt: *Nein, stopp, ich hab schon genug,* doch er nahm das Geld, goss zwei Schuss Dewar Finest Scotch in ein frisches Glas und schüttete die gleiche Menge Stone's Original Green Ginger Wine dazu.

»Scheiß auf Adrian Kings«, murmelte ich und hob stumm prostend das Glas, um es in drei großen Zügen zu leeren.

»Und noch mal.« Ich schob das Glas über die Theke.

Diesmal schaute mich der Barmann fragend an, doch ich nickte nur und schwenkte auffordernd die Hand.

Was treibst du denn da?, fragte der vernünftige Teil meines Gehirns.

Na, ich betrinke mich, erwiderte lachend der aufsässige Teil. *Die können mich alle mal.*

Und ich wurde auch wirklich zusehends betrunken. Meine langjährige Alkoholtoleranz war dahin, und ich hatte nicht gefrühstückt. Ungewohnt viel Alkohol auf nüchternen Magen – das programmierte Debakel.

Ich sah zu, wie der Barmann noch zwei Schuss von dem flüssigen Gold einschenkte.

Whisky. Whisky.

Mein wirrer Kopf fragte sich, ob Kokain darin aufgelöst war.

Selbst in meinem Zustand führte mich jeder Gedankengang zurück zu dem Unbekannten, meinem Freund Rahul, und dem Grund seines Todes.

15

Der vernünftige Teil meines Gehirns gewann die Oberhand.

Ich saß auf dem Hocker in der Vestey Bar, und der noch unangerührte fünfte doppelte Whisky Mac vor mir auf dem Tisch sah mich an, als wollte er mich zum Trinken animieren wie das Zaubertrankfläschchen in *Alice im Wunderland*. Bloß würde mich dieser Trank nicht schrumpfen lassen, sondern mit hoher Wahrscheinlichkeit vom Hocker werfen, deshalb sah ich ihn nur an und hielt still, um nicht doch noch von meinem Hochseil zu fallen.

Das ganze erste Rennen hindurch saß ich da und rührte mich nicht vom Fleck aus Angst, ich könnte herumtorkeln wie ein vom Rinderwahn geschlagenes Tier. Man kann sich doch bestimmt auch nüchtern *denken,* dachte ich, wenn man sich voll darauf konzentriert. Meine Medizinkenntnisse widersprachen dem, und dennoch versuchte ich es weiter.

Ich sah mir das Rennen auf einem der vielen Bildschirme an den Wänden der Bar an, doch die Jockeyfarben verschwammen vor meinen benebelten Augen zu kaleidoskopischer Buntheit. Erst als die Pferde das letzte Hindernis gesprungen hatten und auf der Einlaufgeraden waren, erkannte ich deutlich die rotweißen Streifen des Führenden – Dick McGee.

Seine heftige Reaktion auf das Foto des Unbekannten fiel mir ein. Er wusste mit Sicherheit mehr, als er zugab.

Auch noch die nächsten beiden Rennen hindurch blieb ich, wo ich war, bis die Alkoholwirkung so weit nachließ, dass ich aufstehen konnte und im Stehen nur minimal wankte.
Ich bat einen Trinkgefährten, meinen Platz freizuhalten, und schlängelte mich zur Damentoilette durch. Den letzten Teufelstrank kippte ich ins Klo, dann schüttete ich mir am Waschbecken kaltes Wasser ins Gesicht.
Ich betrachtete mich im Spiegel. Schwer betrunken sah ich für mein Gefühl nicht aus, aber so ein Eindruck konnte täuschen.
Und schon stand ich vor dem nächsten großen Problem.
Wie sollte ich nach Hause kommen?
Fahren konnte ich in diesem Zustand nicht, und bis der Alkohol in meinem Blut unter die Grenze des Erlaubten sank, würde es viele Stunden dauern.
Mir schien, es gab drei Möglichkeiten: die sieben Kilometer nach Hause laufen, Grant anrufen, er solle mich abholen, oder mich von jemandem, der in meine Richtung fuhr, mitnehmen lassen.
Mein Wagen musste in jedem Fall auf dem Rennbahnparkplatz bleiben, und Grant würde natürlich erfahren, dass ich wieder getrunken hatte. Damit hätte er noch einen Grund mehr anzunehmen, Wotton Lawn sei das Beste für mich.
Herrgott, bist du blöd, sagte ich meinem Spiegelbild im Glas.
Unfassbar blöd.

Als ich wieder in den Gastraum kam, war mein Platzfreihalter verschwunden und der Hocker, auf dem ich gesessen hatte, ebenso – gekapert von einer feierlustigen Horde junger Leute um die zwanzig.

Ich stand da und sah ihnen beim Lachen und Scherzen zu.

Wo war *meine* Jugend geblieben?

Als ich in ihrem Alter war, hatte ich jede wache Minute geackert und studiert. Ich konnte mich nicht erinnern, Zeit und Geld für Rennbahnbesuche oder andere Vergnügungen gehabt zu haben. Aber wahrscheinlich betrachtet jeder über vierzig solche jungen Leute mit einem Anflug von Neid. Sie haben das ganze Leben noch vor sich, ihre Träume und Sehnsüchte sind noch nicht von Erfahrungen und Enttäuschungen getrübt.

Das vierte Rennen des Tages war das Grade One Stayers' Hurdle über zwei volle Runden. Mit 4800 Metern zählte es zu den längsten Hürdenrennen im Kalender, und alle zwölf Starter trugen mit 74,5 kg das gleiche Gewicht. Hier wurde das Stehvermögen eines Pferdes wirklich erprobt, zumal der Boden offiziell »schwer« war.

Ich trat ans Fenster der Vestey Bar und beobachtete über die Köpfe der Menge hinweg, wie die Pferde im Führring umhergingen und die Jockeys raufgeworfen wurden. In einem Rennprogramm, das jemand auf dem Tisch hatte liegen lassen, sah ich nach, wer ritt: Dick McGee nicht, aber sowohl Jason Conway wie auch Mike Sheraton war dabei, Jason in rotem Dress und gelber Kappe, Mike schmissig blauweiß kariert. Sie waren leicht auszumachen auf dem Weg vom Führring zum Geläuf.

Da mit den vielen Bargästen auch die jungen Leute nach draußen gingen, um das Rennen live zu sehen und ihre Favoriten anzufeuern, holte ich mir meinen Hocker wieder und verfolgte durch den Nebel meines Rauschs das Rennen konzentriert auf dem Bildschirm.

Jason Conway fing schon wieder an.

Sobald das Rennen gestartet war, zog er in einem Affenzahn davon und nahm das erste Hindernis mit gut vier Längen Vorsprung. Diesmal verlangsamte er jedoch und reihte sich im Mittelfeld ein, ehe sein Pferd im zweiten Durchgang bergab ermüdete und er es vor dem letzten Hindernis anhielt.

Mike Sheraton ritt das ganze Rennen an dritter, vierter oder fünfter Stelle, ohne jemals ernsthaft den Sieger anzugreifen, der sich an den letzten beiden Hürden absetzte und spielend mit sechs Längen gewann.

Ich ging hinaus, um mir anzusehen, wie die Pferde zum Absatteln kamen. Inzwischen konnte ich ganz gut wieder geradeaus gehen, stützte mich aber dennoch dankbar auf das Geländer am Platz für das viertplatzierte Pferd.

Mike Sheraton war Vierter geworden.

Als die blauweißen Karos ankamen, hielt ich mir das Foto des Unbekannten so über den Kopf, dass Mike Sheraton es nicht übersehen konnte.

Er blickte erst auf das Foto, dann zu mir.

»Wer ist der Mann?«, fragte ich nur mit den Lippen.

Ein Hauch von Panik stand in seinen Augen. Und da war noch etwas – Kälte. Sie jagte mir einen Schauer über den Rücken, der nichts mit der Außentemperatur zu tun hatte. Vielleicht war es doch keine so gute Idee gewesen, ihm das Foto zu zeigen. Der Alkohol hatte mich zu kühn gemacht.

Ich lehnte weiter am Geländer, während Mike Sheraton absaß und seinen Sattel runternahm. Ehe er zum Zurückwiegen ging, warf er mir noch ein paar Blicke zu. Ich sah ihm nach und fragte mich, in was er und Jason Conway da verwickelt waren.

Die Polizei sah den Tod des Unbekannten nicht mal als verdächtig, nur als ungeklärt an, aber nach den Reaktionen der beiden Jockeys zu urteilen, war daran sehr vieles verdächtig.

Ich blieb da stehen, während die Pferde weggeführt wurden und der Vorsitzende der Sponsorenriege die Siegerehrung vornahm. Dann ging ich die Treppe hinauf zum Erste-Hilfe-Raum fürs Publikum.

Nicht, dass ich dringend medizinisch hätte versorgt werden müssen. Aber ich kannte flüchtig eine Johanniter-Krankenschwester, die dort regelmäßig Dienst tat und bei mir in Gotherington um die Ecke wohnte.

Vielleicht konnte sie mich mit nach Hause nehmen.

»Tag, Isabelle«, sagte ich, da sie in ihrem leuchtend grünen Johanniterhemd und dem schwarzen Rock erfreulicherweise gleich vor mir stand.

»Tag, Dr. Rankin«, sagte sie mit ihrem ausgeprägten walisischen Akzent. »Was kann ich für Sie tun?«

»Ich habe überlegt, ob Sie mich nachher mit nach Hause nehmen können«, sagte ich. »Dann braucht Grant mich nicht extra abzuholen.«

»Das ginge schon«, sagte sie zögernd. »Aber ich werd von meinem Ian abgeholt. Mein Wagen ist heute Morgen nämlich nicht angesprungen. Die Kälte wahrscheinlich. Lästig, so was.«

»Ach so«, sagte ich. »Mein Wagen ist hier. Könnten Sie uns damit nach Hause fahren?«

Sie legte den Kopf ein wenig schräg und sah mich an. »Warum können Sie denn nicht selbst fahren? Dann könnten Sie mich doch mitnchmcn.«

»Na ja.« Ich holte tief Luft. »Es kann sein, dass ich ein Glas zu viel getrunken habe.«

Sie sah mich immer noch an. »Sind Sie denn nicht dienstlich hier?«, fragte sie mit einem missbilligenden Unterton.

»Um Gottes willen«, antwortete ich lachend. »Heute schaue ich nur zu. Ich habe ein paar alte Freundinnen getroffen, und die haben mir zu viele Drinks aufgeschwatzt.«

Isabelle entspannte sich etwas. Ob sie mir glaubte, stand auf einem anderen Blatt.

»Na, ich könnte Ian anrufen und ihm sagen, er braucht nicht zu kommen«, überlegte sie laut. »Da wär er schon froh. Man kommt so schwer rein, wenn alle andern raus wollen, und donnerstags geht er gern zeitig zum Kegeln ins Shutters.«

Das Shutters – Shutters Inn – war die Kneipe von Gotherington.

»Prima«, sagte ich. »Dann komm ich noch mal her, wenn Sie fertig sind. Um wie viel Uhr?«

Sie drehte sich nach zwei Kolleginnen um, als wollte sie ihre Reaktion abschätzen. »So ungefähr eine Stunde nach dem letzten Rennen könnte ich wohl weg. Sagen wir, um halb sieben.«

Das war viel später, als ich erhofft hatte. Bis dahin war ich vielleicht sogar schon wieder halbwegs nüchtern.

»Okay«, sagte ich. »Sie rufen Ian an, dass ich Sie nach Hause bringe, und ich bin um Punkt halb sieben wieder hier.«

Halb sieben. Ich fasste meine Uhr ins Auge und konzentrierte mich auf die Zeiger. Halb fünf. Zwei Stunden noch. In der Zeit hätte ich ohne weiteres zu Fuß nach Hause gehen können, aber dann hätte ich den Wagen stehen lassen müssen, und wenn es nach mir ging, würde Grant niemals von dem Techtelmechtel mit meinem lieben Freund Whisky Mcdonald erfahren.

Isabelle, so mein Plan, würde uns bis zu ihr fahren, und ich würde es darauf ankommen lassen und die letzten hundert Meter nach Hause selbst fahren. Kinderspiel. Die Polizei Gloucestershire hatte ja den Abgangsverkehr von der Rennbahn zu regeln.

Ich schrieb Grant eine SMS, dass ich erst gegen sieben nach Hause käme und er zum Abendessen für die Jungs bitte die Pizzen aus dem Kühlschrank in den Herd stellen solle, falls sie vor mir heimkämen. Da ich angenommen hatte, auf der Rennbahn engagiert zu sein, hatten sie vorgehabt, die ganze Woche nach der Schule erst mal zu einem Freund zu fahren.

Grant schrieb mir zurück, wo ich denn sei.

»Auf der Rennbahn«, antwortete ich ihm. »Aushilfe. xxx«

»Du solltest dich doch schonen«, kam die Antwort nach einer kurzen, aber vielsagenden Pause. Die knappen Worte und die fehlenden Küsse sagten mir, dass er nicht erfreut war.

»Ich habe ja Pausen«, textete ich. »Bis später.«

Trinkpausen, dachte ich und war beinah versucht, wieder in die Vestey Bar zu gehen.

Stattdessen ging ich in die Racing Hall of Fame hinauf – gemütlich und kein Alkohol.

Ich stellte mich vor das prasselnde Kaminfeuer, wärmte mir die Hände und fragte mich, wie es jetzt weitergehen sollte.

Der vernünftige Teil meines Gehirns riet mir, alles den Profis zu überlassen. *Wenn die Polizei an dem Tod des Mannes nichts verdächtig findet,* sagte die Vernunft, *wie kommst dann du dazu, etwas anderes zu behaupten? Lass es sein.*

Aber der aufsässige Teil war eisern. *Da stimmt was nicht, und du bist die Einzige, die's weiß. Bleib dran.*

Erst dachte ich so, dann wieder so.

»Was mach ich bloß?«, sagte ich laut zu mir selbst.

»Ich an Ihrer Stelle würde den Favoriten tippen«, sagte ein Mann, der neben mir stand und mich offensichtlich gehört hatte. »Aber ich kann mir eigentlich kein Urteil erlauben. Für mich ist der Tag gelaufen. Das ganze Festival ist für mich gelaufen. Ich weiß nicht mal, wie ich morgen meine Hotelrechnung bezahlen soll.« Er lachte. »Es sei denn, der scheiß Conway gewinnt jetzt mal. Letzte Chance.«

»Jason Conway?«, fragte ich.

Er nickte. »Totalversager«, schimpfte er.

»Warum haben Sie denn auf ihn gesetzt?«, fragte ich.

»Habe ich nicht. Ich habe viel auf das Pferd gesetzt. Schon vor Monaten, als ich noch nicht wusste, dass Conway es reitet.«

»Und warum halten Sie ihn für einen Versager?«

»Weil er einer ist. Haben Sie gesehen, wie er im Champion Chase gestern Checkbook geritten hat?« Der Mann warf die Hände in die Luft. »Ein Unding. Hat ihm viel zu viel Zügel gegeben, kein Wunder, dass es lange vor dem Einlauf außer Puste war. Der Rennleitung erzählt er dann, er hätte das Pferd nicht zurückhalten können oder irgend so einen Mist. Ammenmärchen. Er hätte mal zugeben sollen, dass er sich verkalkuliert hat. Und meine Wettquote war super.«

»Sie dachten also, er siegt?«

»Oder wird wenigstens Zweiter. Auf Sieg und Platz hatte ich ihn.«

»Ist Checkbook sonst ein Frontläufer?«

»Laut Timeform nicht. Ich habe meinen Augen nicht getraut, als Conway losgejagt ist wie im scheiß Nunthorpe.«

Das Nunthorpe Stakes war das schnellste Pferderennen im Vereinigten Königreich – ein alljährlich im August in York ausgetragener Sprint über 1000 Meter, den die Pferde mit über sechzig Stundenkilometern in weniger als einer Minute absolvierten.

»Heute im Stayer's Hurdle hat er's fast genauso gemacht«, sagte ich.

»So?«, meinte der Mann nur. »Da hab ich nicht auf ihn gewettet.«

Ein ehemaliger Kollege von mir und leidenschaftlicher Pferdezocker hatte mir einmal erzählt, dass er bei den Rennen nur auf die von ihm gesetzten Pferde achtete. Was die anderen machten, kümmerte ihn nur, wenn es sich auf den Lauf seiner Favoriten auswirkte.

Mein neuer Bekannter und ich verließen das wärmende Kaminfeuer, um uns auf einem der vielen Bildschirme das Rennen anzuschauen. Wir waren beide neugierig, wie Jason Conway abschnitt, aber aus unterschiedlichen Gründen. Ich wollte sehen, ob er wieder blitzstartete, den Mann interessierte weit mehr, wie er einkam.

Siebzehn Pferde standen im Mares' Novices Hurdle, und sowohl Dick McGee als auch Mike Sheraton und Jason Conway ritten.

Diesmal aber schien es Jason Conway am Start nicht besonders eilig zu haben, sondern Mike Sheraton kam am schnellsten weg und ging locker als Erster über die erste Hürde, bevor er sich ins Feld zurückfallen ließ, als sie an der Tribüne vorbeikamen.

Auf der Gegengeraden blieben die Pferde dicht beisammen. Der Mann neben mir starrte unterdessen wie gebannt auf den Schirm und krallte sich mit weiß hervortretenden Fingerknöcheln so an der Tischkante fest, dass er den Tisch umzureißen drohte. Offenbar konnte er seine Hotelrechnung wirklich nur bezahlen, wenn Jason Conway auf der Favoritin gewann.

Als die Pferde zur letzten Hürde kamen, hatte der Mann fast aufgehört zu atmen und stöhnte erleichtert auf, als Jason Conways Stute dann mit einem Riesensatz ihren Rivalinnen zwei Längen abnahm und ihnen am Berg zu einem mühelosen Sieg davonlief.

»Verdammt!«, sagte der Mann, immer noch an die Tischkante geklammert. »Das mach ich nie wieder.«

»Was denn?«, fragte ich.

»So hoch wetten«, sagte er. »Viel zu hoch. Hätte mich an

den Bettelstab bringen können.« Er lachte nervös. »Gott, ich brauch was zu trinken.«

Ich auch, dachte ich. Aber ich machte mich nicht mit ihm auf die Suche, sondern kehrte ans Kaminfeuer zurück und schaute in die lodernden Flammen.

Mehrere neuere Studien haben gezeigt, dass der hypnotisierende Anblick flackernden Feuers den Blutdruck senkt. Das hat vermutlich mit der Entwicklungsgeschichte des Menschen zu tun und damit, dass die Entdeckung des Licht spendenden und Raubtiere fernhaltenden Feuers die Gefahren der Nacht verringert hat.

Vielleicht wusste Präsident Franklin D. Roosevelt mehr, als die Menschen ahnten, und hat deshalb während der Wirtschaftskrise der dreißiger Jahre und während des Zweiten Weltkriegs in den Vierzigern seine berühmten »Plaudereien am Kamin« im Rundfunk übertragen lassen.

Mir gab das Feuer einfach Gelegenheit zum Nachdenken.

Warum bestritten die Jockeys, einen Unbekannten zu kennen, den sie offensichtlich kannten? Was wollten sie verbergen? Hatte es etwas mit der Überdosis Kokain zu tun? Womit sonst? War der Tod des Mannes weder ein Unfall noch Selbstmord, wie die Polizei glaubte, sondern Mord?

Viele Fragen, aber keine Antworten.

Die musste jemand finden, und in die Polizei setzte ich da keine allzu großen Hoffnungen. Nicht etwa, weil ich die Kripo für inkompetent gehalten hätte. Sie war lediglich zu sehr überzeugt, dass sich der Mann vorsätzlich oder versehentlich selbst getötet hatte, und zog deshalb keine andere Möglichkeit in Betracht.

Musste ich also ran?

16

Um Punkt halb sieben war ich wieder in der Ersten Hilfe und sah Isabelle über einen Mann gebeugt, der auf dem Behandlungstisch lag.

»Komme gleich, Dr. Rankin«, sagte sie. »Mr O'Connor hat sich bei einer kleinen Auseinandersetzung mit einer Treppe den Kopf aufgeschlagen. Bin im Nu fertig.«

Ich hatte vielleicht ein paar Gläser zu viel getrunken, aber Mr O'Connor hatte offensichtlich noch viel, viel mehr getrunken. Obwohl er lag, hielt er sich energisch an den Tischkanten fest, um nicht runterzufallen, während Isabelle ihm eine kleine Stirnwunde steril verpflasterte.

»So, Mr O'Connor.« Isabelle trat einen Schritt zurück, um ihr Werk zu begutachten. »Jetzt lassen Sie's bitte ruhig angehen.«

Mr O'Connor stand ganz langsam auf. »Danke«, sagte er, wankte leicht und peilte mit einer Extrakurve die Tür an. Dann war er auch schon in der Nacht verschwunden.

Isabelle lachte. »Die Iren muss man einfach gernhaben«, sagte sie. »Immer so freundlich, wenn sie einen sitzen haben. Die Engländer prügeln sich nur.«

»Sind Sie jetzt so weit?«, fragte ich. Ich wollte möglichst schnell los, da um sieben die Zwillinge nach Hause kommen sollten.

»Wir können«, sagte Isabelle und schnappte sich ihren Mantel.

Isabelle und ich gingen im Dunkeln gemeinsam zu meinem Wagen hinunter, aber fahren konnten wir damit nicht, jedenfalls vorerst.

Isabelle bemerkte es im Schein einer der Parkplatzlaternen, die es den Leuten erleichtern sollten, ihre Autos zu finden.

»Ach herrje«, sagte sie. »Ich glaube, Sie haben einen Platten.«

Doch dann sahen wir, dass nicht nur ein Reifen, sondern alle vier auf den Felgen standen.

»Scheiße!«, ärgerte ich mich.

Isabelle aber war von der Entdeckung ziemlich mitgenommen. »Das kann nicht zufällig passiert sein«, sagte sie mit einem besorgten Zittern in der Stimme. »Jemand muss es absichtlich getan haben.«

»Allerdings«, räumte ich ein und fragte mich, wer.

Adrian Kings war zwar ziemlich sauer auf mich, aber zu so was ließ er sich doch wohl nicht hinreißen?

Nein. Ich verwarf den Gedanken auf der Stelle. Lächerlich.

Wer denn dann? Und warum? Und ging es speziell gegen mich oder gegen Mini-Besitzer allgemein? Und wer kannte meinen Wagen so gut, dass er ihn unter so vielen herauspicken konnte?

Dann fiel mir auf, dass ein Zettel unterm Scheibenwischer steckte. Ich zog ihn heraus. Drei Worte in Blockbuchstaben standen darauf: KEINE FRAGEN MEHR!

Es ging also wirklich gegen mich.
Ich war nicht geschockt.
Ich war nicht mal überrascht.
Ich freute mich höchstens.
Der Zettel bedeutete, dass es gute Gründe gab, von dem unbekannten Toten besessen zu sein.
Ich drehte mich einmal im Kreis und schaute, ob derjenige, der den Zettel angebracht hatte, noch da war, um zu sehen, was passierte, wenn ich wieder zum Wagen kam. Aber wenn er noch da war, dann hielt er sich im Dunkeln versteckt.
Was machte ich jetzt also?
Isabelle war immer noch ziemlich nervös. »Sollten wir nicht besser die Polizei rufen?«, fragte sie.
»Vielleicht.«
Ich öffnete die Tür und holte die Taschenlampe aus dem Handschuhfach. Dann sah ich mir damit die Reifen an. Ich hatte angenommen, sie seien zerstochen, aber es war nichts dergleichen zu sehen. An allen vieren hatte jemand den kleine Plastikverschluss abgeschraubt, ein Stück Streichholz ins Ventil eingeführt, um es offen zu halten, und den Verschluss lose wieder aufgeschraubt, damit die Luft langsam entweichen konnte.
Zerstochen worden waren sie nicht, nur die Luft war raus.
»Ich glaub, wir brauchen keine Polizei«, sagte ich. »Wir brauchen eine Luftpumpe.«
Die meisten Autos waren zwar bald nach dem letzten Rennen gefahren, aber durch die Ausgänge strömten immer noch viele Leute, die in den Bars und Restaurants ihren

Durst gestillt hatten, als die Pferde schon längst nicht mehr liefen.

Ich ging die paar Schritte zum Ausgang.

»Hat jemand eine Luftpumpe?«, rief ich. »Mein Reifen ist platt.«

»Ich«, sagte ein eleganter Herr im dreiteiligen Tweedanzug mit schlohweißen Haaren – der Jungfrau in Nöten zu Hilfe eilender Ritter. »Ich hole sie. Wo steht denn Ihr Wagen?«

»Da vorne.« Ich zeigte hin.

»Okay«, sagte er. »Ich stehe da drüben. Bin gleich bei Ihnen.« Schon war er weg, und ich hatte Angst, wenn er zu seinem Wagen kam, würde er es sich anders überlegen und davonfahren. Die Sorge war unnötig.

Er kam im Laufschritt mit einer eleganten Elektropumpe wieder, die er an den Zigarettenanzünder des Wagens anschloss.

»Holla«, meinte er, als er sich die vier Reifen ansah. »Das ist ja ein Hammer. Haben Sie Ihren Buchmacher nicht bezahlt, oder so was?«

Ich lachte. »Oder so was.«

Erstaunlich, wie selbstbewusst und sorglos zugleich man von etwas Alkohol werden konnte.

Isabelle und ich waren nach nur zwanzig Minuten Verzögerung unterwegs, sie am Steuer, und inzwischen war sogar der schlimmste Verkehr überstanden. Wir kamen problemlos raus auf die Evesham Road.

»Trotzdem finde ich, wir sollten die Polizei rufen«, meinte Isabelle immer noch.

»Mit welcher Begründung denn?«, fragte ich. »Dass mir jemand die Luft aus den Reifen geklaut hat?«

»Vorsätzliche Beschädigung«, beharrte sie. »Es kann nicht erlaubt sein, anderen Leuten die Luft aus den Reifen zu lassen.«

Unsozial ist es bestimmt, dachte ich, hatte aber Zweifel, ob es gesetzlich verboten war, wenn man damit nicht vorsätzlich andere in Gefahr brachte.

Isabelle fuhr überaus langsam. Sei es, dass sie den Wagen nicht gewohnt war, sei es, dass sie nicht gern im Dunkeln fuhr, jedenfalls brauchten wir mindestens zwanzig Minuten bis zu ihr, eine Strecke, für die ich normalerweise zehn brauchte.

»Geht das denn auch, Chris?«, fragte sie, als ich ihr sagte, ich würde die hundert Meter bis zu mir selbst fahren.

»Selbstverständlich«, antwortete ich.

Dabei hatte ich mit ziemlicher Sicherheit immer noch zu viel Alkohol im Blut. Acht Maß Whisky und noch mal dasselbe an Ingwerwein – ich hatte mindestens zwölf Alkoholeinheiten in einer Stunde zu mir genommen, und das empfohlene Maximum für eine ganze Woche lag bei vierzehn. Seit dem letzten Glas war zwar jetzt einige Zeit vergangen, aber fürs Röhrchenblasen rechnete ich mir keine guten Chancen aus. Noch schlechtere allerdings bei Grant, wenn er herausfand, dass ich getrunken hatte. Er würde mich schneller wieder in die Klinik schaffen, als ein Sektkorken knallt.

Ich kramte die extrastarken Minztabletten hervor, die ich am Süßwarenstand auf der Rennbahn gekauft hatte, und steckte mir zwei in den Mund.

Dann wartete ich, bis Isabell in ihrem Haus verschwunden war, legte den Gang ein und fuhr ruhig und vorsichtig die Straße entlang.

Kein Problem.

Man stelle sich mein Entsetzen vor, als ich dann einen blaugelb karierten Streifenwagen der Polizei Gloucestershire mit einem Polizisten drin vor unserem Haus stehen sah.

Eine Schrecksekunde lang dachte ich daran, einfach weiterzufahren, aber das wäre erst recht verdächtig gewesen. Wir wohnten in einer Sackgasse – ich hätte oben drehen und wieder zurückkommen müssen.

Also bog ich auf die Einfahrt, zerkaute schnell noch zwei extrastarke Minztabletten, holte ein paarmal tief Luft und stieg aus.

»Tag, Dr. Rankin«, sagte der Polizist. Es war Police Constable Filippos, und er hielt ein Klemmbrett, keinen Promillemesser in der Hand. »Ihr Mann sagte mir, Sie seien auf dem Heimweg von der Rennbahn, darum habe ich gewartet.«

»Hat er Sie nicht reingebeten?«, fragte ich.

»Doch, aber weil er mit Kochen beschäftigt war, habe ich hier gewartet.« Er wies auf den Streifenwagen. »Hätten Sie ein paar Minuten Zeit?«

»Natürlich«, sagte ich. »Kommen Sie doch rein.«

Wir gingen ins Haus, und ich atmete möglichst von ihm weg. Da Grant und die Jungs in der Küche waren, gingen wir ins Wohnzimmer.

»Sind Sie im Dienst?« Ich deutete mit einer Handbewegung auf seine Kleidung. Er trug keine Uniform, sondern Chinohose und Pullover.

»Aber ja«, sagte er. »Ich bin zur Kripo versetzt worden und jetzt Detective Constable.«

»Ist das eine Beförderung?«

»Eine Verlagerung eher.« Er lächelte. »Aber die wollte ich.«

»Gratuliere. Kann ich Ihnen was anbieten? Kaffee oder Tee?«

Ein Glas Wein? Nein, lieber nicht.

»Tee sehr gern«, sagte er. »Mit Milch, ohne Zucker.«

Ich ging in die Küche.

»Hallo, Mama«, sagten Toby und Oliver gemeinsam.

»Hallo, ihr Lieben.« Ich winkte ihnen zu. »War's schön heute?«

Sie hoben synchron die Köpfe, als wollten sie sagen: »Mama, wie soll es schön gewesen sein, es war ein Schultag.«

Da Grant gerade die Pizzen zerteilte, ging ich nicht auf ein Küsschen zu ihm. Außerdem wollte ich auch nicht, dass er Alkohol an mir roch.

»Draußen wartet ein Polizist auf dich«, sagte er.

»Ich weiß. Er ist jetzt im Wohnzimmer. Ich nehme an, er will mich zu dem Patienten befragen, der im November im Krankenhaus gestorben ist.«

»Ärger?«, fragte Grant.

»Nein, nein. Wahrscheinlich braucht er nur noch ein paar Informationen fürs Gericht. Könntest du ihm einen Tee mit Milch, ohne Zucker machen und ihn rüberbringen? Sei so lieb.«

Ich ging wieder zu DC Filippos.

»Ich bin auf dem Rückweg von Stow-on-the-Wold«,

sagte er, »da dachte ich, ich schau grad vorbei und bring Sie auf den neuesten Stand.«

»Welchen neuesten Stand?«, fragte ich. »Haben Sie die Person geschnappt, die mich vor den Bus gestoßen hat?«

Er war etwas verdattert. »Entschuldigung, nein. Da gibt es nichts Neues.«

Weil er sich nicht drum gekümmert hat, dachte ich.

»Aber ich habe gestern mit den beiden Jockeys gesprochen, die man mit dem Toten hat streiten sehen.«

Ich nickte. »Das hat mir einer der beiden gesagt.«

»Dann wissen Sie wahrscheinlich schon, was ich Ihnen sagen wollte.«

»Nein«, erwiderte ich. »Er hat mir nur gesagt, dass er mit der Polizei gesprochen hat, aber nicht, worüber.«

»Okay. Ich habe sie am Mittwoch nach der Veranstaltung auf der Rennbahn befragt, und beide haben mehr oder weniger das Gleiche gesagt.«

»Nämlich?«

»Dass sie sich dunkel erinnern, mit jemandem auf dem Parkplatz gestritten zu haben, dass sie aber nicht wissen, wer der Mann war.«

»Worum ging es denn bei dem Streit?«

»Soweit sie sich erinnern konnten, darum, dass er seinen Wagen unbefugt auf den Jockeyplätzen abgestellt hatte.«

»Und wo ist der jetzt?«, fragte ich.

»Wer?«

»Sein Wagen.«

Er sah mich groß an.

»Und seine Wagenschlüssel«, setzte ich hinzu.

Er sah mich immer noch groß an.

Grant brachte den Tee, und ich wartete, bis er wieder gegangen war.

»Aber für Sie ist am Tod des Mannes nach wie vor nichts verdächtig?«, fragte ich mit schwer zu überhörender Ironie.

»Für mich ist klar, dass die beiden Jockeys Sie angelogen haben. Die wissen viel mehr, als sie zugeben.«

»Woran machen Sie das fest?«

»Zunächst mal an ihrer Reaktion, als ich ihnen das Foto des Toten gezeigt habe.«

»Wie haben sie denn reagiert?«

»Mike Sheraton mit einem sehr beunruhigten Augenausdruck, und Jason Conway sah ebenso besorgt aus.«

»Aber gesagt haben sie nichts?«

»Nicht direkt, nein«, antwortete ich. »Aber ihre Körpersprache schrie die Panik heraus.« Der Beamte wirkte nicht sonderlich überzeugt. »Glauben Sie mir, die wissen mehr, als sie preisgeben. Sie könnten sie zumindest nach der Automarke fragen.«

»Stimmt«, gab er zu.

»Und bitte getrennt, damit einer dem andern nicht einfach zustimmen kann.«

Er lächelte. »Sie schauen zu viele Fernsehfilme, Dr. Rankin. Es gibt in diesem Fall keine Verdächtigen.«

»Noch nicht, aber das kommt.«

»Okay«, sagte er. »Ich frage die beiden, aber wahrscheinlich sagen sie doch nur, sie wissen es nicht mehr, und ich weiß auch nicht, ob ich mich nach so langer Zeit erinnern würde.«

»Haben Sie sie gefragt, warum sie sich nicht von selbst gemeldet haben?«

»Ja«, sagte er. »Aber sie haben beide behauptet, ihnen sei nicht klar gewesen, dass der Mann, mit dem sie gestritten haben, der Mann auf dem Foto war.«

»Dick McGee war das klar. Er ist vor dem Foto wie angewurzelt stehen geblieben.«

»Dann werde ich mich auch mit ihm mal unterhalten müssen.« Der DC schmunzelte, als hätte er das nur gesagt, um mich bei Laune zu halten, und das gefiel mir nicht so ganz.

»Ich weiß, Sie halten mich alle für verrückt, weil ich in der Psychiatrie war, aber ich bin nicht verrückt. Ich leide an Depression und habe eine Essstörung, deshalb bin ich aber noch lange nicht paranoid und keine Phantastin.«

»Entschuldigung«, sagte er.

»Und noch etwas.« Ich zog den zusammengefalteten Zettel aus der Tasche. »Auf dem Rennbahnparkplatz hat jemand an meinem Auto aus allen vier Reifen die Luft rausgelassen und das hier hinter die Scheibenwischer geklemmt.«

Ich gab ihm den Zettel, und er faltete ihn auseinander.

Er ließ ihn auf den Tisch fallen, als hätte er einen elektrischen Schlag bekommen, und die Schriftseite lag oben:

KEINE FRAGEN MEHR!

DC Filippos war das Schmunzeln vergangen.

»Und meine Fragen«, sagte ich, »waren ausschließlich an Dick McGee, Jason Conway und Mike Sheraton gerichtet. An sonst niemanden.« Ich hielt inne. »Sagen Sie mir also nicht, diese Jockeys wüssten nicht mehr, als sie zugeben.«

17

Am Freitagmorgen fuhr ich unter Missachtung von Grants ausdrücklicher Anweisung wieder zur Rennbahn.

Er hatte beim Frühstück sehr bestimmt Schonung von mir verlangt, den ganzen Tag. Ich hatte mir das regungslos angehört. Es lag mir fern, ihm zu gehorchen, bloß hatte ich ihm das nicht auf die Nase gebunden. Sondern gar nichts gesagt.

Ich wollte auf der Rennbahn Verschiedenes erledigen, hatte aber vor, längst wieder zu Hause zu sein, wenn Grant von der Arbeit kam.

Ich überlegte, ob ich an derselben Stelle wie gestern parken und mich auf die Lauer legen sollte, um zu sehen, ob wieder jemand kam und die Luft aus den Reifen lassen wollte. Letztlich stellte ich den Mini aber wie am Dienstag in Tom und Julies Hof ab, ging von dort zu Fuß zum Rennbahnparkplatz und passte beim Überqueren der Evesham Road ganz besonders auf.

DC Filippos hatte am Abend den Zettel in eine von mir erbetene Plastiktüte aus der Küche gesteckt und mitgenommen, ohne dass Grant etwas von seiner Existenz erfahren hätte.

»Ich setze DS Merryweather ins Bild und lasse den Zettel

untersuchen«, hatte er gesagt. »Vielleicht gibt uns das einen Anhaltspunkt, wer ihn da an die Scheibe gesteckt hat, wenn das auch nicht heißen muss, dass dieselbe Person die Luft aus den Reifen gelassen hat. Gibt es dafür irgendwelche Zeugen?«

Ich dachte an Isabelle. »Zumindest gibt es noch eine Frau, die bezeugen kann, dass die Reifen platt waren, aber vom Luftablassen selbst hat sie nichts mitbekommen.« Ich fragte mich, ob ich auch meinen Ritter im dreiteiligen Tweedanzug wiederfinden könnte, der allerdings wohl nicht mehr wusste als Isabelle und ich.

Schon sehr früh, noch vor dem Einlass, kam ich zur Rennbahn und vertrat mir am Jockeyparkplatz die Beine.

Ich wusste nicht genau, wie ich es anfangen sollte, aber ich war entschlossen, die Jockeys zur Rede zu stellen und ihnen wegen der Reifengeschichte die Meinung zu sagen. Vielleicht erhoffte ich mir eine Reaktion von wenigstens einem der drei, irgendetwas, das mich in Bezug auf den Namenlosen weiterbrachte.

Oder war es dumm von mir, mich da zu engagieren?

Überlass das der Polizei, sagte mir der vernünftige Teil meines Gehirns immer wieder.

Aber der aufsässige Teil machte das Rennen.

In einem war ich mir sicher – das Rätsel um den Namenlosen und die sichere Erkenntnis, dass meine ihn betreffenden Befürchtungen nicht unbegründet waren, wirkten sich positiv auf meinen Gemütszustand aus. Ich hatte plötzlich wieder ein Ziel im Leben, und das gab mir enormen Auftrieb.

Ursprünglich hatte ich wohl Medizin studiert in dem altruistischen Glauben, Gutes in der Welt tun zu können. Ich nehme an, das gilt für alle Ärzte. Warum sonst sollten wir so lange als arme Studenten herumkrebsen, während unsere Altersgenossen draußen in der Welt schon sechsstellige Gehälter verdienen, mal ganz abgesehen von den Überstunden und der irrsinnigen Arbeitslast, die ein Assistenzarzt zu bewältigen hat.

Im Gegensatz zu manchen privat praktizierenden Kollegen würde ich in dem von mir gewählten Fachbereich, der Notfallmedizin, niemals ein Vermögen verdienen, aber »Gutes tun« konnte man dort ganz besonders, und von daher war es immer eine dankbare Aufgabe.

Dass mir die in den letzten Monaten weggenommen wurde, hatte meine Depression schlichtweg verschlimmert.

Aus verschiedenen Studien geht hervor, dass die Selbstmordwahrscheinlichkeit bei Ärzten insgesamt doppelt so hoch ist wie in der Allgemeinbevölkerung, und bei Ärztinnen sogar fünf- oder sechsmal so hoch wie bei anderen Frauen. Warum wählen Mediziner, die doch bestrebt sind, das Leben anderer zu retten, in so unverhältnismäßig großer Zahl den Freitod?

Zweifellos hat das etwas mit der besseren Kenntnis der Methoden und der leichteren Verfügbarkeit der Mittel zum Selbstmord zu tun, die eine höhere Erfolgsquote mit sich bringen. Meiner Überzeugung nach liegt es aber auch daran, dass wir Ärzte gern einem utopischeren Bild von der Welt anhängen, einer Welt, in der die Medizin alle Krankheiten heilen kann. Werden wir dann in der Realität damit konfrontiert, dass die Medizin versagt, empfinden wir umso leichter Schuldgefühle und Selbstverachtung.

Nach dem Tod des Namenlosen war ich von diesen

Schuldgefühlen überwältigt gewesen. Bei seiner Einlieferung im Krankenhaus hatte er noch gelebt und geatmet, und doch hatte ich ihn nicht retten können. Die Medizin hatte für mich völlig unerwartet versagt.

Jetzt schien mir, ich konnte mich von dieser Schuld freisprechen, wenn ich herausfand, wer der Mann war und warum er gestorben war. Es mochte zur fixen Idee geworden sein, aber wie es aussah, lag für mich darin auch eine Möglichkeit, zu mir zu kommen und gesund zu werden. Egal, ob andere es für töricht oder gar gefährlich gehalten hätten, die drei Jockeys zur Rede zu stellen, für mich war es folgerichtig und notwendig.

Während ich wartete, klingelte das Handy in meiner Tasche. Es war Constable Filippos.

»Ah, Dr. Rankin«, sagte er. »Ich soll Ihnen etwas von Detective Sergeant Merryweather ausrichten. Uns wäre sehr an einem Gespräch mit Ihnen gelegen. Könnten Sie heute Nachmittag ins Revier kommen?«

»Ich bin auf der Rennbahn«, sagte ich.

»Ach so«, sagte er. »Da sind wir auch.«

»Wo denn?«, fragte ich.

»Vor der Jockey-Umkleide. Wir möchten einige Personen befragen.«

»McGee, Conway und Sheraton?«, tippte ich an.

Es war einen Moment still in der Leitung, als überlege er, ob er es mir sagen sollte.

»Unter anderen, ja«, antwortete er.

»Die sind noch nicht da«, sagte ich. »Ich warte auf dem Parkplatz auf sie.«

»Dr. Rankin«, sagte DC Filippos ernst, »lassen Sie uns bitte unsere Arbeit machen. Sie brauchen nicht mit denen zu sprechen.«

»Nein?«, erwiderte ich. »Ohne mich wüssten Sie überhaupt nicht, wie Sie weiter vorgehen sollten. Ich habe in den letzten drei Tagen mehr in Erfahrung gebracht als Ihr Verein in vier Monaten.«

»Das ist ja nun nicht ganz fair«, widersprach er. »Auch wir sind erheblich vorangekommen.«

»Inwiefern?«, fragte ich, ohne mir den ironischen Unterton verkneifen zu können.

»Wenn Sie nachher ins Revier kommen, erkläre ich Ihnen das alles.«

»Und warum nicht hier, nachdem Sie mit den Jockeys gesprochen haben?«

Ich hörte ihn mit jemand anderem reden, wenn ich auch den Wortlaut nicht verstand.

»Okay«, sagte er schließlich. »DS Merryweather und ich treffen uns mit Ihnen hier auf der Rennbahn, wenn wir mit den Jockeys gesprochen haben – unter der Bedingung, dass Sie nicht vorher mit ihnen sprechen.«

Das ist Erpressung, dachte ich. Ich hätte mir die Jockeys bei ihrer Ankunft vorknöpfen müssen, denn bis nach den Rennen konnte ich unmöglich warten. Dann fuhren hier alle nach Hause, und es war dunkel.

»Na gut«, sagte ich zögernd. »Ich spreche nicht vorher mit ihnen, Sie haben mein Wort. Wo treffen wir uns und wann?«

»Im Foyer des Centaur ist die Einsatzzentrale der Polizei. Da erwarten wir Sie um« – es war einen Augenblick still –, »um halb eins.«

Ich sah auf die Uhr. Gerade halb elf.
»Okay«, sagte ich. »Bis dann.«

Am vierten Festivaltag, dem Tag des Gold Cup, war immer am meisten los, rund siebzigtausend Zuschauer wurden erwartet, und schon jetzt füllten sich die Parkplätze.

Mein Versprechen, nicht mit McGee, Conway und Sheraton zu reden, hinderte mich nicht daran, am Jockeyparkplatz auf sie zu warten.

Das erste bekannte Gesicht, das ich erblickte, gehörte jedoch keinem von diesem Trio. Es gehörte Dave Leigh, dem Reiter mit dem gebrochenen Schlüsselbein, der mit seinem BMW eintraf. Ich ging zu ihm hinüber, als er ausstieg.

»Hi, Dave«, begrüßte ich ihn. »Wie geht's der Schulter heute?«

»Ach, hallo, Doc«, sagte er. »Gut. Nur schlafen kann man schlecht damit, gewöhn ich mich nicht dran. Ich hab die ganze Nacht im Sessel verbracht.«

»Ungefähr acht Tage tut das weh«, sagte ich. »Bis die Bruchenden sich verbinden.«

Die Aussicht auf weitere Nächte im Sessel stimmte ihn nicht gerade froh.

»Wie lief die Fernseharbeit gestern?«, fragte ich.

»Richtig gut«, meinte er lächelnd. »Ich soll heute noch mal wiederkommen, sonst wär ich gar nicht hier. Es macht mir nämlich keinen Spaß, andere reiten zu sehen, wenn ich selber nicht kann.«

Das konnte ich ihm nachfühlen. Ich hatte den diensthabenden Ärzten nach meinem Ausschluss aus dem Rennbahnteam auch nicht gern zugesehen.

»Wo haben Sie denn Ihren Wagen, Doc?«, fragte Dave und sah sich nach allen Seiten um.

»Wieso?«, fragte ich scharf.

»Nur so«, sagte Dave. »Gestern standen wir ja nebeneinander.«

Mich wunderte, dass er wusste, wie mein Wagen aussah.

»Haben Sie meinen Wagen auch gesehen, als Sie gestern rausgefahren sind?«, fragte er.

»Klar, hellblauer Mini mit Union-Jack-Dach«, sagte er. »Sticht raus. Meine Alte hat auch so einen, deshalb erinnre ich mich dran. Aber ich bin früh weg. Nach dem Stayer's Hurdle. Als ich mit den Fernsehleuten durch war.«

»Um wie viel Uhr?«

»Genau weiß ich das nicht. Gegen vier. Warum?«

»Ist Ihnen an meinem Wagen irgendetwas aufgefallen?«

»Nein. Was hätte mir auffallen sollen?«

»Waren die Reifen platt?«

»Nein«, sagte er. »Glaub ich jedenfalls nicht. Das hätte ich bestimmt gesehen.« Er hielt inne. »Donnerwetter. Wer war das denn?«

»Wenn ich das mal wüsste«, sagte ich. »Dem würde ich was erzählen.«

»Haben sie das auch bei anderen gemacht?«

»Nein«, antwortete ich. »Nur bei mir.«

»Das nenne ich Pech«, meinte er. »Wurden sie zerstochen?«

»Nein«, sagte ich. »Nur die Luft abgelassen. Und es war auch kein Pech. Das ging gezielt gegen mich.«

Dave Leigh sah plötzlich beunruhigt aus.

»Was ist los?«, fragte ich.

»Nichts«, sagte er. »Ich will jetzt mal rein.« Er wandte sich zum Gehen, doch ich packte ihn an seinem unversehrten Arm und drehte ihn wieder zu mir.

»Was ist los?«, fragte ich energischer noch einmal.

Er sah mich wie ein verängstigter Schüler an.

»Gestern hat sich jemand nach Ihnen erkundigt.«

»Wer?«

»Das weiß ich nicht mehr.«

»Ach bitte«, sagte ich verärgert. »Kommen Sie mir nicht so, Dave. Wer war das?«

»Ich weiß es wirklich nicht mehr«, nölte er.

»Was hat er denn gefragt?«

»Weiß ich auch nicht. Ich hab nur Ihren Namen gehört, und da ich Sie gerade noch gesehen hatte, bin ich hellhörig geworden.«

»Wo war das denn?«

»In der Umkleide. Ich hab mich auf meinen Fernsehauftritt vorbereitet. Da fiel Ihr Name, und ich weiß noch, dass ich gesagt hab, so ein Zufall, die steht auf dem Parkplatz direkt neben mir. Das war alles.«

»Wer kennt Ihren Wagen?«, fragte ich.

»Wie meinen Sie das?«

»Wer von den anderen Jockeys kennt Ihren Wagen?«

»Alle. Jeder von uns kennt die Wagen der anderen. Unsere Frauen und Freundinnen schaffen die dann nach Hause, wenn sich einer verletzt. Meinen Wagen hat am Dienstag auch jemand vorbeigebracht nach meinem Bruch.« Er wies auf sein Schlüsselbein. »Die Jockeydiener organisieren das.«

»Versuchen Sie sich doch bitte noch mal zu erinnern, wer über mich gesprochen hat.«

Er legte den Kopf schräg und schaute in die Luft. »Tut mir leid«, sagte er. »Ich habe keine Ahnung.«

»Er vielleicht?« Ich zeigte auf Mike Sheraton, der etwa zwanzig Meter von uns entfernt einen Audi einparkte.

»Nein, der nicht«, sagte Dave verbittert, aber mit Überzeugung. »Wenn der Scheißkerl es gewesen wäre, hätte ich mir das gemerkt.«

»Und Jason Conway oder Dick McGee?«

Er überlegte wieder.

»Möglich wär's, aber vielleicht auch nicht. Wie gesagt, ich kann mich nicht erinnern.«

»Wer hat denn gehört, wie Sie gesagt haben, dass mein Wagen neben Ihrem steht?«

»Jeder da drin. Ich war nicht grad leise.« Er lachte. »Und ich war verkabelt.«

»Hat *er* Sie gehört?« Wieder deutete ich auf Mike Sheraton, der gerade eine Tasche aus dem Kofferraum des Audi holte.

»Kann schon sein«, sagte Dave. »Ich weiß es nicht.«

Ich fixierte Mike Sheraton. Er sah kurz zu mir rüber, dann noch mal und zog höhnisch den Mundwinkel hoch, aber ich wusste nicht, ob das mir oder Dave Leigh galt. Die beiden konnten sich offensichtlich nicht ausstehen.

Mike schlug den Kofferraum zu und marschierte zum Eingang, ohne sich noch einmal umzudrehen.

»Warum kommen Sie nicht miteinander aus?«, fragte ich.

»Der Mann kommt mit keinem aus«, erwiderte Dave.

»Wieso nicht?«

»Er ist zu wettkampfgeil.«

Ich lachte. »Jetzt aber. Sind Sie das nicht alle?«

»Vielleicht schon, aber Sheraton übertreibt's. Und er betrügt.«

»Wie denn?«, fragte ich.

»Er schneidet Sie im letzten Moment vor dem Hindernis, wenn da keine Frontalkamera ist. Saugefährlich, aber das ist dem egal. Und er setzt die Peitsche ein.«

»Tun das nicht alle?«, fragte ich.

»Nicht gegen die Konkurrenz. Pferde wie Reiter. Es macht die Gäule nicht schneller, wenn er ihnen eins über die Nase zieht, und es tut verdammt weh, wenn er einen im Gesicht erwischt.«

»Greift da die Rennleitung nicht ein?«

»Die sehen davon nichts. Er ist zu schnell und zu schlau. Und wohlgemerkt nicht der Einzige. Pferderennen sind mörderisch. Siegen um jeden Preis, nur darum geht's. Mein Problem ist, dass ich einfach zu nett bin.«

Er lächelte mich an und ging davon.

Ich wusste nicht, ob er das ernst meinte, konnte aber nicht lange darüber nachdenken, bevor der Nächste der drei auftauchte, die mich interessierten.

18

Um Viertel nach elf kam Jason Conway in einem silbernen Jaguar F mit Wunschkennzeichen angerauscht und spritzte Schotter mit den Hinterrädern auf.

Ich hatte mich Conway einfach nur zeigen wollen, um ihn vor dem Gespräch mit der Kripo etwas durcheinanderzubringen. Aber ich war zu langsam. In einer einzigen fließenden Bewegung stieg er aus und spazierte Richtung Rennbahneingang, ohne auch nur einmal zu mir rüberzuschauen.

Ich lief ihm nach, hätte zu gern hinter ihm hergerufen, ob er mir die Luft aus den Reifen gelassen hatte, dachte aber an mein DC Filippos gegebenes Versprechen.

Jason Conway ging allerdings nicht direkt zum Eingang, sondern bog vorher nach rechts ab, zu den bereits in Sechserreihen abgestellten Pkws und Geländewagen auf dem Vereinsparkplatz.

Ich ließ mich unauffällig zurückfallen.

Er ging an der zweiten Fahrzeugreihe hoch bis zu einem langen schwarzen Mercedes mit getönten Fenstern, der ganz hinten stand. Leicht vorgebeugt klopfte er ans Fahrerfenster, das sich einen Spaltbreit öffnete. Soweit ich es mitbekam, wurde kein Wort gewechselt, sondern lediglich etwas wie ein kleiner weißer Briefumschlag herausgereicht, den Jason schnell in seine Hosentasche steckte, ehe er davonging.

Ich duckte mich hinter einen Wagen in der nächsten Reihe, damit er mich nicht sah. Mich zeigen, um ihn durcheinanderzubringen, ging jetzt nicht mehr. Die Kuvertübergabe war in aller Heimlichkeit vonstattengegangen, und Jason Conway durfte auf keinen Fall merken, dass ausgerechnet ich ihn dabei beobachtet hatte.

Was konnte in dem Umschlag sein?

Als Erstes kamen mir Drogen in den Sinn, aber warum hätte jemand auf dem Parkplatz einer Rennbahn vor Veranstaltungsbeginn Drogen übergeben sollen, wenn es dort von Leuten wimmelte, die gerade ankamen oder schnell noch einen Schnaps einpfiffen, bevor sie es mit den Bookies aufnahmen. Das ging doch wohl besser gegen Feierabend, wenn es dunkel wurde und alle nur noch zu ihren Autos und von der Rennbahn wegwollten.

Es musste etwas sein, das er sofort brauchte, das nicht bis zum Abend Zeit hatte.

Sein nächster Schuss? War er süchtig?

Dann dachte ich an die Dopingkontrolleure. Am Tag des Cheltenham Gold Cup waren sie garantiert mit ihren verhassten Pinkelprobengerätschaften zur Stelle. Die Rennsportbehörde sah es überhaupt nicht gern, wenn Jockeys Freizeitdrogen nahmen, sei es Alkohol, Cannabis oder Kokain. In einem so offensichtlich riskanten Sport brachte alles, was die Urteilskraft beeinträchtigte, sämtliche Beteiligten in Gefahr – wie wenn sich ein Formel-1-Fahrer im Grand Prix beschwipst ans Steuer setzte.

Ich blieb in der Hocke und beobachtete, wie Conway

an der Wagenreihe vorbei zurück zum Rennbahneingang ging.

Was machte ich jetzt?

Sollte ich ihm folgen? Oder sollte ich hier abwarten, wer aus dem Mercedes stieg?

Plötzlich war ich richtig aufgeregt, wie eine Schülerin, die etwas herausgefunden hat, das außer ihr niemand weiß. Als Teenager hatte ich sämtliche Nancy-Drew-Bücher verschlungen und mit der Vorstellung, die junge Amateurdetektivin bei ihren spannenden Abenteuern zu begleiten, Schwung in mein ziemlich eintöniges junges Leben gebracht, und jetzt war ich auf einmal selbst Detektivin und der Polizei einen Schritt voraus.

Ich entschied mich dafür zu bleiben, wo ich war, wurde aber enttäuscht. Unmittelbar nachdem Jason Conway durch den Rennbahneingang verschwunden war, fuhr der Mercedes davon. Ich beobachtete, wie er an der Parkplatzausfahrt nach links auf die Evesham Road abbog und Richtung Cheltenham Stadtmitte fuhr.

Seltsam, dachte ich, dass sich einer auf den Vereinsparkplatz stellt und nicht bis zu den Rennen bleibt. Jetzt wünschte ich, ich wäre Conway gefolgt, aber vielleicht hatten die Insassen des Mercedes ja aufgepasst, ob ihn jemand beschattete. Immerhin hatte ich noch das Heck des Mercedes mit meinem Handy fotografiert, und das Kennzeichen war gut zu erkennen.

Ich kehrte zum Jockeyparkplatz zurück, der mittlerweile wesentlich voller geworden war. Dort traf ich auf einen der anderen Rennbahnärzte, Dr. Jack Otley. Er war gerade angekommen und zog seinen Kittel über.

»Hi, Jack«, sagte ich. »Wie geht's?«
»Oh, hallo, Chris. Ich dachte, Sie wären heute nicht hier.«
»Bin ich auch nicht«, antwortete ich. »Nicht dienstlich.«
»Adrian ist nicht gut auf Sie zu sprechen«, sagte er. »Gestern war er den ganzen Tag mies gelaunt und meinte, Sie hätten ihn getäuscht.«
»Das stimmt nicht so ganz. Aber vielleicht sagen Sie ihm besser nicht, dass Sie mich gesehen haben.« Ich lachte. »Wissen Sie, ob die Dopingkontrolleure heute hier sind?«

Die Dopingkontrollen der Jockeys führte ein unabhängiger Verband durch, dessen Vertreter in unregelmäßigen Abständen Rennbahnen aufsuchten, um Atemalkohol- oder Urintests durchzuführen. War der Atem dran, wurden alle Jockeys überprüft, und die Promillegrenze lag bei 50 Prozent des für Autofahrer Erlaubten; für den Urintest wurden jeweils mindestens zehn Reiter per Los ausgewählt und mussten vor Verlassen der Rennbahn eine Probe abgeben. Die Kontrolleure gehörten zwar nicht zum Notfallteam auf der Rennbahn, mussten sich aber beim leitenden Rennbahnarzt anmelden.

»Wundern würde es mich nicht, sie waren die ganze Woche noch nicht da«, sagte Jack.
»Wenn sie kommen, sollen sie Jason Conway testen«, sagte ich.
Jack sah mich komisch an. »Warum?«
»Sie sollen's einfach machen.«
»Chris, wenn Sie Grund zu der Annahme haben, ein Jockey nimmt Drogen, halten Sie sich bitte an den Dienstweg.« Er war sehr förmlich.

»Und wende mich an Adrian Kings?« Ich zuckte die Achseln. »Nein, danke.«

Er wirkte verlegen. »Ich muss los. Adrian will, dass wir heute alle zeitig da sind.«

Alle außer mir.

Jack eilte zum Eingang, und auf meiner Uhr war es halb zwölf. Immer noch zwei Stunden bis zum ersten Rennen und eine Stunde bis zu meinem Treffen mit der Polizei.

Die Polizei.

Ich wählte eine Nummer.

»DC Filippos«, meldete sich der Angerufene.

»Fragen Sie Jason Conway nach dem Briefumschlag in seiner rechten Hosentasche«, sagte ich.

»Entschuldigen Sie«, sagte der Beamte. »Wer spricht?«

»Chris Rankin«, sagte ich. »Fragen Sie Conway nach dem Umschlag. Oder noch besser, durchsuchen Sie ihn.«

»Dr. Rankin«, sagte er in einem etwas genervten Ton, »wir dürfen niemanden ohne triftigen Grund durchsuchen. Was ist in dem Umschlag?«

»Ich dachte, Sie können jeden anhalten und durchsuchen.«

»Nur, wenn plausible Verdachtsgründe vorliegen. Also, was ist in dem Umschlag?«

»Drogen«, legte ich mich kurzerhand fest. »Überreicht aus einem schwarzen Mercedes auf dem Parkplatz.«

»Sind Sie sicher?«, fragte er.

Ich zögerte. »Sicher nicht, aber warum sonst sollte etwas so klammheimlich ausgehändigt werden, dass es niemand mitbekommt?«

»*Sie* haben es doch mitbekommen.«

»Nur, weil ich ihm gefolgt war.«

»Dr. Rankin«, sagte der Kriminalbeamte ziemlich von oben herab, »ich habe Ihnen schon mal gesagt, Sie sollen die polizeiliche Untersuchung uns überlassen.«

»Tu ich ja«, sagte ich. »Deshalb erzähle ich Ihnen von dem Umschlag. Damit Sie ihn untersuchen können.«

Ich entschied, mein Foto von dem Mercedes-Kennzeichen nicht zu erwähnen. Jedenfalls nicht gleich. Erst mal abwarten, was in dem Umschlag war.

Ich blieb noch eine Weile auf dem Parkplatz, doch entweder hatte sich Dick McGee verspätet, oder er war mir während meines Abstechers durchgeschlüpft.

Die Sorge, mein »Befugter Arzt«-Ausweis könnte gesperrt worden sein, erwies sich als unbegründet, mit ihm kam ich ungehindert durch die Drehkreuze am Eingang.

Ich machte einen Bogen um Waage und Führring und ließ auch die Vestey Bar links liegen auf meinem Weg zum Centaur, der großen Innenhalle, die für alle möglichen Anlässe genutzt werden konnte, von Hochzeiten und Tanzdinners bis zu Live-Konzerten und Konferenzen.

Während der Festivaltage wurde sie schlicht als Tribünenerweiterung genutzt, mit Bars, Essständen und Wettannahmen für die vielen Zuschauer, die lieber vor dem Wetter flüchteten und den Rennen auf einem Großbildschirm zuschauten.

Ich war pünktlich zur vereinbarten Zeit in der Einsatzzentrale der Polizei im Foyer, musste aber dennoch warten. Es wurde sogar fast eins, bis die Kriminalbeamten Merryweather und Filippos eintrafen, und sie waren mir nicht besonders grün.

Ich wurde in ein kleines Vernehmungszimmer mit Tisch und vier Stühlen geführt. Ich setzte mich auf die eine Seite des Tisches, die beiden Kripoleute auf die andere.

»Stehe ich unter Arrest oder so was?«, fragte ich mit einem aufgesetzten Lachen.

Das Lachen wurde nicht erwidert.

»Bis jetzt nicht«, sagte DS Merryweather ernst. »Allerdings macht es uns Sorgen, dass Sie sich in unsere Ermittlungen einmischen. Das muss ein Ende haben.«

»Ich möchte doch nur helfen«, beteuerte ich.

»Sie helfen uns aber nicht«, sagte er verärgert. »Und wenn Sie nicht sofort aufhören, lasse ich Sie dafür einsperren, dass Sie die Zeit der Polizei vergeuden.«

Er wollte mich einschüchtern, und das passte mir nicht.

»Wie vergeude ich denn bitte Ihre Zeit?«, verwahrte ich mich entschieden. »Ohne mich hätten Sie niemanden gefunden, der weiß, wer der Namenlose war.«

»Haben wir auch immer noch nicht«, gab er zurück.

»Die Jockeys wissen doch, wer er ist.«

»Das bestreiten sie. Zwei räumen ein, dass sie möglicherweise auf dem Parkplatz mit dem Mann in Streit geraten sind, aber sie bleiben dabei, dass sie keine Ahnung haben, wer er war.«

»Dann lügen sie«, sagte ich rundheraus.

»Wie kommen Sie darauf?«, fragte DS Merryweather.

»Wegen ihrer Reaktion auf sein Foto. Sie waren beunruhigt. Die kannten ihn ganz sicher. Können Sie sie nicht an einen Lügendetektor anschließen?«

»Der Polygraph gehört nicht zur Standardausrüstung der Polizei des Vereinigten Königreichs.«

Schade, dachte ich.

»Und was ist mit dem Briefumschlag?«, fragte ich. »Ich habe schließlich die Übergabe auf dem Parkplatz beobachtet.«

»Ah ja«, sagte DS Merryweather süffisant. »Der Briefumschlag. Sie sagten meinem Beamten, er enthielte Drogen. Wie kamen Sie darauf?«

»Stimmt es denn nicht?«

»Nein.«

»Was war denn drin?«, fragte ich.

»Eine Uhrzeit«, antwortete er. »Sonst nichts. Es war ein Zettel mit dem Namen eines Londoner Bahnhofs und der Ankunfts- oder Abfahrtszeit eines Zuges.«

»Welcher Bahnhof?«, fragte ich.

»Das spielt keine Rolle.« Sein Ärger kam wieder hoch. »Wir haben Jason Conway auf Ihren Tipp hin durchsucht und uns lächerlich gemacht, da nichts Verfängliches zu finden war.«

»Und meine Reifen?«, sagte ich. »Haben Sie ihn danach gefragt?«

»Aber gewiss«, antwortete der Kriminalbeamte immer noch mehr als ironisch. »Ist Ihnen bekannt, dass Jason Conways Pferd gestern das sechste Rennen gewonnen hat?«

»Ja«, sagte ich. »Das habe ich mir angesehen.« Ich musste an den Mann denken, der so hoch auf ihn gewettet hatte und Gefahr lief, seine Hotelrechnung nicht bezahlen zu können.

»Aber wissen Sie auch, dass das Pferd Conway beim Absatteln vors Knie getreten hat? Noch bis kurz vor sieben ist er gestern Abend in der Ersten Hilfe vom Physiotherapeuten behandelt worden. Er kann Ihnen nicht die Luft aus den Reifen gelassen haben.«

»Dann war es Dick McGee oder Mike Sheraton. Haben Sie die auch gefragt?«

»Beide wollen von nichts gewusst haben. Und behaupten steif und fest, dass sie gar nicht wissen, wie Ihr Wagen aussieht.«

»Die lügen«, sagte ich. »Einer von ihnen muss es gewesen sein. Sonst wusste niemand, dass ich mich nach dem Toten erkundigt hatte.« Aber ich merkte den beiden Beamten an, dass sie mir nicht glaubten.

»Meinen Sie, ich hab mir den Zettel selbst hinter den Scheibenwischer geklemmt?«, fragte ich gereizt. »Sind da keine Fingerabdrücke drauf? Haben Sie ihn untersucht?«

Die Frage war ihnen irgendwie unangenehm, woraus ich schloss, dass sie es nicht getan hatten.

»Wir können nicht nach Belieben jemandem die Fingerabdrücke abnehmen, da muss schon eine Festnahme erfolgt sein.«

»Sie haben noch nicht mal meine genommen, ausschlusshalber«, sagte ich resigniert. »Man könnte meinen, Sie wollen gar nicht wissen, wer der Namenlose war oder warum er gestorben ist.«

»Unsere Ermittlungen dauern an«, sagte der Detective Sergeant in echtem Polizeisprech.

»Welche Ermittlungen?«, fragte ich einigermaßen spöttisch. »Sie halten den Tod des Mannes ja nicht mal für verdächtig.«

»Wir behandeln ihn als ungeklärt. Das heißt, dass wir in

alle Richtungen ermitteln, was die genauen Umstände seines Todes angeht. Wir wissen allerdings, dass der Mann an einer Überdosis Kokain gestorben ist, die er höchstwahrscheinlich aus einer mit seinen Fingerabdrücken übersäten Flasche kontaminierten Whiskys zu sich genommen hat. Er wurde in einer von innen verriegelten Toilettenkabine gefunden, in der keine Kampfspuren erkennbar waren. Aus dieser Sachlage folgern wir, dass der Mann entweder durch Suizid oder an einer ungewollten Überdosis gestorben ist.«

»Aber gerade, dass der Mann keine Papiere bei sich trug und Sie nach wie vor seinen Namen nicht herausbekommen, ist doch wohl verdächtig.«

»Sie würden staunen, wie viele unbekannte Tote wir in unseren Akten haben.«

»Wie viele denn?«, fragte ich. »Drei? Vier? Fünf etwa?«

»Landesweit mehr als tausend.«

Ich saß sicher sekundenlang mit offenem Mund da.

»Tausend!«

»Allein im letzten Jahr wurden die Überreste von einhundertfünfzig unidentifizierten Menschen gefunden«, sagte DS Merryweather. »Der Mann auf der Tribünentoilette in Cheltenham war nur einer davon.«

»Das ist ja unglaublich.«

»Viele sind verwest, aber eine beträchtliche Anzahl wird wie unser Mann noch lebend oder kurz nach dem Ableben gefunden. Und von zehn solcher Fälle erweist sich im Schnitt bloß einer als verdächtig.«

»Melden sich die Leute nicht bei Ihnen, wenn ein Familienmitglied nicht nach Hause kommt?«

»Solche Anrufe bekommen wir laufend. Wegen des fraglichen Mannes waren es knapp vierzig, aber aus keinem ergab sich ein brauchbarer Name. Zwei Familien kamen sogar ins Leichenhaus und haben behauptet, der Mann sei ein Angehöriger, aber im DNA-Abgleich konnte eine Verwandtschaft ausgeschlossen werden.«

Ich schämte mich ein wenig für meine Annahme, die Polizei hätte nichts getan.

»Bei vielen Unidentifizierten handelt es sich um Menschen, die sich von ihrer Familie völlig entfremdet haben, andere sind während eines Englandaufenthalts gestorbene Ausländer. Ein großer Teil sind Selbstmörder. Etwa der Hälfte wird schließlich ein Name zugeordnet, doch die anderen bleiben schlicht als Unbekannt in den Akten.«

»Was geschieht mit ihnen?«

»Das ist nicht landeseinheitlich geregelt. Manche Gemeinden sorgen für ein einfaches Begräbnis, oft verbleiben sie aber auch jahrelang im Leichenhaus.«

Ich erschauderte ein wenig. Beruflich hatte ich mich immer um die Lebenden gekümmert, nicht zuletzt, weil meine Eltern so vom Tod fasziniert waren. Nie hatte ich daran gedacht, in die Pathologie zu gehen, obwohl ich nachvollziehen konnte, wie spannend es sein musste, das Rätsel eines plötzlichen Todes aufzuklären.

»Wie machen wir denn jetzt weiter?«, fragte ich.

»Sie machen gar nicht weiter«, sagte DS Merryweather mit Nachdruck. »Wir setzen unsere Ermittlungen fort. Wir versuchen es mit Isotopenanalyse, einer neuen Technik, die den Körper im Hinblick auf seine chemischen Isotopen untersucht. Nach dem Prinzip, dass man ist, was man isst, hoffen wir herauszufinden, wo in der Welt unser Mann gelebt hat.«

»Sie nehmen also an, er war Ausländer?«, fragte ich.

»Es ist ein offener Ermittlungsstrang.«

»Was Neues aus Indien?«

»Bisher nicht, aber es ist ja noch nicht viel Zeit vergangen.«

»Haben Sie eine Ahnung, wie er überhaupt zur Rennbahn gekommen ist?«, fragte ich. »Den Quatsch, dass er sein Auto in dem für Jockeys reservierten Bereich geparkt hat, glauben Sie ja wohl nicht.«

»Auch da ermitteln wir in alle Richtungen«, sagte der Kriminalbeamte. »Wir haben keinen Hinweis darauf, ob er mit dem Auto oder mit der Bahn gekommen ist. Man hat keinen Zugfahrschein bei ihm gefunden.«

»Wagenschlüssel auch nicht«, sagte ich.

»Nein. Aber jemand könnte ihn in seinem Wagen mitgenommen haben, auch jemand, der von nichts wusste.«

»Wie steht's mit der Videoüberwachung?«

»Am Eingang hat ihn die Kamera verpasst, und die Kameras am Bahnhof waren am fraglichen Tag außer Betrieb.«

Mal wieder typisch, dachte ich.

»Und der Buchmacherschein in seiner Hosentasche?«

»Blinde Spur.«

»Welcher Buchmacher?«, fragte ich.

Es war still, während der Sergeant mit sich abmachte, ob er mir das sagen sollte.

»Bitte«, beschwor ich ihn. »Sagen Sie's mir. Welcher Buchmacher?«

»Tommy Berkley«, sagte er widerstrebend. »Wir haben

ihm das Foto gezeigt, aber er sagt, er erinnert sich nicht an den Mann. Anscheinend behält er nur die großen Gewinner und großen Verlierer im Kopf, und unser Mann war keins von beidem.«

»Wie hoch war die Wette?«, fragte ich. Der Betrag stand auch auf den Wettscheinen.

»Fünf Pfund auf Sieg. Das prägt sich nicht so ein.«

»Welches Pferd?«

»Das weiß ich nicht mehr«, erwiderte der Detective Sergeant leicht gereizt. »Welches Pferd, ist doch egal.«

»Fabricated«, meldete sich erstmals in dem Gespräch DC Filippos zu Wort.

»Ja, genau«, sagte Merryweather. »Das Pferd hieß Fabricated.«

Passend zu den Jockeys, die das Ammenmärchen von dem auf ihrem Parkplatz parkenden Mann fabriziert hatten.

Nach über einer halben Stunde durfte ich mit einer letzten unmissverständlich ausgedrückten Warnung in den Ohren wieder gehen.

»Überlassen Sie das uns«, verlangte DS Merryweather erneut, »sonst nehmen wir Sie fest und kriegen Sie dran, weil Sie die Polizei bei der Ausübung ihrer Pflicht behindern.«

»Aber –«

»Kein Aber.« Er unterbrach mich mit einer Handbewegung. »Nicht mal im Ansatz.«

Dabei gibt es jede Menge Aber, dachte ich.

Aber ich war überzeugt, dass der Tod des Mannes verdächtig war.

Aber ich war die Einzige, die mit eigenen Augen die Reaktion Dick McGees und der anderen Jockeys auf das Bild des Toten gesehen hatte.

Aber ich war die Einzige, die daher wusste, dass sie logen.

Und schließlich, *aber* mir war das sehr wichtig, und nicht nur des Toten wegen. Meine ganze geistig gesunde Zukunft konnte davon abhängen.

Daher hatte ich keineswegs vor, alles der Polizei zu überlassen.

19

Die Rennen waren voll im Gang, als ich aus der Einsatzzentrale herauskam.

Was fing ich jetzt an?

Ich lief ziellos durch die Zuschauermassen, rings umgeben von Leuten, die Spaß hatten, und fühlte mich doch völlig isoliert und allein. Irgendwie hatte ich mich bisher als Teil einer Gruppe gefühlt, die das Rätsel des Toten zu lösen versuchte. Jetzt war ich plötzlich ausgeschlossen, unerwünscht und unbeachtet.

Unerwünscht als Fachärztin im Krankenhaus, unerwünscht als Ärztin auf der Rennbahn – anscheinend unerwünscht in jeder Hinsicht, hätte ich allen Grund und jedes Recht gehabt, wieder in einem Abgrund schwarzer Depression zu versinken. Doch weit davon entfernt, an meiner Lage zu verzweifeln, fühlte ich mich von ihr angespornt.

Ich würde herausfinden, warum der Mann gestorben war.

Den Lebenden hatte ich vielleicht im Stich gelassen, aber mit dem Toten passierte mir das nicht auch noch.

Ich verfolgte das dritte Rennen von den rappelvollen Tribünenstufen aus, eingezwängt zwischen sechs jungen Tagesausflüglern aus Birmingham und einem über die Irische See angereisten Quintett aus dem County Cork. Das wusste ich, weil sie sich ausführlich einander vorstellten und jeder Einzelne darauf bestand, allen Mitgliedern der anderen Gruppe die Hand zu geben, was in einem sardinenmäßigen Gedränge gar nicht so einfach ist.

Ich wurde in diese Demonstration internationaler Freundschaft unfreiwillig einbezogen, gab allen die Hand und bekam sogar noch ein paar bierdunstige Küsse mit.

Es brachte mich zum Lachen, und genau das hatte ich gebraucht.

Der Favorit gewann das Rennen unter großem Beifall des Publikums und wurde im Absattelring empfangen wie ein heimkehrender Kriegsheld.

Ich ging unterdessen zum Buchmacherplatz vor der Tribüne, wo die meisten Wettanbieter ihre Stände hatten und die Quoten rot und gelb auf ihren Preistafeln leuchteten.

»Machen Sie mit«, rief einer von ihnen einladend in das Gewühl potentieller Kunden, »elf zu vier das Feld für den Gold Cup.«

Die Zocker grasten die Buchmacherstände nach den besten Quoten für das Pferd ihrer Wahl ab.

Die Quoten konnten von Bookie zu Bookie leicht variieren und sich auch mit dem nahenden Rennen ändern. Wenn hohe Wetten auf ein bestimmtes Pferd getätigt wurden, sanken die Quoten, und bei weniger oft gewetteten Startern stiegen sie.

So sorgten Buchmacher dafür, dass ihr »Buch« mit der Gesamtzahl der bei ihnen abgeschlossenen Wetten immer einen Gewinn auswies. Die offizielle »Startquote« war die auf den Buchmachertafeln zum Startzeitpunkt am häufigsten genannte Quote.

Mich aber interessierten eigentlich nur die Quoten auf der Tafel des Buchmachers Tommy Berkley.

Ich sah zu, wie er Geldscheine von seinen Kunden entgegennahm und sie dem dicken Bündel in seiner linken Hand hinzufügte. Er rief die Wette seinem hinter ihm sitzenden Gehilfen zu, der sie in einen Computer eintippte. Ein Drucker spie den Schein mit den Wettdaten aus, der dann dem Kunden ausgehändigt wurde. Die ganze Transaktion war eine Sache von Sekunden, und Tommy schaute schon nach dem nächsten Kunden, bevor der Wettschein überreicht war – ein Schein wie der, den DC Filippos in der Tasche des Namenlosen gefunden hatte.

Alle Buchmacher hatten gut zu tun, als das Hauptereignis des Tages nahte, oder besser gesagt, das Hauptereignis der Woche, wenn nicht des ganzen Jahres. Der Cheltenham Gold Cup war der absolute Höhepunkt des Hindernisreitens, der Stoff von Träumen und Legenden, und die Atmosphäre auf dem Buchmacherplatz war erfüllt vom Knistern der Hoffnung und gespannten Erwartung.

Ich sah mir die Namen und Quoten auf Tommy Berkleys Anschlagtafel genau an.

Card Reader stand drei zu eins, und sein Name blinkte zum Zeichen, dass er der Favorit des Rennens war. Ich hätte gern gewusst, wie Dave Leigh das fand, der mit seinem gebrochenen Schlüsselbein in der Umkleide vor den Fernsehkameras sprach, während Mike Sheraton in den Dress schlüpfte, den nach Daves Empfinden er selbst hätte tragen sollen.

Aber der Name eines anderen Pferdes auf der Tafel stach mir viel mehr ins Auge.

Ich sah etwas im Rennprogramm nach, holte mein Handy heraus und wählte.

»DC Filippos.«

»Wie hieß der Londoner Bahnhof auf dem Zettel in dem Briefumschlag?«, fragte ich.

»Dr. Rankin«, sagte er entschieden, »DS Merryweather hat Sie gebeten, die Ermittlungen uns zu überlassen. Bitte hören Sie auf ihn.«

»Es geht mir nur um den Namen des Bahnhofs.«

»Tut mir leid«, sagte er. »Die Auskunft kann ich Ihnen nicht geben.«

»War es Liverpool Street?«, fragte ich.

Es war lange still in der Leitung.

»Und war es der Zug um fünfzehn Uhr dreißig?«

Wieder Stille.

»Ja«, sagte er schließlich. »Woher wissen Sie das?«

»Es handelt sich weder um einen Bahnhof noch um eine Uhrzeit«, sagte ich. »Liverpool Street ist ein Pferd, das im Gold Cup startet, und das Rennen findet um halb vier statt.«

Ich wartete, während er das sacken ließ.

»Und Jason Conway ist sein Jockey.«

Wie immer brandete tosender Beifall auf, als der Starter die Flagge senkte und die zwölf Gold-Cup-Aspiranten um Punkt halb vier auf den Weg schickte.

Jason Conway auf Liverpool Street ging sofort in Front und übersprang das erste Hindernis gut zwei Längen vor dem Rest des Feldes, ehe er in die Zügel griff und sich an die Spitze des Pulks zurückfallen ließ.

Das Rennen geht über zwei komplette Runden, 5200

Meter mit zweiundzwanzig zu springenden Hindernissen, und im ersten, gleichmäßig gelaufenen Durchgang blieben die Starter dicht beisammen.

Erst als sie zum zweiten Mal auf die Gegengerade kamen und die Sieg und Ruhm anstrebenden Jockeys das Tempo verschärften, ging das Rennen richtig los.

Card Reader führte das Feld rasant zum drittletzten Hindernis hinunter und nahm den anderen dabei drei bis vier Längen ab. Hier konnte das Rennen entschieden werden. Wer das Bergab-Hindernis nahm, ohne auch nur einen Herzschlag lang zu zögern, gewann einen Vorsprung, den kein Rivale im Einlauf wettmachen konnte.

Mike Sheraton forderte Card Reader weit vor dem Hindernis zu einem langen Sprung auf. Das Pferd reagierte und nahm das Hindernis mit einem gewaltigen Satz, der es noch weiter von seinen Verfolgern wegtrug, und das Publikum applaudierte. Jetzt noch die Schlussgerade, und der Ruhm war ihm sicher.

Aber Pferderennen sind ein seltsames Spiel und, wie man ihnen nicht zu Unrecht nachsagt, immer für Überraschungen gut.

Card Reader sprang das vorletzte Hindernis glatt und fand schnell wieder in den Tritt. Er lag jetzt sechs bis sieben Längen in Front und baute das aus.

Sein Sieg war perfekt.

Die Konkurrenz war nicht zu sehen.

Nur noch ein Hindernis.

Mike Sheraton forderte das Pferd erneut zu einem weiten Sprung auf, doch 74,5 kg Aufgewicht schlauchen über 5200 Meter auch die großartigsten Steeple-Chaser.

Card Reader überraschte den Jockey mit einem Zwischenschritt. Das Publikum schnappte nach Luft, das dem Hindernis viel zu nah gekommene Pferd brach durch die oberen vierzig Zentimeter Reisig und schleuderte Mike Sheraton nach vorn aus dem Sattel, ehe es selbst stürzte und mit von sich gestreckten Gliedern auf dem knallgrünen Turf landete.

Pferd und Reiter waren schnell wieder auf den Beinen, doch ihre Siegchancen nahmen die vorbeifegenden Rivalen mit.

Dave Leigh und sein Schlüsselbein würde es freuen, dachte ich.

Die noch hinter ihnen lagen und bisher angenommen hatten, keine Aussicht auf den Sieg zu haben, beflügelte die plötzliche Erkenntnis, dass der Superpreis noch zu holen war.

Liverpool Street ging nur fünfundzwanzig Meter vor dem Ziel die Puste aus, und er wurde in einem äußerst knappen Finish, das die Zuschauer in Entzücken versetzte, auf der Linie von zwei anderen Pferden abgefangen.

Ich sah zu, wie die Pferde an der vollgepackten Tribüne vorbei zurückgingen, der Sieger an der Hand seines strahlenden Trainers Peter Hammond. Den stürmischen Applaus hatten sie sich verdient. Das Pferd war zwar nicht der Favorit, aber doch beliebt und vielgewettet.

Beliebt beim Publikum, versteht sich.

Jason Conway hingegen sah im Vorbeigehen alles andere als glücklich aus. Er hatte sicher bis zum allerletzten Einlaufmeter gedacht, dass er siegen würde, war aber nur Dritter geworden. Ich fragte mich, ob das Pferd den Sieg hätte retten können, wenn er mit dem Vorpreschen am Start nicht seine Kraft vergeudet hätte.

Tommy Berkley war beschäftigt wie zuvor, als ich wieder an seinen Stand kam. Aus drei Metern Entfernung beobachtete ich, wie er Geldscheine aus seinem Bündel zog und sie einer Reihe glücklicher Zocker übergab, um sie sogleich zu einer Wette auf das nächste Rennen anzuhalten.

Mich hatte er schon entdeckt, und jetzt sah er beim Auszahlen und Annehmen von Neuwetten mit fragend hochgezogenen Augenbrauen zu mir rüber.

Ich zog das Foto des Toten aus der Tasche und hielt es so, dass er es deutlich sehen konnte.

»Warten Sie kurz«, rief er mir zu. »Der Ansturm legt sich gleich. Das Foxhunter's interessiert nicht so viele.«

Das Foxhunter Challenge Chase war das unmittelbar anschließende Rennen auf demselben Kurs und über genau dieselbe Distanz, jedoch nur für Amateurreiter. Man nannte es liebevoll den Amateur-Goldcup.

Die Warteschlange vor dem Stand des Buchmachers schmolz nach und nach auf null zusammen.

»Kevin«, rief er hinter sich. »Halt mal eben die Festung.«

Kevin erschien und nahm seinen Platz ein.

»Bill Tucker«, sagte er und gab mir die Hand.

»Nicht Tommy Berkley?«, fragte ich.

»Tommy Berkley war mein verstorbener Schwiegervater. Nach seinem Tod hab ich das Geschäft übernommen. Und wer sind Sie?«

»Dr. Chris Rankin«, sagte ich. »Ich habe den Mann in dem Krankenhaus behandelt, in dem er dann gestorben ist.« Ich zeigte ihm das Bild noch einmal. »Er trug einen Wettschein mit der Aufschrift ›Tommy Berkley‹ bei sich.«

»Ich habe der Polizei schon gesagt, dass ich mich nicht an ihn erinnere.«

»Es war eine Fünf-Pfund-Wette auf ein Pferd namens Fabricated.«

»Wann?«

»Am Samstag nach dem International Meeting im November.«

»Gottchen«, sagte er. »Kein Wunder, dass ich mich nicht erinnere. Seitdem hab ich eine Unmenge Zockergesichter gesehen.«

»Erinnern Sie sich an das Pferd?«, fragte ich.

»Fabricated? Klar. Verdammt guter Steepler. Im Ryanair diese Woche konnte er leider nicht laufen, weil er sich an Weihnachten beim King George verletzt hat. Am letzten Hindernis gestürzt. Ehrlich gesagt, 4800 Meter waren wohl ein bisschen viel für ihn. 3600 kann er besser. Fürs Melling Chase in Aintree in drei Wochen ist er vielleicht wieder fit. Wollen Sie eine Quote für ihn?«

»Nein, danke.« Ich lächelte ihn an. »In welchem Rennen ist er denn im November gelaufen?«

»Das wird das Mackeson gewesen sein, oder wie immer das heute heißt. Jedenfalls das Hauptrennen des Tages.« Er schaute einen Moment über meinen Kopf hinweg, als dächte er nach. »Gesiegt hat Price of Success, fünfzehn zu eins. Fabricated war Dritter mit acht zu eins, kurzen Kopf hinter dem Zweitplatzierten Medication mit zwölf zu eins, wenn ich das richtig im Kopf hab.«

Daran zweifelte ich keine Sekunde. Buchmacher erinnerten sich vielleicht nicht an jeden Kunden, doch über Pferde waren sie bestens informiert, besonders über Abstammung und Form. Davon hing ihr Gewinn ab.

»Wissen Sie noch, wer Fabricated geritten hat?«, fragte ich.

»Jason Conway reitet ihn normalerweise. Der war es wohl.«

»Guter Jockey?«

»Klar, so gut wie jeder andere Topjockey. Jedenfalls, wenn er sich ehrlich bemüht.«

Für die meisten Buchmacher waren alle Jockeys Gauner. Und umgekehrt.

»Wissen Sie sonst noch was über das Rennen?«, fragte ich. »War irgendwas ungewöhnlich?«

Er schwieg erst einmal.

»Tut mir leid. Zu lange her. Aber wenn Sie wollen, können Sie sich ja eine Aufzeichnung ansehen. Die gibt's bestimmt auf YouTube, und wenn nicht, dann definitiv auf der Website von *Racing* TV.«

»Kann man sich da alle alten Rennen ansehen?«, fragte ich.

»Ja. Die meisten jedenfalls. Entweder auf *Racing* TV oder auf den Seiten von *At the Races*. Kommt drauf an, welche Rennbahn. Ich mach das dauernd, aber Sie könnte es was kosten.«

»Danke, Bill. Wie kann ich Sie kontaktieren?«

»Einen Moment.«

Er ging zu Kevin und sagte etwas, das ich nicht verstand, kam wieder und gab mir einen Zettel.

»Gratiswette«, sagte er. »Fünfer auf Sieg des Favoriten im Foxhunter's. Meine Telefonnummer steht auf dem Schein. Wenn er siegt, kriegen Sie einen neuen.« Er lachte.

»Danke«, sagte ich und erwiderte das Lachen.

Offensichtlich waren nicht alle Buchmacher schlecht.

Ich steckte den Zettel ein, genau wie der Namenlose im November.

Der Foxhunter-Favorit wurde Vierter. Nichts gewonnen, nichts verloren.

Ich hatte vor der Großbildleinwand am Führring das Rennen verfolgt, aber jetzt eilte ich zum Ausgang. So lange hatte ich gar nicht vorgehabt zu bleiben, und ich wollte unbedingt vor Grant zu Hause sein. Es war zwar erst zwanzig nach vier, aber freitags machte Grant gern zeitig Feierabend, erst recht am Tag des Gold Cup mit zu erwartenden Verkehrsstaus in ganz Cheltenham.

Obwohl es noch viel früher war als am Dienstag und auch noch hell, passte ich ganz besonders auf, als ich zur Parkplatzausfahrt an der Evesham Road kam. Mindestens vier- oder fünfmal drehte ich mich im Kreis, um sicherzugehen, dass sich niemand an mich ranschlich, um mich vor einen Bus zu stoßen.

Wäre ich nicht so auf der Hut gewesen, hätte ich ihn wahrscheinlich übersehen. Der lange schwarze Mercedes mit den getönten Fenstern war wieder da und stand auf einem der teuren reservierten Plätze nahe der Ausfahrt, und durch die Windschutzscheibe sah ich einen Mann im dunklen Anzug hinterm Steuer sitzen. Er hatte die Rückenlehne nach hinten verstellt und lag mit geschlossenen Augen da. Kein ungewöhnlicher Anblick. In etlichen Wagen hier warteten Chauffeure auf die Rückkehr ihrer Arbeitgeber. Die Glücklichen, dachte ich. Ein Nachmittag mit guten Rennen und erlesenem Wein und ohne Sorge wegen der Heimfahrt danach.

Ich ging zu dem Mercedes und klopfte mit den Fingerknöcheln fest an die Seitenscheibe.

Der Mann im Innern fuhr steil in die Höhe und sah mich durchs Fenster mit einem merkwürdigen Ausdruck an, den ich nicht ganz deuten konnte. Vielleicht hatte er gedacht, sein Chef habe an die Scheibe geklopft und sich geärgert, weil sein Fahrer schlief.

Das Fenster ging ein paar Zentimeter runter.

»Was wollen Sie?«, fragte er unwirsch durch den Spalt.

»Wessen Wagen ist das?«, fragte ich. »Wem gehört er?«

»Das geht Sie einen Feuchten an«, sagte der Mann. »Verschwinden Sie.«

»Das kriege ich auch so raus«, sagte ich. »Ich habe ja Ihr Kennzeichen.«

»Hauen Sie ab«, sagte der Mann und schloss das Fenster zum Zeichen, dass die Unterhaltung beendet war.

Ich sah ihn mir durch die Scheibe an. In den Dreißigern und sehr athletisch, die Ärmel seines dunklen Anzugs spannten zu sehr über den Oberarmen, als dass sie seine Muskelpakete hätten verbergen können. Leichte Stirnglatze, braune Haare und ein modischer Dreitagebart. Mit einer Handbewegung scheuchte er mich weg und lehnte sich wieder in den Sitz zurück, schloss diesmal aber nicht die Augen.

Er beobachtete mich auf dem Weg zur Parkplatzausfahrt. Das wusste ich, weil mich jedes Mal, wenn ich mich umdrehte, sein Gesicht hinter der Windschutzscheibe anschaute.

Ich überquerte die Evesham Road besonders vorsichtig – kein Bus zu sehen – und ging den Fußweg entlang zu dem Hof, in dem ich meinen Wagen abgestellt hatte.

Plötzlich überlief es mich kalt, und ich blieb stehen.

Der Mann hatte nicht nach meinem Namen gefragt.

Das hatte er nicht gebraucht.

In seinem Gesicht hatte sich nicht die Sorge gespiegelt, sein Chef könnte ihn schlafend angetroffen haben, sondern die Überraschung darüber, dass *ich* da stand.

Er hatte genau gewusst, wer ich war.

Ich war mir sicher.

20

Ich war lange vor Grant zu Hause.

Als er um zehn vor sechs kam, lag ich warm zugedeckt auf dem Sofa, trank Pfefferminztee und sah mir eine Spielshow im Fernsehen an.

»Wie geht's dir?«, fragte er und beugte sich vor, um mir einen Schmatz auf die Wange zu geben. »Hast du was gegessen?«

»Mir geht's gut«, sagte ich automatisch. »Einen Teller Suppe heute Mittag.«

Das stimmte nicht so ganz. Zum Frühstück hatte ich unter Grants Aufsicht ein kleines Omelett gegessen, ehe er zur Arbeit fuhr, seitdem aber nichts mehr zu mir genommen außer dem Tee, den ich in der Hand hielt. Essen bedeutete mir im Moment wenig, daher hatte ich nicht mal dran gedacht.

»Hattest du einen schönen Tag?«, fragte Grant.

»Ja«, sagte ich. »Sehr erholsam. Ich hab mir den Gold Cup angesehen.«

Was ja stimmte, auch wenn Grant annahm, ich hätte ihn mir im Fernsehen angeschaut und nicht live auf der Rennbahn.

»Scheiß Pferderennen«, sagte er. »Schon jetzt ist der Verkehr überall grauenhaft. Fast wäre ich deshalb zwei Stunden früher nach Hause gekommen, aber Trevor wollte noch ein neues Skalendesign mit mir durchgehen.«

Glück gehabt, dachte ich mit einem innerlichen Lächeln. Dusel.

Diese heimliche Ermittlerei machte einen richtig süchtig. Man lebt gefährlich oder gar nicht.

Der Samstagmorgen begann kalt, klar und sonnig.

»Heute könnten wir den Garten in Ordnung bringen«, meinte Grant beim Frühstück. »Ihn klarmachen fürs Frühjahr.«

»Okay«, sagte ich ergeben. Meine Begeisterung für die Gartenarbeit hielt sich immer in engsten Grenzen, und das hatte sich in meiner derzeitigen Verfassung nicht geändert.

»Aber erst nach meinem Spiel«, warf Toby ein. »Kommt ihr euch das ansehen?«

»Natürlich, Schatz«, sagte ich. »Das würde ich mir um nichts auf der Welt entgehen lassen.« Schon gar nicht wegen Gartenarbeit.

»Um wie viel Uhr?«, fragte Grant.

»Anstoß um halb elf.«

»Gut. Bis dahin schaffen wir den Vorgarten.«

Grant war mal wieder in Packen-wir's-an-Laune und scheuchte uns in Jacken und Gummistiefeln raus an die Blumenbeete, die wir saubermachen sollten, während er den Rasen mähte.

»Cristiano Ronaldo muss vor einem Spiel bestimmt kein Unkraut jäten«, beklagte sich Toby unglücklich, auf einen Spaten gestützt.

»Der lässt das von anderen machen und bezahlt es ihnen«, sagte Oliver. »Ja, genau! Papa, Papa«, rief er, »kriegen Toby und ich auch was dafür?«

Sein Vater ging darüber hinweg, als hätte er es nicht gehört, was vielleicht auch am Rasenmäher lag.

Familienglück. Wobei man fairerweise sagen muss, dass der Vorgarten schon wesentlich besser aussah, als Grant uns nach nur vierzig Minuten Arbeit wegen des Fußballspiels ziehen ließ.

Für Familie Rankin war es ein gemischter Erfolg.

Die Gotherington Colts verloren 2:3, aber Toby erzielte beide Treffer für die Gastgeber. Der Spielausgang trübte jedoch seine Freude an der persönlichen Leistung.

»Wie soll ich denn nächste Woche in die Schule gehen?«, fragte er, mit den Tränen kämpfend. »Das wird doch ... peinlich.«

»Komm, Schatz.« Ich legte ihm den Arm um die Schultern. »Reg dich nicht so auf. Es ist doch nur ein Spiel.«

Er sah mich an, als hätte ich sie nicht mehr alle.

»Wie kannst du so was sagen, Mama!«

Und wie sollte ich meinem vierzehnjährigen Sohn erklären, dass es Wichtigeres im Leben gab, als ein Fußballspiel zu gewinnen oder zu verlieren?

Wenn ich eines als Ärztin sehr schnell lernte, dann, dass akute Krankheiten und lebensbedrohliche Verletzungen alles andere relativierten.

Zu Beginn meiner Arbeit in der Notfallmedizin war es mir schwergefallen, mich am Ende meiner Schicht von den Patienten loszureißen, selbst wenn mir vor Müdigkeit beinahe die Augen zufielen. Wie konnte mein Alltag – Einkaufen, Essen, Geselligkeit, sogar das Schlafen – wichtiger sein als die Sorge um Schwerkranke? Doch man musste lernen, mit dem ständigen Patientenandrang zu leben und nicht darüber nachdenken, wie lange die Leute schon auf Behandlung warteten. Es half nicht, länger zu arbeiten, denn für jeden betreuten Patienten kamen doch wieder neue hinzu, und ein übermüdeter Arzt war ein gefährlicher Arzt.

Doch mit alldem hatte Toby zum Glück noch keine Erfahrung gemacht. Für ihn war das Spielergebnis momentan wirklich das Wichtigste im Leben, und je länger ich ihn und Oliver gegen Schlimmeres abschirmen konnte, desto besser.

Wir gingen zusammen nach Hause, alle vier Arm in Arm, drei mit Kopfbedeckung, Jacke und Schal, einer noch in Fußballkluft und mit verdreckten Knien.

Wie kostbar waren solche Augenblicke. Die Jungs wuchsen rasch zu jungen Männern heran, und nur zu bald würden sie dem Nest für immer entfliehen. Dabei waren sie es, die mich motivierten, am Leben zu bleiben. Wie würde ich zurechtkommen, wenn sie erst fort waren? Ich war entschlossen, jede Sekunde zu genießen, die ich noch mit ihnen hatte.

Ein schwarzer Mercedes stand vor dem Postamt des Dorfs, und mein Herz ließ ein, zwei Schläge aus, ehe mir klar wurde, dass er kürzer war und ein anderes Kennzeichen hatte als der vom Rennbahnparkplatz.

»Kann man übers Kfz-Kennzeichen rausbekommen, wem ein Wagen gehört?«, fragte ich.

»Klar«, sagte Oliver. »Das macht die Polizei doch dauernd. Ich kenn das aus der Serie über die Verkehrspolizisten. Wenn sie ein Auto anhalten, überprüfen sie immer den Besitzer und ob die Kiste versteuert und versichert ist.«

»Ja«, sagte ich, »dass die Polizei das kann, weiß ich, aber könnte ich es auch? Würde die Zulassungsbehörde mir auf Anfrage die Auskunft geben?«

»Das bezweifle ich«, sagte Grant. »Datenschutz und alles. Du müsstest die Polizei fragen, und die sagt es dir wahrscheinlich nicht. Warum? Von welchem Wagen möchtest du denn wissen, wem er gehört?«

»Von keinem«, log ich. »Es ging mir nur so durch den Kopf.«

Wir liefen durch den Ort und bogen in unsere Straße ein.

»Na, immerhin hab ich zwei Tore geschossen«, sagte Toby, als wir zur Einfahrt kamen.

Er berappelt sich, dachte ich.

Und ich auch. Zumindest an Tagen wie diesem.

Am Montagmorgen gingen die Jungs zur Schule, Grant fuhr arbeiten, und ich blieb allein zu Hause.

Mir war langweilig.

Vor inzwischen vier Monaten hatte mich der ärztliche Direktor krankgeschrieben, und obwohl ich eigentlich noch beim Allgemeinkrankenhaus Cheltenham angestellt war und mein Gehalt bekam, fragte ich mich, ob es nicht an der Zeit war, mich anderswo nach einer neuen Stelle umzusehen. Leicht zu finden wäre die sicher nicht – meine Krankheitsgeschichte würden potentielle Arbeitgeber wohl kaum für mich einnehmen.

Zwei medizinisch-psychologische Untersuchungen hatte

ich seit meiner Entlassung aus Wotton Lawn kurz vor Weihnachten über mich ergehen lassen.

Die erste, Anfang Januar, war reine Zeitverschwendung gewesen. Ich war völlig am Boden und derart mit Antidepressiva vollgestopft, dass ich mich kaum wach halten konnte und noch weniger mitbekam, was los war.

Die zweite Untersuchung kam sechs Wochen später, Ende Februar, da war ich hellwach und aufgedreht gewesen und hatte für meine sofortige Rückkehr in den Dienst plädiert. Ich war das Nichtstun leid und wollte wieder arbeiten, nicht zuletzt aus der Überzeugung, dass Arbeiten die beste Therapie für meine Depression war.

Ein Gremium aus zwei namhaften Ärzten und einem Psychiater entschied jedoch, meine Genesung sei noch nicht so weit fortgeschritten, dass man mir das Leben anderer anvertrauen könnte, und schrieb mich für einen weiteren Monat krank.

Die dritte und letzte Untersuchung sollte in zehn Tagen stattfinden. Dann würde ich entweder meine Arbeit wiederaufnehmen können oder aber endgültig als Notfallärztin dienstunfähig geschrieben und entlassen werden. Womit ich gezwungen wäre, mir anderweitig Arbeit zu suchen, und vielleicht nicht mal als Ärztin.

Bisher gab es in meinem Anstellungsnachweis im Ärzteverzeichnis der Ärztekammer erstaunlicherweise keine Lücken, aber das würde sich natürlich ändern, wenn ich meine Stelle verlor.

Ich seufzte.

Darum musste ich mich kümmern, wenn es so weit war, doch bis dahin würde ich meine freie Zeit darauf verwenden, dem Tod des namenlosen Mannes auf den Grund zu gehen. Damit hatte ich ein Ziel und das Gefühl, etwas Sinnvolles zu tun.

Also setzte ich mich mit meinem Laptop an den Esstisch und durchsuchte die Website von *Racing* TV.

Wie der Buchmacher Bill Tucker vermutet hatte, musste ich ein Abo kaufen, um alle bisherigen Rennen sehen zu können, auch wenn ziemlich viele frei zugänglich waren. Auf der Webseite von *At the Races* hingegen konnte man alle Videos gratis sehen, doch sie hatten nur die Rechte für knapp die Hälfte aller britischen Rennbahnen. Die anderen inklusive Cheltenham wurden von *Racing* TV erfasst.

Aber was musste ich mir ansehen?

Auf jeden Fall interessierten mich die von Jason Conway gerittenen Pferde, doch wie fand ich heraus, welche das waren? Ich konnte ihn schlecht anrufen und fragen.

Aber Bill Tucker konnte ich anrufen und fragen.

Ich rief die Nummer auf dem Tommy-Berkley-Wettschein an.

»Hallo«, sagte eine Stimme mit Echo.

»Bill«, sagte ich, »hier ist Dr. Chris Rankin. Wir haben uns am Freitag in Cheltenham unterhalten.«

»Ja«, antwortete er. »Tut mir leid, dass Ihr Gratiswettschein nichts gebracht hat.«

»Trotzdem danke«, sagte ich. »Haben Sie einen Moment Zeit?«

»Schießen Sie los. Ich bin mit dem Auto unterwegs zur Rennbahn Southwell. An so einem verregneten Montag nach Cheltenham steht da nur ein Mann mit Hund, aber … man will ja leben. Was kann ich für Sie tun?«

»Gibt es eine Möglichkeit herauszufinden, welches Pferd ein Jockey in welchem Rennen geritten hat?«, fragte ich.

»Wen meinen Sie?«

Sollte ich es ihm sagen?

Warum nicht?

»Entweder Jason Conway, Mike Sheraton oder Dick McGee.«

»Ah, die schrecklichen drei«, meinte Bill lachend.

»Warum schrecklich?«

»Weil sie mich immer Geld kosten.« Bill lachte weiter. »Besonders der verfluchte Sheraton. Bei dem weiß man nie, ob er toppt oder floppt.«

»Was meinen Sie damit?«

»Er kann verdammt gut sein, aber auch sauschlecht. Kommt drauf an, ob er sich reinhängt.«

Der alte Generalvorwurf der Buchmacher gegenüber den Jockeys. Mit Vorsicht zu genießen und nicht durch Tatsachen belegt.

»Wie finde ich also die Pferde und die Rennen?«, fragte ich.

»Am besten über die Websites. *At the Races*, *Racing TV* und *Racing Post* haben jeweils einen Ergebnisdienst. Da finden Sie leicht die Ritte der einzelnen Jockeys in den letzten Wochen. Einfach den Namen anklicken. Für länger zurückliegende Rennen gehen Sie vom Datum aus und schauen, ob der Jockey gelistet ist. Ein Klacks, es nimmt nur ein bisschen Zeit in Anspruch.«

Zeit hatte ich im Moment reichlich.

»Danke«, sagte ich. »Und Sie hatten recht, wenn man auf *Racing TV* ein Rennen ganz sehen will, muss man bezahlen. Umsonst gibt's nur den Einlauf.«

»Aber auf den kommt's doch an«, meinte er wiederum lachend.

»Bei meiner Suche nicht.«

»Und wonach suchen Sie?«

»Das sag ich Ihnen, wenn ich fündig werde.«

»Gebongt«, sagte Bill. »Wie lange brauchen Sie denn Zugang zu der Seite?«

»Heute und vielleicht noch morgen. Je nachdem, was ich finde.«

»Nehmen Sie meine Zugangsdaten«, sagte er. »Ich muss sowieso das Passwort ändern, das mach ich dann am …« Er hielt inne. »Ich ändere es am Donnerstag. Dann haben Sie notfalls drei Tage.«

»Danke«, sagte ich erneut.

»Mein Benutzername ist tommyberkley, klein und zusammengeschrieben. Das Passwort ist 6zu4dasFeld, alles ein Wort, die Sechs und die Vier als Ziffern, Feld mit großem F.«

»Verstanden«, sagte ich und notierte mir alles.

»Aber wenn Sie's finden, müssen Sie mir dafür auch sagen, was Sie gesucht haben.«

»Abgemacht«, sagte ich. »Vielen Dank.«

Wusste ich denn überhaupt selbst, wonach ich suchte? Nicht so ganz, aber das Suchen würde mir vielleicht die endlose freie Zeit etwas verkürzen.

Ich loggte mich mit Bill Tuckers Daten bei *Racing* TV ein und sah mir als Erstes die Aufzeichnung des Rennens vom November in Cheltenham an, bei dem Fabricated Dritter geworden war, das Rennen, bei dem der Namenlose fünf Pfund gesetzt hatte.

Jason Conway hatte damals wirklich Fabricated geritten. Wie fast schon erwartet, hatte Fabricated das erste Hindernis als Erster übersprungen.

Ich hielt das Video an, saß da und schaute in die Luft.

Dann rief ich Bill Tucker noch einmal an.

»Hallo«, sagte er. Ohne Echo diesmal.

»Bill, hier ist Chris Rankin noch mal.«

»Klappt's mit dem Einloggen nicht?«

»Doch, das ging«, sagte ich. »Danke. Aber ich hätte eine Frage zum Wetten.«

»Immer her damit«, sagte er mit seinem inzwischen vertrauten Lachen. »Da gibt's nur wenig, was ich nicht weiß.«

»Könnte ich bei Ihnen eine Wette darauf abschließen, welches Pferd bei einem Rennen als Erstes das erste Hindernis überspringt?«

Es war lange still in der Leitung.

»Bill?«, sagte ich. »Sind Sie noch da?«

»Ja«, sagte er. »Ich denk bloß nach. Das hat mich schon mal jemand gefragt. Durch Sie ist es mir gerade wieder eingefallen.«

»Wer denn?«, fragte ich.

»Das weiß ich nicht mehr.«

»Und wann?«

»Das ist schon länger her. Voriges Jahr vielleicht.«

»Im November? In Cheltenham? Hat Sie der Mann auf dem Foto, das ich Ihnen gezeigt habe, danach gefragt?«

Wieder war es still.

»Tut mir leid«, sagte er. »Ich weiß es wirklich nicht mehr. Ich weiß aber, dass ich gesagt hab, die Wette nehm ich nicht an. Normale Wetten nehm ich bis zum Start an, manchmal auch noch etwas danach. Dann muss mein Regendach weg, damit ich den Leuten auf der Tribüne nicht die Sicht versperre. Daher krieg ich den ersten Sprung gar nicht mit. Bei manchen Rennbahnen, die keine Großbildleinwand haben, kann man schon froh sein, wenn man den Einlauf mitbekommt. Deshalb nehm ich nur Wetten auf das amtliche Ergebnis an, wie es der Richter verkündet.«

»Einen Fünfer auf weiße Weihnachten könnte ich bei Ihnen also auch nicht setzen?«

»Viel zu kompliziert«, sagte er. »Und führt nur zu Diskussionen darüber, was eine weiße Weihnacht ausmacht – Schnee in der Luft, Schnee am Boden und wo. Ich halte mich lieber an Sachen, wo man das Ergebnis schwarz auf weiß hat.« Er lachte. »Nicht unbedingt schneeweiß. Hören Sie, ich muss mich sputen. Bin jetzt in Southwall und muss meinen Stand aufbauen.«

»Okay, Bill«, sagte ich. »Danke, dass Sie sich für mich Zeit genommen haben.«

Wir legten auf.

Bei Tommy Berkley also nicht, aber es gab andere Buchmacher und Online-Wettseiten, wo man auf so ziemlich alles wetten konnte, ob aufs Weihnachtswetter, die Wahlergebnisse, die Oscargewinner oder auch die Wahrscheinlichkeit, dass im nächsten Jahr irgendwo intelligentes außerirdisches Leben entdeckt wird.

Und »Spread Betting« auf Finanzmärkte wie auch auf Sportveranstaltungen gibt es mittlerweile seit vielen Jahren. Da kann man beispielsweise aufs Rauf oder Runter im Aktienindex wetten und sogar auf die Anzahl der Eckstöße und Einwürfe in einem Fußballspiel.

Saß irgendwo ein Zocker, der darauf wettete, dass ein Pferd allen voran übers erste Hindernis ging, und der dann dafür sorgte, dass es geschah?

Spot-Fixing nannte man so etwas. Nicht der Ausgang des Wettkampfs wurde manipuliert, denn das war schwierig und erforderte normalerweise eine Absprache mit anderen Teilnehmern, sondern man nahm sich ein unwesentliches Detail innerhalb des Rennens oder Spiels vor, an dem ein Einzelner drehen konnte, ohne dass es jemandem auffiel.

Bekannt war der Fall von drei im Gefängnis gelandeten pakistanischen Cricketspielern, die 2010 bei einem Match zwischen Pakistan und England auf dem Lord's Cricket Ground dafür gesorgt hatten, dass zu einer bestimmten Zeit zwei »No-Balls« gebowlt wurden, damit Dritte, die bei einem Buchmacher in Pakistan Wetten angelegt hatten, daraus Gewinn schlagen konnten.

Hatte der Namenlose etwas mit Spot-Fixing bei Pferderennen zu tun?

Und war er vielleicht kein Inder, sondern Pakistani?

Die nächsten Stunden hindurch sah ich mir Videos von Rennen mit Jason Conway an und schrieb mir diejenigen heraus, in denen er als Spitze das erste Hindernis oder die erste Hürde übersprungen hatte.

Damit war ich so beschäftigt, dass ich das Mittagessen vergaß und jedes Zeitgefühl verlor. Erst als die Zwillinge um vier aus der Schule kamen, merkte ich, wie spät es geworden war.

»Hallo, Mama«, sagten sie gemeinsam, »was gibt's zu essen?«

Schon vor Stunden hatte ich einkaufen wollen.

»Obst habe ich da«, sagte ich, wohl wissend, dass ihnen das nicht genügte. »Sonst geht doch ins Dorf und kauft Brot.«

»Also ich hab ne Spielnachbesprechung und Training in zwanzig Minuten«, sagte Toby. »Und ich muss mich noch umziehen.«

»Ich fahr schnell«, warf Oliver ein. »Kann ich Chips mitbringen?«

»Na gut«, sagte ich und gab ihm einen Zehnpfundschein aus meinem Portemonnaie. »Aber für jeden nur eine Tüte. Und bring ein großes Toastbrot mit, zwölf Eier und einen Liter Milch. Ich mache Rührei auf Toast heute Abend.«

Als er auf seinem Rad davonfuhr, stand ich an der Haustür und winkte.

»Pass auf dich auf«, rief ich hinter ihm her. »Und komm gleich wieder.«

»Lass gut sein, Mama«, rief er zurück. »Ich bin doch kein Kind mehr.« Für mich bist du noch eins, dachte ich, aber er war jetzt tatsächlich schon fast so groß wie ich und hatte Flaum am Kinn. Außerdem war er langsam auch zu alt für sein Kinderfahrrad. Zu seinem nächsten Geburtstag wäre vielleicht ein neues angebracht. Ich setzte mich wieder an den Laptop im Esszimmer und sah mir das nächste Rennen mit Jason Conway an. Alles andere vergaß ich.

»Wo bleibt Olly?«, fragte Toby, der in seiner Fußballkluft ins Esszimmer kam. »Die Chips kann ich knicken. Ich bin spät dran, und er müsste doch längst wieder hier sein.«

Oh mein Gott!

Oliver!

21

Ich rannte die Straße hinunter, die Augen so voller Tränen, dass ich kaum richtig sehen konnte.

»Oliver! Oliver!« Verzweifelt rief ich im Laufen immer wieder seinen Namen.

Um zum Dorfladen zu kommen, musste er die Hauptstraße überqueren, auf der die Autos ständig zu schnell fuhren.

Warum hatte ich ihn nur alleine losgeschickt? Warum? Warum? Warum?

Er war doch noch ein Kind.

Ich hatte sein Handy angerufen, aber es hatte auf der Küchenarbeitsplatte geklingelt.

Ich kam zur Hauptstraße. Keine Spur von Oliver oder seinem Fahrrad, keine Blutlache, nichts.

Ich ging auf die andere Seite, lief weiter und beschimpfte mich dafür, dass ich nicht den Wagen genommen hatte. Das wäre viel schneller gegangen.

Es waren rund vierhundert Meter von uns zum Dorfladen, und eine Olympionikin hätte mir nichts vorausgehabt.

Von Olivers Fahrrad war draußen nichts zu sehen. Ich stürzte so aufgeregt in den Laden, dass ich die Inhaberin Mrs Atherton erschreckte.

»Wo ist Oliver?«, rief ich.

Sie sah mich verwirrt an.

»Mein Sohn Oliver«, sagte ich. »Er wollte hier Brot, Eier und Chips kaufen.«

Mrs Atherton nickte. »Hat er auch gemacht. Ich habe ihn selbst bedient.«

»Und wo ist er jetzt?«

»Tut mir leid, ich habe keine Ahnung«, erwiderte Mrs Atherton. »Er hat das Wechselgeld eingesteckt und ist raus.«

»Wann?«

»Vor höchstens zehn Minuten.«

Zehn Minuten! Für vierhundert Meter brauchte man mit dem Rad nicht mehr als eine oder zwei. Er hätte längst zu Hause sein müssen.

Ich lief aus dem Laden und wieder in Richtung Haus. Ich konnte ihn doch wohl nicht verpasst haben.

»Oliver!«, rief ich im Laufen. »Oliver!«

Jetzt war ich vollkommen in Panik und merkte, wie ich vor Angst zitterte.

Ich schaute über jeden Gartenzaun und jede Mauer zwischen dem Laden und unserem Haus, aber von Oliver oder seinem Fahrrad war nichts zu sehen.

Als ich zurückkam, stand Toby an der offenen Haustür.

»Ist er wieder da?«, schrie ich ihn an.

Mit Angst im Gesicht schüttelte er den Kopf.

Ich war dem Zusammenbruch nah; das Kribbeln in den Fingern spürte ich schon. Ich stürzte an Toby vorbei zum Haustelefon, und meine Finger erschienen mir riesig auf der Tastatur, als ich Grants Handynummer eintippte. Er meldete sich beim zweiten Klingeln.

»Oliver ist entführt worden«, rief ich ihm durch den Hörer zu.

»Was?«

»Oliver ist entführt worden«, wiederholte ich atemlos. »Er wollte Chips kaufen und ist nicht wieder aufgetaucht.«

»Wann war das?«

»Vor zwanzig, fünfundzwanzig Minuten. Ich bin rüber zum Laden gelaufen. Mrs Atherton sagt, er war da und ist längst wieder weg. Er ist nicht nach Haus gekommen. Du lieber Gott! Wo kann er sein?«

Ich weinte.

»Beruhige dich, Schatz«, sagte Grant. »Wahrscheinlich ist er bei einem Freund vorbeigefahren.«

»Wieso denn?«, schrie ich. »Er wusste doch, dass wir auf ihn warten. Glaub mir, die haben ihn gekidnappt.« Ich schluchzte. »Ich rufe die Polizei.«

Ich legte auf und wählte dreimal die 9.

»Notrufzentrale. Rettungsdienst, Polizei oder Feuerwehr?«, fragte die Telefonistin.

»Polizei«, rief ich in den Hörer. »Mein Sohn ist entführt worden.«

Man sage nichts gegen die Polizei Gloucestershire.

Der erste Streifenwagen kam mit Blaulicht und heulender Sirene bereits nach fünf Minuten. Zwei Polizisten in Uniform saßen drin, und ich lief ihnen auf der Einfahrt entgegen.

»Wir waren wegen eines anderen Einsatzes schon fast in Bishop's Cleeve«, sagte einer von ihnen. »Dann kam Ihr Notruf. Gehen wir ins Haus? Um die Details aufzunehmen.«

»Ins Haus?«, schrie ich. »Er ist nicht im Haus. Wir müssen ihn suchen.«

»Mrs Rankin«, sagte der Polizist, »wir haben Verständnis für Ihre Gefühle, aber wir brauchen Einzelheiten.«

Verständnis? Die beiden sahen aus, als gingen sie noch zur Schule, keineswegs, als könnten sie schon Eltern sein. Wie wollten die verstehen, was in mir vorging?

Der eine nahm mich beim Ellbogen und führte mich ins Haus und durch den Flur in die Küche. Wir setzten uns an den Tisch.

»Okay«, sagte der Polizist und zog ein Notizbuch aus der Tasche seiner stichsicheren Weste, »wie alt ist Oliver?«

»Im September ist er vierzehn geworden«, sagte ich. Er hob den Kopf und sah mich prüfend an, als hätte er an ein jüngeres Kind gedacht, dann notierte er es. »Und wie sieht er aus?«

»So«, sagte ich und wies auf Toby, der immer noch in seinen Fußballsachen an der Tür zum Flur stand. »Sie sind eineiige Zwillinge.«

»Und seit wann vermissen Sie ihn?«

»Er ist mit dem Fahrrad ins Dorf gefahren, um Brot und Chips zu kaufen, aber nicht heimgekommen. Ich hab nach ihm gesucht, aber –« Ich unterbrach mich in dem vergeblichen Bemühen, meine Tränen zurückzuhalten.

»Und wann war das?«

»Vor etwa einer halben Stunde.«

»Vor einer halben Stunde?« Es klang nicht direkt ungläubig, aber nah dran. »Kann es nicht sein, dass er sich einfach Zeit lässt?«

»Nein«, sagte ich. »Ich habe von hier bis zum Laden

überall gesucht. Und ich habe ihm gesagt, er soll gleich wiederkommen.«

»Hört er denn immer auf Sie?«

Seinem Tonfall nach war er da eher skeptisch.

»Na ja, immer nicht, aber diesmal hätte er auf mich gehört. Er wusste, dass sein Bruder auf ihn wartet.«

Es klingelte an der Tür, und ich sprang auf, aber es waren nur ein weiterer Polizist und eine Polizistin als Verstärkung für ihre Kollegen in der Küche. Kindesentführung wurde offensichtlich sehr ernst genommen.

»Was hatte er an?«, fragte derselbe Polizist wie zuvor.

»Seine Schuluniform«, sagte ich. »Weißes Hemd, dunkelgraue Hose, marineblauer Pullover mit dem Schulwappen auf der Brust. Hol mal deine, Toby, und zeig sie ihnen.«

Toby verschwand, wie ich annahm, um die Uniform aus seinem Zimmer zu holen.

»Jackett und Krawatte?«, fragte der Polizist.

»Nein«, sagte ich. »Nur noch Pullover heutzutage.«

»Trug er einen Mantel?«

Ich dachte zurück. »Nein. Er wollte ja nur für ein paar Minuten weg.«

»Fahrradmarke?«

»Raleigh. Kinder-Mountainbike. Blau. Toby hat ein rotes.«

Grant traf ein, warf mit einem Krachen die Haustür auf und kam in die Küche gelaufen. Ich stand auf und schloss ihn in die Arme. Er riss sich von mir los und wandte sich den Polizeibeamten zu.

»Warum sind Sie nicht auf der Suche nach meinem Sohn?«, wollte er wissen.

»Alles zu seiner Zeit, Sir«, erwiderte einer. »Erst brauchen wir die genauen Einzelheiten und ein Foto. Haben Sie eins, das wir unseren Beamten zeigen könnten?«

»Oben haben wir eine Aufnahme aus der Schule«, sagte Grant. »Die hol ich mal.«

Ich hätte platzen können.

»Wir müssen ihn doch suchen!«, schrie ich die Beamten an. »Was hocken wir hier herum, wenn er irgendwo da draußen ist?« Ich schluchzte laut und verlor die Nerven. »Mein armes Kind!«

Mitten in diese angespannte Szene akuter mütterlicher Hysterie spazierte Oliver.

Er kam mit einer weißen Plastiktüte zur offenen Haustür herein und durch den Flur in die Küche.

Zuerst dachte ich, es sei Toby und er hätte, um sie den Beamten zu zeigen, seine Schuluniform wieder angezogen, aber dann sah ich die Einkaufstüte.

»Mama«, sagte Oliver etwas besorgt angesichts der vier in der Küche versammelten Ordnungshüter, »was ist denn hier los?«

Meine anfängliche Erleichterung schlug sehr schnell in Zorn um.

»Wo warst du?«, fuhr ich ihn an.

»Ich hab mein Rad gesucht«, sagte er unter Tränen.

»Was?«, schrie ich.

»Ich hab mein Rad gesucht«, wiederholte er. »Das hat jemand geklaut, als ich im Laden war.«

Grant kam mit dem Foto in die Küche und erfasste die Situation auf Anhieb.

»Wo zum Teufel warst du?«, fragte er Oliver laut.

Der arme Junge heulte jetzt Rotz und Wasser.

»Ich hab mein Rad gesucht«, sagte er schluchzend noch einmal. »Das ist geklaut worden.«

»Wie, geklaut?«

Nach und nach kam in der nächsten halben Stunde die ganze Geschichte ans Licht.

Oliver war geradewegs zum Laden gefahren, hatte sein Fahrrad draußen an die Wand gelehnt und war reingegangen. Er hatte die Sachen gekauft, doch als er rauskam, war das Rad weg.

»Ich war da nur ein paar Minuten drin«, sagte er unglücklich. »Ich dachte, jemand hätte mir einen Streich gespielt. Also hab ich geguckt, ob es einer woanders hingestellt hat. Aber es war nirgends zu sehen. Da dachte ich, Jamie Williams hätte es geklaut.«

»Jamie Williams?«, fragte ein Polizist.

»Aus der Schule«, sagte Oliver. »Ich dachte, ich hätte ihn auf dem Weg zum Laden an der Telefonzelle gesehen. Er wohnt in dem Bauernhof oben an der Straße nach Gretton.«

»Aber warum sollte er dein Fahrrad stehlen?«, fragte ein anderer Polizist.

»Weil er mich nicht leiden kann. Und er klemmt mir dauernd Sachen – Stifte, Turnsachen und so. Jedenfalls bin ich extra hoch zum Bauernhof gelaufen, um zu sehen, ob er es hat.«

»Warum bist du nicht erst wieder hergekommen?«, fragte ich wütend. »Wir haben uns unheimlich Sorgen gemacht.«

»Ich hatte Angst«, sagte er. »Ich dachte, ihr wärt sauer, dass ich mein Rad nicht mehr habe.«

Das hätte schon sein können.

»Und – hatte Jamie Williams dein Fahrrad?«, fragte ihn der Polizist.

»Nein. Jedenfalls hat er das gesagt. Also musste ich zu Fuß nach Hause.«

»Vielleicht fahren wir hin und reden auch mal mit dem jungen Mr Williams. Wie heißt die Farm?«

»Stoop Farm«, sagte Grant. »Anderthalb Kilometer vorm Ort, auf der rechten Seite.«

»Gut«, sagte der Polizist. »Dann lassen wir Sie jetzt mal in Ruhe. Schön, dass der Junior heil und gesund wieder zu Hause ist. Wir geben Ihnen wegen des Fahrrads Bescheid.«

»Danke«, sagte ich. »Dafür bin ich Ihnen sehr dankbar. Und bitte entschuldigen Sie, dass ich vorhin so aufgebracht war.«

»Schon gut, Mrs Rankin. Hauptsache, dem Jungen ist nichts passiert. Nur darauf kommt's an.«

Weil es mir dennoch peinlich war, dass ich sie angeschrien hatte, überließ ich es Grant, sie zur Tür zu bringen.

»Es tut mir leid, Mama«, sagte Oliver und kam zu mir und drückte sich fest an mich.

»Schon gut, mein Schatz.« Ich drückte ihn und strich ihm übers Haar. »Das Wichtigste ist doch, wie die Polizei gesagt hat, dass du heil wieder bei uns bist. Und für das Rad bist du auch sowieso zu groß.«

»Für mein Fußballtraining ist es zu spät«, verkündete Toby laut. »Wie wär's jetzt mit Chips?«

Krise behoben. Die alten Prioritäten waren wiederhergestellt.

Der Polizeibeamte kam zurück, als ich das Rührei zubereitete.

»Leider kein Glück«, sagte er mir an der Haustür. »Der junge Williams hat mir glaubhaft versichert, dass er über das Fahrrad Ihres Sohnes nichts weiß.«

»Wer hat es denn dann gestohlen?«

»Tut mir leid«, sagte er und hielt mir die offenen Handflächen hin. »Ich habe die Frau vom Laden gefragt, und sie hat auch keine Ahnung. Sie will aber die Augen offen halten. Ich schreibe einstweilen einen Diebstahlbericht, damit sie den Verlust bei Ihrer Hausratversicherung geltend machen können.«

»Suchen Sie nicht danach?«, fragte ich.

»Tut mir leid«, sagte er, ohne sich danach anzuhören. »Dazu haben wir nicht das Personal. Nach dem Kind würden wir definitiv suchen, aber nicht nach seinem Fahrrad. Die Beschreibung kommt aber zu den Akten für den Fall, dass es gefunden und abgegeben wird.«

Verständlich irgendwie. Selbst in unserem kleinen Ort konnte die Polizei schwerlich von Tür zu gehen und nach einem Kinder-Mountainbike fragen.

Das Leben bei den Rankins normalisierte sich an diesem Montagabend einigermaßen, aber unterschwellige Spannungen blieben durchaus bestehen.

Montags, wenn die scheinbar endlose Arbeitswoche vor ihm lag, war Grant nie so ganz auf der Höhe. Nicht, dass er seine Arbeit verabscheut hätte, aber verglichen mit seinen Jahren beim Militär war sie fad und vorhersehbar, und ich wusste, dass ihm die Erregung und die Adrenalinschübe, die lebensgefährliche Situationen mit sich bringen, manchmal fehlten.

Oliver war den ganzen Abend mürrisch und entschuldigte sich mindestens alle zehn Minuten dafür, dass ich mir wegen ihm solche Sorgen gemacht hatte. Hinzu kam, dass ihm Toby immer wieder gnadenlos vorwarf, er habe sein Leben zerstört, da er wegen des verpassten Trainings garantiert nicht fürs nächste Spiel aufgestellt werden würde.

Ich wiederum brannte darauf, weiter die Rennen von Jason Conway und Mike Sheraton seit November zu recherchieren. Als die vermeintliche Entführung meines Sohnes dazwischenkam, war ich durch bis Ende Januar und hatte zweiundvierzig Rennen rausgeschrieben, bei denen Conway vorneweg das erste Hindernis übersprungen hatte, sowie sechsundzwanzig, bei denen Sheraton als Erster drübergegangen war.

Aber was hieß das? Irgendjemand musste schließlich am ersten Hindernis in Front liegen.

In diesen drei Monaten hatte Jason Conway etwas mehr als zweihundert Rennen bestritten. Nur in einem Fünftel davon hatte er also am ersten Hindernis geführt.

War das Zufall oder geplant?

Ich sah ein, dass ich mir noch eine Menge Aufzeichnungen von Rennen würde anschauen müssen, auch von Rennen ohne Jason Conway, um zu sehen, ob sein Anteil wesentlich größer war als der von anderen. Aber die Entschlossenheit, mit der er so oft an die Spitze ging, hatte für mich etwas Verdächtiges.

Am besagten Abend konnte ich meine Recherchen nicht fortsetzen. Zu sagen, dass Grant das nicht begrüßt hätte, wäre eine grobe Untertreibung gewesen. Er war der Meinung, ich sollte mich ausruhen und sonst gar nichts, als würden dadurch meine sämtlichen körperlichen und psychischen Probleme gelöst; ich dagegen fand, ich brauchte ein Ziel, eine Aufgabe, eine Beschäftigung für das, was Hercule Poirot stets seine »kleinen grauen Zellen« nannte.

Nach dem Abendessen gingen die Jungs nach oben in ihre Zimmer, während Grant und ich uns im Wohnzimmer vor den Fernseher setzten und unsere Allgemeinbildung testeten, indem wir bei der einen oder anderen Frage der *University Challenge* mitrieten.

Im Lauf dieses Jahres hatten wir das Fernsehen anscheinend als Methode entdeckt, dem Gespräch miteinander aus dem Weg zu gehen. Es war einfacher, sich vom TV-Programm berieseln zu lassen, als das für uns beide wichtigste aller Themen anzusprechen, den Elefanten im Zimmer – meine psychische Gesundheit und ob ich noch auf dem Weg der Besserung war.

Zweifellos ging es mir besser als im November. Zum Beispiel glaubte ich nicht mehr, dass alles unweigerlich auf meinen Selbstmord hinauslief, und das war ein großer Schritt in die richtige Richtung. Ab und zu dachte ich zwar immer noch an Selbstmord, aber seit meiner Entlassung aus Wotton Lawn im Dezember fühlte ich mich in der Lage, mein Denken zu steuern und mich bewusst gegen jede Form der Selbstverletzung zu entscheiden.

Trübsinn und Depression lagen mir manchmal wie eine schwere Last auf den Schultern, so schwer, dass mich nur der Stolz davon abhielt, in Tränen und Verzweiflung zu zerfließen. Doch diese Anwandlungen waren seltener und schwächer geworden, bestimmt auch, weil ich regelmäßig jede Woche mein Blut untersuchen ließ und mich einer gezielten Hormontherapie unterzog. Allmählich bekam ich ein Gefühl dafür, wie veränderliche Mengen von Thyroxin oder Testosteron, Östrogen oder Progesteron sich auf meine Stimmung auswirkten, wenn mir auch das Warum nicht ganz klar war.

Allerdings frustrierte es mich zunehmend, dass ich immer weiter immer mehr Medikamente einnehmen musste. Es war, als käme mit jedem Arztbesuch eine Tablette hinzu. Dabei wollte ich das Pillenschlucken ganz einstellen, aufhören, mir Chemikalien zuzuführen, und wieder »bio« werden.

Ich hatte meinen Körper und seinen dauerschwankenden Hormonspiegel satt.

Ich hatte es satt, dass ich trotz der Medikamente nie glücklich war.

Ich hatte einfach die Nase voll.

»Ich gehe mal ins Bett«, sagte ich um Viertel vor zehn zu Grant.

»Alles in Ordnung?«, fragte er besorgt. Viertel vor zehn war selbst für mich sehr früh.

»Mir geht's gut«, sagte ich. »Bin nur müde.«

»Ich komme auch gleich.«

»Dann schlaf ich vielleicht schon«, erwiderte ich. »Gutnacht.«

»Gute Nacht.« Statt mir einen Kuss zu geben, schwenkte er nur die Hand ungefähr in meine Richtung und konzentrierte sich wieder auf den Bildschirm, wo ein Krimi zu Ende ging, von dem ich wenig mitbekommen hatte.

Ein Eheleben nach meiner Vorstellung war das nicht gerade.

Olivers Rufe durch die Schlafzimmertür weckten mich auf.
»Mama, Mama, mein Rad ist wieder da. Es liegt in der Einfahrt.«
»Prima«, sagte ich und drehte mich nach dem Wecker auf meinem Nachttisch um.
Zwanzig vor sieben. Halb so schlimm. In ein paar Minuten würde der Wecker sowieso klingeln. Ich machte das Licht an und setzte mich auf die Bettkante.
»Wie spät ist es?«, fragte Grant verschlafen. Da ich ihn nicht ins Bett hatte kommen hören, nahm ich an, er hatte wie so oft in letzter Zeit noch bis um Mitternacht ferngesehen.
»Gleich Viertel vor sieben«, antwortete ich. »Oliver sagt, sein Rad ist wieder da, es liegt in der Einfahrt.«
»Bestimmt hatte es der kleine Williams doch«, sagte Grant. »Ich nehme an, er hat's zurückgebracht, bevor die Polizei ihn noch mal fragt.«
Ich hörte, wie die Zwillinge die Treppe runterliefen und die Haustür aufrissen. Aber von Freude hörte ich dann nichts.
»Es ist ganz verbogen und kaputt«, sagte Oliver düster, als er die Treppe wieder hochkam. »Beide Räder sind verdreht, und der Rahmen ist krumm und schief.«
Wieder war er den Tränen nah. Es war schon schlimm genug gewesen, dass das Rad verschwunden war, aber dann zu glauben, er hätte es heil zurückbekommen, und zu sehen, es war hinüber, das konnte der arme Kerl kaum verkraften.

Grant zog seinen Morgenmantel an und ging nach unten und raus in die Einfahrt.

Das Telefon am Bett klingelte, und ich nahm ab.

»Hallo«, sagte ich.

»Dr. Rankin?«, fragte eine ruhige Männerstimme.

»Ja«, antwortete ich.

»Sie sollten doch keine Fragen mehr stellen. Ich sage das nicht noch einmal. Nächstes Mal überfahre ich Ihren Sohn, nicht nur sein Fahrrad.«

22

Ich stand noch mit dem Hörer in der Hand am Bett, als Grant wieder heraufkam.

»Wer war das?«, fragte er.

Ich antwortete nicht. Ich konnte nicht.

Ich zitterte zu stark. Grant sah mich an.

»Alles in Ordnung, Schatz? Du siehst aus, als hättest du ein Gespenst gesehen.«

Ich wollte antworten, dass es mir wie immer gutging, brachte aber keinen Ton heraus. Mir war übel, und ich drängte mich an ihm vorbei ins Bad und übergab mich ins Klobecken.

»Großer Gott, Schatz«, sagte Grant, »was ist denn passiert?«

Ich schüttelte den Kopf. Ich konnte es ihm nicht sagen. Mein Verstand rotierte in immer kleiner werdenden Kreisen, und mein Herz überschlug sich fast.

Ich war einfach zu erschrocken, um zu wiederholen, was ich da gehört hatte.

»Ich rufe einen Krankenwagen«, sagte Grant mit tief ins Gesicht eingegrabener Sorge.

Ich schüttelte den Kopf.

»Ruf die Polizei«, sagte ich, drei zusammenhängende Wörter, die mir dann doch über die Lippen kamen.

Detective Sergeant Merryweather und Detective Constable Filippos nahmen auf der einen Seite unseres Küchentischs Platz, Grant und ich auf der anderen.

»Was hat der Mann im Wortlaut zu Ihnen gesagt?«, fragte der ranghöhere Kriminalbeamte.

»Nächstes Mal würde er meinen Sohn überfahren, nicht bloß sein Fahrrad.«

Selbst drei Stunden, nachdem ich sie zu hören bekommen hatte, machten die Worte mir Herzklopfen.

»*Nächstes Mal?* Eine eigenartige Wendung. Was glauben Sie, warum er das gesagt hat?«

Ich blickte zu Grant. Er wusste nach wie vor nichts von dem Zettel mit der Warnung KEINE FRAGEN MEHR!, der an meiner Windschutzscheibe gesteckt hatte, und dabei hätte ich es gern belassen.

Denkste.

»Hatte das etwas mit der Botschaft zu tun, die Sie zuvor erhalten hatten?«, fragte DC Filippos.

»Welche Botschaft?«, warf Grant sofort ein.

Ich saß stumm da und sah auf meine Hände.

»Welche Botschaft?«, wiederholte Grant.

»Ihre Frau fand eine Botschaft an der Windschutzscheibe ihres Wagens«, sagte DC Filippos.

»Welche Botschaft?«, fragte Grant zum dritten Mal.

Ich schwieg, aber der DC war noch nicht fertig. »Die Botschaft lautete, es sollten keine Fragen mehr gestellt werden.«

Grant drehte sich um und sah mich an. »Warum hast du mir davon nichts gesagt?«

Eine berechtigte Frage, auf die ich keine befriedigende Antwort hatte.

»Ich wollte nicht, dass du dir Sorgen machst«, erwiderte ich.

Grant schüttelte gereizt den Kopf. »Was für Fragen hast du denn gestellt?«

»Fragen halt«, wich ich aus.

»Worüber?« Er fing an, sich zu ärgern, und ich merkte, dass auch bei mir der Stress zunahm.

Alles kam an den Tag, zwangsläufig, bis auf meinen Flirt mit den Whisky-Macs. Den konnte ich immerhin vor Grant und auch der Polizei geheim halten.

Aber alles andere kam auf den Tisch, alles, was ich so dringend vor Grant hatte verbergen wollen. Nicht nur die Botschaft an der Windschutzscheibe, sondern auch die platten Reifen, meine Ermittlungsversuche bei den Jockeys, die Notiz im Briefumschlag und, um das Maß vollzumachen, meine Überzeugung, dass ich vor den Bus gestoßen worden war.

Grant war entgeistert.

»Warum hast du mir das nicht gesagt?«, fragte er noch einmal.

»Weil ich wusste, es würde dir nicht gefallen.«

»Das kannst du laut sagen«, fuhr er auf. »Es gefällt mir nicht. Ganz und gar nicht. In Zukunft überlässt du das Ermitteln bitte der Polizei.«

Ich sah zu den beiden Kriminalbeamten hinüber. »Die wissen aber nicht, was ich weiß.«

»Und das wäre?«, fragte DS Merryweather.

Sollte ich es sagen? War ich mir sicher? Hatte ich genug Beweise?

»Ich glaube, jemand dreht an Pferderennen, und mir scheint, die Jockeys Jason Conway und Mike Sheraton sind darin verwickelt. Und ich bin sicher, das hat etwas mit Rahul zu tun, unserem ›Namenlosen‹, der im November im Krankenhaus Cheltenham gestorben ist.«

»Was meinen Sie damit, dass an Rennen ›gedreht‹ wird?«

»Man verabredet, welches Pferd als Erstes über das erste Hindernis geht.«

Ich merkte sofort, dass er mich für übergeschnappt hielt.

»Ändert das denn was am Ergebnis?«

»Nein. Eben nicht. Aber wenn man darauf wetten könnte, welches Pferd als Erstes das erste Hindernis überspringt, wäre es korrupt, das zu verabreden.«

»Wer soll denn auf so was wetten?«, fragte der Kriminalbeamte mit unüberhörbarem Unglauben.

»Es gibt Leute, die wetten auf alles«, sagte ich. »Offenbar gerade in Indien und Pakistan. Wenn sie darauf wetten, wann der erste Einwurf in einem Fußballmatch kommt oder wann in einem Cricketspiel der erste No-Ball gebowlt wird, können sie auch darauf wetten, welches Pferd vor den anderen übers erste Hindernis geht.«

»Haben Sie Beweise?«

»Ich habe mir Aufzeichnungen von Rennen mit Conway und Sheraton angesehen. Ich glaube, da ist ein Muster erkennbar.«

»Was für Aufzeichnungen?«, fragte Grant.

»Auf meinem Computer. Es gibt Rennsportwebseiten, die Aufzeichnungen alter Rennen anbieten, und die habe ich mir gestern den ganzen Tag angesehen.«

»Und deshalb musste Oliver das Einkaufen übernehmen?« Grant war schon wieder sauer, und das zu Recht. Es war genau der Grund.

Ich nickte und ließ beschämt den Kopf hängen.

»Dann frage ich Sie jetzt noch einmal«, sagte der Detective Sergeant. »Hat der Vorfall mit Olivers Fahrrad etwas mit der vorherigen Botschaft zu tun?«

Ich nickte.

»Der Anrufer sagte, ich sei bereits aufgefordert worden, keine Fragen mehr zu stellen, und noch einmal würde er es mir nicht sagen. Nächstes Mal würde er meinen Sohn überfahren, nicht nur sein Rad.«

Jetzt war Grant wirklich wütend.

»Wie konntest du unseren Sohn einer solchen Gefahr aussetzen?«, fragte er laut.

»Ich hatte doch gar keine Fragen mehr gestellt«, sagte ich unglücklich. »Jedenfalls den Jockeys nicht.«

»Sondern?«, fragte DS Merryweather.

Ich dachte an meine Begegnung mit dem Fahrer des langen schwarzen Mercedes mit den getönten Fenstern zurück.

»Nur dem Fahrer eines bestimmten Mercedes habe ich eine Frage gestellt. Ich habe ihn gefragt, wem der Wagen gehört.«

»Was für ein Mercedes?«

»Der, aus dem man Jason Conway einen Zettel mit einer Uhrzeit und dem Namen eines Londoner Bahnhofs gereicht hat.«

»Liverpool Street um halb vier?«, sagte DC Filippos.

»Genau«, sagte ich. »Liverpool Street um halb vier. Keine Zugankunft, sondern der Name eines Pferdes, das am Freitag um halb vier im Gold Cup gestartet ist.«

»Wer gibt denn so umständlich einen Zettel mit dem Namen eines Pferdes weiter?«, sagte DS Merryweather. »Warum schreibt man da keine Mail oder ruft an?«

»Weil E-Mails und Anrufe auffindbare Kontaktspuren hinterlassen«, sagte ich. »Conway wünscht sich jetzt vermutlich, er hätte den Zettel gleich nach dem Lesen vernichtet.« Ich hielt inne und sah sie alle drei an. »Liverpool Street ist im Gold Cup nur Dritter geworden. Aber er war am Start blitzschnell und ist als Erster übers erste Hindernis gegangen, und Jason Conway hat ihn geritten.«

Die Beamten blieben noch eine Stunde und machten sich Notizen, während ich ihnen Aufzeichnungen von Pferderennen zeigte. Auch danach waren sie nicht überzeugt, etwas Unrechtes mitangesehen zu haben.

»Es ist nun mal so, dass irgendwer als Erster das Hindernis überspringen muss«, sagte DS Merryweather. »Und es ist ja nicht immer derselbe Jockey.«

»Das wäre zu auffällig«, hob ich hervor. »Bei bestimmten Rennen sieht es aber schon eher geplant als nach Zufall aus.«

»Ist es denn nicht so, dass manche Pferde einfach gern an der Spitze gehen?«, fragte der Detective Sergeant skeptisch, als ich mit allem durch war. »Das ist zu wenig, um einen soliden Rechtsfall darauf aufzubauen. Wir wissen aus Erfahrung, wie schwierig eine Verurteilung wegen Korruption im Galopprennsport zu erreichen ist. Vor rund zehn Jahren dachten wir, wir hätten unwiderlegbare Beweise für Rennabsprachen durch drei Jockeys, darunter ein früherer Champion, aber ein Richter am Old Bailey hat die Klage abgewiesen, da für seine Begriffe gegen die drei nichts vorlag – und da hatten wir wesentlich mehr als Sie hier.« Er deutete wegwerfend auf meinen Computer. »Das liefe aufs Gleiche hinaus. Alles nur Indizien und Zufall.«

»Olivers Fahrrad ist nicht zufällig von einem Auto überrollt worden«, sagte ich. »Das geschah mit Vorsatz und Kalkül.«

»Aber wie soll das mit den angeblichen Rennabsprachen zusammenhängen? Und wo ist der Zusammenhang mit Ihrem an einer Überdosis Kokain gestorbenen Namenlosen? Stricken Sie sich da nicht aus etlichen beliebigen Situationen einfach was zurecht, nur weil Sie es gern so hätten?«

Tat ich das?

Noch einmal dachte ich an die Reaktion der Jockeys auf das Bild des Namenlosen zurück, an mein sicheres Gefühl, dass der Mercedesfahrer wusste, wer ich war, an meinen Zusammenstoß mit dem Bus und an den Telefonanruf vom Morgen.

»Nein«, sagte ich. »Ich weiß, dass ich recht habe.«

»Könnten Sie das vor Gericht hinreichend beweisen?«

»Aber es ist doch die Wahrheit!«, rief ich frustriert.

»Das mag sein«, sagte der Kriminalbeamte. »Aber die Wahrheit bietet keine Gewähr für Gerechtigkeit.«

»Ist das nicht etwas zynisch?«, sagte ich. »Besonders aus dem Mund eines Polizeibeamten. Gerechtigkeit beruht doch gerade auf der Wahrheitsfindung.«

»Gerechtigkeit beruht auf den Fakten, und über diese Fakten entscheiden allein die Geschworenen anhand der ihnen vor Gericht vorgelegten Beweise. Ob die Ereignisse wirklich stattgefunden habe, ist belanglos. Meiner Erfahrung nach kommt die Wahrheit da normalerweise nicht ins Spiel.«

Wenn ich nicht mal die Polizei überzeugen konnte, wie sollte es mir dann erst bei einer Jury gelingen? Und welchen Gefahren setzte ich damit meine Familie aus?

Ich spürte wieder den Stress in mir hochkommen.

Grant hatte dem Gespräch aufmerksam zugehört und war offensichtlich nicht beeindruckt.

»Chris«, sagte er zu mir gewandt. »Du musst die Polizei ihre Arbeit machen lassen und darfst dich da nicht einmischen. Die Sicherheit unserer Kinder ist weit wichtiger als ein Fall von mutmaßlicher Korruption im Galopprennsport oder ein Toter, den wir nicht kennen.«

Er hatte recht. Natürlich hatte er recht. Aber etwas in meinem Innern sagte mir: Lass nicht locker.

Ich war wie eine Drogensüchtige, die genau wusste, dass sie mit der Droge ihrer Gesundheit schadete, sich sogar zu zerstören drohte, und trotzdem nicht damit aufhören konnte. Suchtverhalten war ein Hauptmerkmal von Zwangsstörungen, und damit kannte ich mich gut aus.

Vielleicht sah Grant die Entschlossenheit in meinen Augen.

»Schatz«, beschwor er mich, »du musst damit aufhören. Versprich mir, dass du die Finger davonlässt.«

Ich sah zu den Kriminalbeamten hinüber.

»Wollen Sie nicht mal das Kennzeichen des Mercedes wissen?«

DRITTER TEIL
April

23

Schwerverletzter Erwachsener in sechs Minuten.«
Die Lautsprecheransage im Krankenhaus trieb mein Adrenalin hoch – beschleunigter Herzschlag und Erregung, gemischt aus Angst und Nervosität. Vor allem Nervosität.

Ich war erst seit zwei Tagen wieder hier.

Gerade mal eine Woche zuvor hatte ich die Tauglichkeitsprüfung für die Wiederaufnahme meines Dienstes am Allgemeinkrankenhaus Cheltenham bestanden, obwohl es mir gar nicht so vorgekommen war.

Das Gremium hatte sich zunächst dafür interessiert, was ich seit der Entlassung aus Wotton Lawn kurz vor Weihnachten mit meiner Zeit angefangen hatte.

Statt ihnen von dem namenlosen Mann und dem Spot-Fixing zu erzählen, hob ich hervor, dass ich die Gelegenheit genutzt hatte, mich anhand von Fachzeitschriften mit den Fortschritten in der Notfallmedizin vertraut zu machen. Und auch von meinem Tag als Nothilfearzt auf der Rennbahn berichtete ich, ohne darauf einzugehen, was anschließend passiert war.

Das kam offenbar ganz gut an, und dennoch fragten sie ausführlich nach den Medikamenten, die ich einnahm, und nach meiner fortgesetzten psychiatrischen Behandlung bei Stephen Butler.

»Wir müssen sehr vorsichtig sein«, hatte die Vorsitzende des Gremiums zur Erklärung gesagt. »Wir dürfen keine unnötigen Risiken eingehen. Wir müssen uns vergewissern, dass Ihr Gesundheitszustand keine Gefahr für das Wohl unserer Patienten darstellt.«

An dem Punkt war ich sicher gewesen, ich würde so oder so durchfallen, hatte alle Bedenken in den Wind geschlagen und gesagt, was Sache war.

»Ich habe ein psychisches Problem«, begann ich. »Ich wiederhole: Ich habe ein psychisches Problem.«

Einen nach dem anderen schaute ich das Trio an.

»Können Sie sich vorstellen, wie schwer es mir fällt, diese fünf Worte zu völlig Fremden zu sagen?«

Ich holte tief Luft.

»Seit vier Monaten bin ich jetzt ohne Arbeit, aber krank bin ich schon viel länger, seit über einem Jahr, wahrscheinlich weit darüber. Erst habe ich das insbesondere vor mir selbst geleugnet. Ich habe mein seltsames Verhalten rationalisiert und mich versteckt, damit andere es nicht mitbekamen. Aber leugnen ist sehr schädlich. Auch wenn es die natürliche Reaktion zur Abwehr einer schmerzlichen Wahrheit ist, es macht alles nur schlimmer. Nervosität aus Angst, sich diese Nervosität anmerken zu lassen, verstärkt die Nervosität. Das ist eine Kettenreaktion wie eine Atombombe, die im schlimmsten Fall hochgeht und nicht nur einen selbst zerstört, sondern alles, was einem lieb und teuer ist – Ehe, Kinder, Zuhause und Beruf. Alles, auch das Leben selbst.«

Ich hielt inne.

Niemand sagte etwas. Sie warteten nur darauf, dass ich weitersprach.

»Akzeptieren ist der Schlüssel. Akzeptieren, dass man krank ist, ist der erste Weg zur Besserung. Wer die Krankheit annimmt, braucht sich nicht zu verstecken – er kann Hilfe suchen. Aber wichtig ist nicht nur, dass ich selbst sie akzeptiere, sondern dass sie auch von meiner Familie, meinen Freunden und Kollegen akzeptiert wird. Die Akzeptanz gibt uns ein für die Gesundung sehr wichtiges Zugehörigkeitsgefühl, ein Ziel, das für die Heilung unerlässlich ist.«

Noch einmal holte ich tief Luft.

»Ich bin seit zwanzig Jahren Ärztin und arbeite seit zehn Jahren als Fachärztin für Notfallmedizin. Ich kenne mein Metier und bin mir sicher, dass ich keine Gefahr für die Gesundheit von Patienten darstelle. Im Gegenteil.«

Ich hielt erneut inne und sah sie an.

»Ich möchte wieder meinen Beruf ausüben. Ich möchte wieder arbeiten, weil ich mich imstande fühle, der Gesellschaft einen nützlichen Dienst zu erweisen. Aber ich möchte auch wieder arbeiten, weil ich das brauche. Ich brauche es, um wieder richtig gesund zu werden.«

Ich schwieg und legte die Hände in den Schoß.

Nach ein paar Sekunden räusperte sich die Vorsitzende.

»Danke, Dr. Rankin«, sagte sie. »Sehr interessant. Wir werden Ihnen zu gegebener Zeit unsere Entscheidung mitteilen.«

Und das hatten sie auch sehr bald getan.

Schon drei Tage später erhielt ich den schriftlichen Bescheid, wieder zum Dienst in der Notaufnahme des Allgemeinkrankenhauses Cheltenham antreten zu dürfen. Vorausgesetzt, ich willigte ein, für die absehbare Zukunft nicht selbständig, sondern bei unverändertem Dienststatus und Gehalt unter Aufsicht der anderen Ärzte zu arbeiten.

Ich hatte das bisschen Stolz, das mir geblieben war, hinuntergeschluckt, mich mit ihren Bedingungen einverstanden erklärt und war am darauffolgenden Montag, also gestern, froh gelaunt wieder zum Dienst erschienen.

»Ein Vierundsechzigjähriger ist fünf Meter tief von der Leiter gefallen«, sagte die Schwester, die den Anruf vom Rettungsdienst entgegengenommen hatte. »Wollte anscheinend seine Fernsehantenne richten. Blöder Hund. Ist auf Betonboden gestürzt.«

»Kopfverletzung?«, fragte ich.

Sie schüttelte den Kopf. »Auf den Füßen gelandet. Der Rettungsdienst nimmt an, beide Fußgelenke sind gebrochen.«

Schmerzhaft, aber es bestand keine Gefahr für sein Leben oder dass er Gliedmaßen verlor, sofern die Blutversorgung der Füße nicht durch die Brüche unterbunden war. Danach würde ich als Erstes schauen, wenn er kam.

»Übernehmen Sie den, Chris«, sagte Jeremy Cook hinter mir am Schalter. »Falls Sie mich brauchen, ich bin in der Nähe. Schön, dass Sie wieder da sind.«

»Danke, Jeremy«, sagte ich. »Es ist auch schön, wieder hier zu sein.«

Der Patient traf ein, und nachdem ich ihn stabilisiert hatte, stellte ich fest, dass beide Füße einen erkennbaren Puls hatten. Dann schickte ich ihn zum Röntgen und zur Ganzkörpertomographie. Aus der Stellung der Füße ging hervor, dass tatsächlich beide Fußgelenke gebrochen waren, aber es galt auch sicherzugehen, dass keine anderen schweren Verletzungen vorlagen wie etwa innere Blutungen, die man leicht übersehen konnte, bis es zu spät war. Bei einem Sturz aus fünf Metern auf eine harte Oberfläche hatten auf alle wichtigen Organe erhebliche Kräfte eingewirkt und konnten zu Rissen geführt haben.

Glücklicherweise war auf dem CT nichts Ungewöhnliches zu erkennen, kein Anhalt für weitere Verletzungen.

Ich hatte bereits einen Orthopäden angepiepst, und gemeinsam machten wir uns jetzt daran, die Fußgelenke des Patienten zu richten und sie mit einem provisorischen Gipsverband zu versehen. Sehr wahrscheinlich musste er an einem oder beiden Füßen noch operiert werden, damit die Gelenke gut verheilten, aber das würde erst morgen passieren, wenn sich das verletzte Bindegewebe um die Knochen etwas erholt hatte.

Als der Mann auf eine Krankenstation gefahren wurde, atmete ich ein wenig auf. Der erste Schwerverletzte seit fünf Monaten für mich, und alles war wie von selbst gegangen, nicht das leiseste Kribbeln in den Fingern hatte ich gespürt.

»Gratuliere, Chris«, sagte Jeremy Cook. »Gute Arbeit. Genau wie es sein soll.«

Ich lächelte.

Ich war wieder im Geschäft.

Am darauffolgenden Montag erschien ich als Zeugin bei der wiederaufgenommenen Untersuchung zum Tod des Namenlosen am Coroner-Gericht Gloucester.

Bloß war er jetzt nicht mehr namenlos. Die polizeilichen Ermittlungen hatten endlich Erfolg gehabt.

»Guten Morgen, Dr. Rankin«, begrüßte mich DS Merryweather im verglasten Vorraum des brandneuen Gerichtskomplexes. DC Filippos war bei ihm, und beide gaben mir die Hand.

»Danke, dass Sie gekommen sind«, sagte Constable Filippos. »Wie geht's Ihnen?«

»Danke, gut«, sagte ich. »Ich arbeite wieder.«

»Das freut mich zu hören.« Er lächelte, als freute es ihn wirklich.

Ich hätte ihn gern alles Mögliche gefragt, besonders, ob er herausgefunden hatte, wem der lange schwarze Mercedes gehörte, aber ich hatte Grant ja versprochen, mich herauszuhalten. Ich hatte ihm versichert, ich würde alles der Polizei überlassen und niemandem Fragen stellen, die etwas mit dem Toten oder mit sonst etwas auf der Rennbahn Cheltenham zu tun hatten.

Am Gericht war ich jetzt also nur, um Fragen zu beantworten. Das hatte mir Grant am Morgen noch mal eingeschärft. Was aber nicht hieß, dass ich nicht neugierig war. Vielleicht musste ich einfach abwarten, bis mir die Informationen zuflogen.

»Sie haben vielleicht gehört, dass wir den Toten identifiziert haben«, sagte der Detective Sergeant.

»Es sieht so aus«, antwortete ich. Auf der Vorladung, die ich erhalten hatte, war der Name des Mannes mit Rahul Kumar angegeben, ohne weitere Einzelheiten.

»Wie von uns vermutet, stammte er aus Indien, aus Delhi. Die dortige Polizei hat den Namen geliefert, und ein DNA-Abgleich gab uns die Bestätigung.«

Ein Gerichtsdiener kam in den Vorraum und kündigte

laut die Untersuchung der Todesumstände von Rahul Kumar an. Die zwei Kriminalbeamten und ich betraten den Gerichtssaal und nahmen hinten in einer blau bezogenen Sitzreihe Platz.

Als Ärztin hatte ich schon vielen solcher Untersuchungen beigewohnt, und ich wusste sehr gut, um was es hier ging. Die Verhandlung diente lediglich der Beantwortung vier einfacher Fragen: wer, was, wo und wann?

Wer war der Verstorbene? Was hat seinen Tod herbeigeführt? Wo ist er gestorben? Und wann ist er gestorben? Weiter nichts. Längst vorbei waren die Zeiten, wo man bei dieser Gelegenheit jemanden beschuldigen konnte, einen Tod herbeigeführt zu haben.

Die Untersuchung ist kein Strafprozess, bei dem Anklage und Verteidigung nach dem Verhandlungsgrundsatz die Fakten erörtern, während der Richter sich weitgehend heraushält und nur Rechtsfragen anspricht, sondern ein Inquisitionsverfahren, bei dem der Coroner als Richter Zeugen befragt, um zu einem Schluss zu gelangen.

Geschworene nehmen an der Untersuchung nur unter bestimmten Umständen teil, etwa wenn der Tod in Untersuchungshaft eingetreten ist oder der Coroner von einem besonderen Interesse der Öffentlichkeit ausgeht.

Da hier beides nicht zutraf, führte der Coroner die Verhandlung allein und rief zur Klärung der Identität als ersten Zeugen DS Merryweather auf.

»Der Name des Verstorbenen ist Rahul Kumar«, sagte der Sergeant mit einem Blick auf seine Unterlagen laut und deutlich von der Zeugenbank. »Er war indischer Staatsbürger, wohnhaft in Narela, einem nördlichen Stadtteil von

Delhi. Eindeutig identifiziert durch DNA-Abgleich mit seiner Mutter und seinem Bruder.«

»Hatte er außer Mutter und Bruder noch andere Angehörige?«, fragte der Coroner.

»Ja, Sir«, antwortete der Sergeant. »Zwei Schwestern und mehrere Nichten und Neffen.«

»Keine eigenen Kinder?«

»Nein, Sir. Mr Kumar war unverheiratet.«

»Ist die Familie in irgendeiner Form bei dieser Verhandlung vertreten?«

»Nein, Sir«, sagte der Kriminalbeamte. »Seine Angehörigen konnten nicht anreisen. Die Einzelheiten dazu finden sich in unserem Bericht an Ihr Büro.«

»Ja, danke«, sagte der Coroner. »Ich habe den Bericht gelesen. Sehr interessant. Man kann Ihnen zu dieser Identitätsfeststellung nur gratulieren, Sergeant. Ein wahres Geduldsspiel. Haben Sie noch Angaben hinzuzufügen?«

»Ja, Sir«, sagte er. »Nach der Abfassung des Berichts haben wir ermittelt, dass Mr Kumar sieben Tage vor seinem Tod mit einem Air-India-Flug von Neu-Delhi ins Land gekommen ist. Wo er sich in den sieben Tagen aufgehalten und was er an Eigentum mitgeführt hat, ist noch offen.«

»War er berufstätig?«

»Neu eingetroffene Informationen aus Indien deuten darauf hin, dass er früher bei der indischen Polizei war, aber den Dienst quittiert hat, um für ein privates Sicherheitsunternehmen zu arbeiten.«

»Besteht Grund zu der Annahme, dass er dienstlich im Land war?«

»Nein, Sir«, erwiderte der Sergeant. »Aber es gibt überhaupt keinen Anhalt für den Zweck seines Besuchs. Er hat in der Notfallstelle des britischen Visa-Zentrums in Neu-Delhi persönlich einen Eilantrag gestellt, und zwar am« – er sah auf seine Notizen – »3. November letzten Jahres, und am selben Tag übers Internet seinen Flug gebucht. Am Tag darauf hat er Indien verlassen, und am Morgen des fünften kam er in Heathrow an.«

Eine sehr plötzliche Entscheidung, dachte ich. Es musste einen zwingenden Grund für die Reise gegeben haben.

Die Wer-Frage hatte das Gericht beantwortet.

Nächster auf der Zeugenbank war Constable Filippos, der schilderte, wie jemand vom Reinigungspersonal der Rennbahn den Mann in einer Kabine der Herrentoilette gefunden hatte.

»Und die Kabine war von innen verschlossen?«, fragte der Coroner.

»Ja, Sir.«

»Wie hat man sich denn Zugang verschafft?«

»Die Kabinen bestehen aus Fertigplatten, die nicht bis zur Decke reichen. Jemand vom Rennbahnpersonal hat sich von der Nebenkabine hinübergebeugt und mit dem Schrubber der Putzfrau den Riegel aufgeschoben.«

»War das, bevor Sie zum Fundort kamen oder danach?«, fragte der Coroner.

»Vorher, Sir. Die Methode wurde mir beschrieben und vorgeführt. Die Polizei wurde erst dann gerufen, weil die Leute von der Rennbahn den Mann zunächst für betrunken hielten.«

»Sind die Personen anwesend, die den Mann gefunden haben?« Der Coroner sah sich erwartungsvoll im Saal um.

»Nein, Sir«, sagte der Constable. »Die Tür hat ein Austauscharbeiter von Racing Victoria in Australien geöffnet, der nur kurz in England war und inzwischen abgereist ist.«

Der Coroner presste in offensichtlicher Missbilligung die Lippen zusammen.

»Und die Putzfrau?«, fragte er säuerlich.

»Die Putzfrau hat bei einem Ihrer Mitarbeiter ihre Aussage zu Protokoll gegeben«, sagte der Kriminalbeamte. »Das müsste in Ihren Unterlagen sein, Sir. Sie hatte angenommen, der bewusstlose Mann sei tot, und das hatte ihr gehörig zugesetzt. Man hielt ihre Anwesenheit heute nicht für notwendig.«

Der Coroner blätterte in seinen Papieren und fand die Aussage, war aber von der Zurechtweisung durch den jungen Constable sichtlich nicht angetan.

DC Filippos schilderte, wie er den Rettungsdienst gerufen und den Mann dann zum Allgemeinkrankenhaus Cheltenham begleitet hatte. Er berichtete auch, dass er später am Abend zur Rennbahn zurückgekehrt war und eine Whiskyflasche im Mülleimer entdeckt hatte, auf der sich später Fingerabdrücke des Toten fanden.

»Gibt es Hinweise darauf, wo die Flasche herkam?«, fragte der Coroner.

»Nein, Sir«, antwortete der Constable. »Es war eine Flasche der Marke Bell's Blended Scotch Whisky. Zwanzig Zentiliter, und sie war aus Plastik, nicht aus Glas. Solche Flaschen werden zollfrei verkauft an Flughäfen oder im Flugzeug, aber wir haben keinen Hinweis darauf, wo ebendiese Flasche gekauft wurde oder wo sie war, bevor sie in dem Mülleimer gefunden wurde.«

Der Coroner machte sich Notizen. »Danke, Constable.«
Dann war ich an der Reihe. Ich raffte meine Papiere zusammen und ging zum Zeugenstand.

Ich nahm die Bibel in die rechte Hand. »Ich schwöre bei Gott dem Allmächtigen, die Wahrheit zu sagen, die ganze Wahrheit und nichts als die Wahrheit.«

Ich setzte mich auf den bereitgestellten Stuhl.

»Mein Name ist Dr. Christine Rankin, Fellow des Royal College of Emergency Medicine und Fachärztin am Allgemeinkrankenhaus Cheltenham. Ich war die Aufnahmeärztin in der Notaufnahme am Abend, als Mr Kumar eingeliefert wurde.«

Dann schilderte ich anhand der mitgebrachten medizinischen Unterlagen die Behandlung des Mannes. Ich erzählte dem Gericht von meinem Verdacht auf supraventrikuläre Tachykardie, der von mir veranlassten Adenosingabe zur Senkung der Herzfrequenz und wie der Mann in der Folge an Herzstillstand gestorben war.

»Hat die Adenosingabe den Herzstillstand herbeigeführt?«, fragte der Coroner.

»Nein, Sir«, sagte ich so ruhig und gleichmäßig atmend wie möglich.

Die Wahrheit, die ganze Wahrheit und nichts als die Wahrheit.

Es stimmte aber doch.

»Supraventrikuläre Tachykardie wird durch übermäßige elektrische Aktivität im oberen Teil des Herzens verursacht. Adenosin bewirkt einen vorübergehenden Atrioventrikularblock, durch den der Herzrhythmus zurückgesetzt wird. In diesem Fall geschah das jedoch nicht.«

»Weil der Mann gar nicht an supraventrikulärer Tachykardie litt?«

»Sein Herz sprach wegen der zu starken Kokain-Überdosis nicht auf das Adenosin an«, antwortete ich etwas an der Frage des Coroners vorbei.

»Hatten Sie vor der Verordnung des Adenosin einen Herzspezialisten konsultiert?«, fragte der Coroner.

»Nein, Sir«, sagte ich. »An dem Samstagabend war im Krankenhaus keiner erreichbar, und ich war der Ansicht, zu warten, bis der Bereitschaftskardiologe eintraf, wäre für den Patienten verhängnisvoll.«

»Sie dachten, er stirbt, wenn Sie warten?«, fragte der Coroner und sah mir direkt in die Augen.

»Ja, Sir«, sagte ich.

»Er ist aber trotzdem gestorben.«

»Ja, Sir.«

Auch für mich hörte sich das nicht besonders gut an.

»Danke, Dr. Rankin, das war's fürs Erste, aber bleiben Sie bitte im Saal. Ich rufe Sie vielleicht später noch mal auf.«

Ich kehrte an meinen Platz zurück, während der Coroner den nächsten Zeugen aufrief, den Bezirkspathologen, der den Toten obduziert hatte. Sein Bericht lag dem Coroner bereits vor.

»Bitte nennen Sie dem Gericht die Todesursache«, sagte der Coroner, nachdem der Pathologe sich vorgestellt hatte.

»Akute Kokainvergiftung«, antwortete der Pathologe mit Überzeugung, »die zum Herzstillstand führte.«

»Hat die Adenosingabe im Krankenhaus Cheltenham zu seinem Tod beigetragen?«, fragte der Coroner.

Ich hielt den Atem an.

»Das bezweifle ich sehr. Sie könnte ihn wohl geringfügig beschleunigt haben – um ein paar Minuten allenfalls. Und hätte der Patient tatsächlich an einfacher supraventrikulärer Tachykardie gelitten, wäre das Adenosin vielleicht seine Rettung gewesen. Meiner Meinung nach lohnte es sich, das Risiko einzugehen.«

Der Coroner blickte zu mir und sah mich erleichtert aufseufzen.

»Und war die Abwesenheit eines Facharztes für Kardiologie im Krankenhaus ein Faktor?«

»Nein, Sir«, sagte der Pathologe. »Die Menge an Kokain im Hirngewebe war mit dem Leben inkompatibel. Mich wundert viel mehr, dass er es so lange geschafft hat.«

Der Coroner schrieb etwas in sein Notizbuch und sah den Pathologen an. »Haben Sie den Bericht der Kriminaltechnik zu der Whiskyflasche aus dem Mülleimer auf der Herrentoilette gesehen?«

»Ja, Sir«, antwortete der Pathologe. »Nach der Kokainkonzentration in den Rückständen könnte die Droge im Leichnam dorther stammen. Schon die Einnahme einer Teelöffelportion dieser Flüssigkeit hätte genügt, um den Tod herbeizuführen. Die Analyse des Mageninhalts ergab, dass der Verstorbene eine solche letale Dosis konsumiert hat.«

»Danke, Doktor«, sagte der Coroner.

Damit war die Was-Frage beantwortet.

Der letzte Zeuge war der Assistenzarzt, der den Tod festgestellt hatte, der Arzt, den ich angeschrien und der sich über mich beschwert hatte. Ich sah ihn verächtlich an, als er zum Zeugenstand ging. Was würde ich jetzt noch aus seinem Mund ertragen müssen?

Kein Wunder, dass mich der Coroner zu bleiben gebeten hatte.

Doch zu meiner großen Überraschung beschränkte sich der Arzt ganz auf das Wo und Wann und gab an, um welche Uhrzeit laut Krankenakte das Leben des Patienten in der Notaufnahme geendet hatte und er für tot erklärt worden war.

»Und waren Sie dabei anwesend?«, fragte der Coroner.

»Ja, Sir. Ich hatte eine Stunde lang die Wiederbelebungsmaßnahmen geleitet, aber ohne Erfolg. Ich habe dann angeordnet, die Maßnahmen einzustellen.«

»War Dr. Rankin nicht auch anwesend?«

»Nein, Sir. Dr. Rankin behandelte eine junge Frau, die sich bei einem Motorradunfall schwer verletzt hatte.«

»Ist es üblich, dass man einen schwerkranken Patienten ohne fachärztliche Aufsicht lässt?«

Der Assistenzarzt sah durch den Gerichtssaal kurz zu mir hinüber.

»Dr. Rankin war damit beschäftigt, das Leben eines anderen Patienten zu retten.«

»Ich habe Sie gefragt, ob es üblich ist«, sagte der Coroner.

»Üblich nicht, Sir, aber auch keineswegs ungewöhnlich.«

Der Coroner machte sich wieder Notizen.

»Danke, Doktor«, sagte er. »Sie können abtreten.«

Der Assistenzarzt verließ den Zeugenstand und mied es auf dem Weg zu seinem Platz hinten im Saal geflissentlich, in meine Richtung zu schauen.

Eine längere Pause entstand, während der Coroner sich seinen Notizen widmete.

»Meine Damen und Herren«, sagte er schließlich, »ich bin überzeugt, dass es sich bei dem Verstorbenen um den indischen Staatsbürger Rahul Kumar handelt. Ebenso überzeugt bin ich, dass die unmittelbare Todesursache eine akute Kokainvergiftung durch den Konsum kontaminierten Whiskys war. Man mag darüber spekulieren, ob Mr Kumars Tod Selbstmord war, doch ich kann nicht zu diesem Fazit gelangen. Mr Kumar wurde zwar in einer von innen verschlossenen Kabine gefunden, und eine Flasche zollfreien Whiskys, in der sich stark konzentriertes Kokain fand, wies seine Fingerabdrücke auf, doch gibt es keinen Beweis dafür, dass Mr Kumar vorhatte, eine tödliche Dosis davon zu sich zu nehmen. Das Gericht gelangt daher zu dem Schluss, dass Rahul Kumars Tod ein Unfall war.«

Leises Stimmengewirr kam im Saal auf, doch der Coroner war noch nicht ganz fertig.

»Des Weiteren werde ich das Gesundheitsministerium anschreiben und im Hinblick auf bestimmte Abläufe in unseren Krankenhäusern um Klärung bitten.«

Viel Glück damit, dachte ich. Um derlei klare Aussagen vom Gesundheitsministerium bemühten sich Ärzte seit Jahrzehnten.

»Bitte erheben Sie sich«, rief der Gerichtsdiener in den Saal.

Auch der Coroner erhob sich, verneigte sich vor uns und ging hinaus.

»Unfall«, meinte DS Merryweather zu mir gewandt. »Damit bin ich zufrieden.«

Ich war es nicht. Unfall besagte, dass Rahul Kumar unabsichtlich zu Tode gekommen war – durch ein selbst herbeigeführtes Unglück oder Missgeschick.

Wieso glaubte niemand außer mir, dass es Mord war?

24

Lust auf einen Kaffee?«, fragte ich, als wir den Gerichtssaal verließen. »Ich zahle.«

DC Filippos zögerte und sah seinen Chef an.

»So viel Zeit haben wir«, sagte der Sergeant.

Sie setzten sich an einen Tisch am Ende des Vorraums, während ich am Automaten in der Ecke drei Becher Kaffee holte.

»Sie waren also mit dem Richterspruch zufrieden«, sagte ich, als ich mich zu ihnen setzte.

Es war keine Frage, sondern eine Feststellung.

»Unter den Umständen scheint er mir annehmbar«, sagte DS Merryweather. »Um von Selbstmord auszugehen, sind unsere Erkenntnisse zu lückenhaft.«

Ich schüttelte den Kopf. »Selbstmord war das sicher nicht. Ich glaube, er ist umgebracht worden.«

»Man hat ihn doch in einer verschlossenen Kabine gefunden«, sagte der Sergeant mit mehr als einem Hauch von Gereiztheit.

»Wie wir gehört haben, ist der Riegel mit einem Schrubberstiel aufgeschoben worden. Könnte er nicht genauso auch zugeschoben worden sein?« Jetzt hatte ich doch eine Frage gestellt. Eindeutig. »Und warum sollte jemand von Indien nach England fliegen, bloß um sich umzubringen?«

Noch eine Frage. Mein Versprechen gegenüber Grant war hochkant über Bord gegangen.

»Der Mensch macht komische Sachen«, antwortete der Sergeant. »Ich kannte mal jemanden, der sich mit Krebs im Endstadium ein neues Haus gekauft hat. Ein kleines Vermögen hat es ihn gekostet, und zwei Tage nach dem Einzug ist er dann gestorben.«

Das *konnte* ich verstehen. Nichtwahrhabenwollen nannte sich das.

»Und wir wissen ja auch nicht, was er in den sieben Tagen nach seiner Ankunft hier gemacht hat«, sagte DC Filippos. »Vielleicht ist in der Woche etwas vorgefallen, das ihn dazu getrieben hat.«

»Womöglich ging es um eine Frau«, meinte sein Vorgesetzter. »Flug nach England, dann die Zurückweisung. So etwas könnte jeden in den Selbstmord treiben.«

»Das ist doch wilde Spekulation«, sagte ich.

»Ihre Annahme, dass er umgebracht wurde, aber auch.«

»Na gut, wenn Sie recht haben, wo ist denn das Mädchen jetzt? Die Presse hat darüber berichtet. Sie hätte sich doch sicher gemeldet.«

»Nicht unbedingt. Die indische Gemeinde im Land kann sehr verschlossen sein, zumal wenn er in Erwartung einer arrangierten Heirat hierhergekommen ist und zurückgewiesen wurde. Dann verlangt die Familienehre, dass man zusammensteht und schweigt.«

Für mich hörte sich das alles sehr unwahrscheinlich an, aber meine Theorie von der Ermordung auch.

»Woher hatte er denn das Kokain?«, sagte ich, ohne meine Fragerei noch irgendwie zu verbrämen.

»Vielleicht hat er es aus Indien mitgebracht«, meinte DC Filippos. »Sie haben mir ja selbst erzählt, dass man Kokain am Zoll vorbeischmuggeln kann, indem man es in Alkohol auflöst.«

»Wo ist dann der Rest geblieben?«, fragte ich.

»Den hat er vielleicht schon vorher genommen«, sagte DS Merryweather, »in der Woche, die er hier war. Beim letzten Mal war es vielleicht einfach zu viel.«

Ich fragte mich, ob die Haare des Mannes untersucht worden waren und sich dabei Hinweise auf eine Langzeitabhängigkeit von Kokain ergeben hatten. In der Verhandlung war davon keine Rede gewesen. Ich sah mich nach dem Pathologen um, konnte ihn aber unter den noch Umherlaufenden nicht entdecken. Dafür erblickte ich Rupert Forrester, den Geschäftsführer der Rennbahn. Er unterhielt sich mit dem Gerichtsdiener. Vergewisserte sich wohl, dass der Rennbahn Cheltenham kein Vorwurf zu machen war.

»Und warum sind die Jockeys nicht als Zeugen hier?«, fragte ich. »Die haben Rahul Kumar am Tag seines Todes auf der Rennbahn Cheltenham gesehen. Sie geben zu, dass sie auf dem Parkplatz mit ihm gestritten haben, wenn sie auch lügen, was den Grund angeht.«

»Wir haben keinen Beweis dafür, dass sie gelogen haben.«

»Glauben Sie's mir«, sagte ich. »Die haben gelogen. Dass er seinen Wagen auf ihrem Stellplatz geparkt gehabt hätte, ist blanker Unsinn. Oder wo ist der Wagen jetzt?«

Aber worüber hatte der Mann mit den Jockeys tatsächlich gestritten, wenn nicht übers Parken?

Hatte es mit dem Spot-Fixing zu tun gehabt?

War Rahul Kumar ein illegaler indischer Buchmacher gewesen, der ein Spot-Fixing organisieren wollte?

Aber wenn das stimmte, warum ging es dann nach seinem Tod noch weiter?

Vielleicht hatte er es abstellen wollen.

»Bei was für einem privaten Sicherheitsunternehmen hat Kumar gearbeitet?«, fragte ich.

»Laut seiner Schwester war es eine Firma in Neu-Delhi«, sagte DC Filippos.

»Haben Sie den Namen nicht herausgefunden?«, fragte ich.

»Wir haben bei der indischen Polizei angefragt, aber keine Antwort bekommen.«

»Hätte man die gerichtliche Untersuchung nicht vertagen sollen, bis Sie das wissen? Könnte das nicht relevant gewesen sein?«

»Nein«, sagte der Detective Sergeant entschieden. »*Keine* dieser Fragen ist relevant. Der Coroner hat sein Urteil gesprochen. Rahul Kumar ist durch einen Unfall gestorben. Fertig, aus.«

»Die Untersuchung von Todesumständen kann jederzeit wiedereröffnet werden«, sagte ich.

»Nicht nach einem Unfall-Urteil, außer bei einer Überprüfung durch den High Court, und auch dann nur, wenn erhebliche neue Beweise ans Licht kommen. Da wir fünf lange Monate gebraucht haben, um auch nur herauszufinden, wer er war, ist das unwahrscheinlich.«

Besonders, wenn man gar nicht erst sucht, dachte ich.

Sackgasse. Aber so leicht gab ich nicht auf.

Aufgeben!

Wo war ich mit meinen Gedanken?

Wir gingen hinaus zum Parkplatz.

»Für Sie beide ist die Ermittlung damit wohl vorbei«, sagte ich.

»Allerdings«, antwortete DS Merryweather. »Und Gott sei Dank. Jetzt habe ich nur noch zweiundzwanzig offene Fälle auf dem Tisch.«

Ob ich ihn fragen sollte? Sollte ich?

Warum nicht? Mein Versprechen gegenüber Grant hatte ich ohnehin gebrochen. Wenn schon, denn schon.

»Wem gehört der schwarze Mercedes?«

»Diese Information«, sagte er, »darf ich Ihnen aus Gründen des Datenschutzes nicht geben.«

»Ich verspreche, es für mich zu behalten.«

Als wären meine Versprechungen irgendetwas wert.

»Ich kann es Ihnen trotzdem nicht sagen.«

»Sie können nicht, oder Sie wollen nicht?«

»Sowohl als auch«, sagte der Detective Sergeant. »Lassen Sie's gut sein, Dr. Rankin. Widmen Sie sich wieder Ihren Patienten, und sehen Sie zu, dass Sie gesund bleiben. Das hier ist vorbei.«

Die beiden Beamten stiegen in ihren Wagen.

»Was ist mit dem Fahrrad meines Sohnes?«, rief ich ihnen zu, als sie davonfuhren. »Wer war das denn?«

Für sie mochte es vorbei sein, für mich aber nicht.

Grant kam von der Arbeit nach Hause, als ich bei einer Tasse Tee vor dem Fernseher saß und mir die 18-Uhr-Nachrichten anschaute.

»Wie war's?«, fragte er.

»Ganz gut«, sagte ich. »Der Coroner hat mich wegen des Krankenhausprocedere ein bisschen in die Zange genommen, das war ungemütlich, aber davon abgesehen ging es.«

»Tut mir leid. Ich hätte dich begleiten sollen.«

Grant hatte vorgehabt, mit zu der Verhandlung zu kommen, aber dann war er im Betrieb um eine wichtige Präsentation gebeten worden. Die neue Instrumentierung eines für ein arabisches Land gebauten Kampfjets sollte vorgestellt werden, und der regierende Scheich würde anwesend sein.

Grant war unentschlossen gewesen, und schließlich hatte ich darauf bestanden, dass er die Präsentation halten solle, denn das war das, was er wirklich wollte.

»Es war okay«, sagte ich. »Mir ging's gut, und ich glaub, ich hab mich ganz gut geschlagen. Wie lief deine Präsentation?«

»Vorzüglich«, sagte er lächelnd. »Der Scheich schien sehr angetan, und das war die Hauptsache, denn von ihm kommt das Geld, und meine Chefs haben sich auch gefreut.«

»Schön. Glückwunsch.«

»Sollen wir's mit einem Glas Wein feiern?«, fragte Grant.

»Danke, ich bleib bei meinem Tee. Aber trink du eins.«

»Alles in Ordnung?«, fragte Grant ein wenig besorgt.

»Klar«, sagte ich. »Mir geht's gut. Ich möchte nur nichts trinken.«

Zu viele Kalorien, dachte ich.

Er ging in die Küche, um eine Flasche zu öffnen, während ich an meinen Zeugenauftritt bei der gerichtlichen Untersuchung zurückdachte und insbesondere an die Andeutung des Coroners, mir könnte an dem Abend, als der Mann starb, die Übersicht gefehlt haben.

Es hatte mir wirklich nichts ausgemacht.

Ein paar Monate zuvor wäre ich wahrscheinlich in Tränen ausgebrochen oder in einen totalen Angstanfall geschlittert. Vielleicht hätte ich mich sogar in der Klinik wiedergefunden.

Inzwischen ging es mit meiner Genesung voran, wenn ich mich auch nicht als völlig gesund betrachten konnte. Schon weil ich nicht vernünftig aß und jede Gelegenheit nutzte, um eine Mahlzeit auszulassen.

Grant und die Kinder behaupteten zwar immer wieder, ich sei zu dünn, aber der Spiegel bestätigte mir das nicht. Ich sah mich immer nur als groß, dick und hässlich.

Da half es, dass ich wieder arbeiten ging, und sei es nur, weil ich nicht mehr den ganzen Tag mein Spiegelbild betrachten konnte. Aber ich schluckte nach wie vor zu viele Tabletten, und meinen Hormon- und Thyroxinspiegel auszubalancieren erwies sich weiterhin als schwierig bis unmöglich.

Alle zwei Wochen ging ich noch zu Stephen Butler und arbeitete mit ihm an meinem Gemütszustand.

Er nahm an, dass das Fehlen einer liebevollen Beziehung zu meinen Eltern in der Kindheit mich immer noch daran hinderte, mich gefühlsmäßig voll und ganz auf Freunde und Angehörige einzulassen, insbesondere auf meinen Mann.

Ich liebte Grant und war mir sicher, dass er mich liebte, aber dennoch bestand eine gefühlsmäßige Kluft zwischen uns, die für mein Empfinden in letzter Zeit breiter geworden war. Den Grund bekam ich nicht genau zu fassen, und es kann sein, dass es sich eher in meinem Kopf als in Wirklichkeit abspielte, aber mir schien, wir lebten uns langsam auseinander. Vielleicht hatte es nichts mit meiner Krankheit zu tun, sondern passierte eben einfach nach achtzehn Jahren Ehe, aber so oder so machte es mir Angst.

Früher hätte ich Grant niemals feierlich versprochen, keine Fragen zu stellen, und dann mir nichts, dir nichts mein Wort gebrochen. Und oft belog ich ihn, was mein Gewicht und besonders das Essen anging, und erzählte ihm zum Beispiel von einem kalorienreichen Lunch, obwohl ich gar nichts zu mir genommen hatte.

Am schlimmsten fand ich, dass mir das so leicht fiel und ich danach nicht mal ein schlechtes Gewissen hatte.

Mein Handy klingelte, und ich ging dran.

»Hallo«, sagte ich.

»Ah ja, hallo, Chris«, kam die Antwort. »Äh, Adrian Kings hier, von der Rennbahn. Wie geht es Ihnen?«

Eitel Sonnenschein klang da heraus. Mich blendete er nicht.

»Danke, mir geht's gut«, antwortete ich kühl.

Was wollte er?

»Ich habe gehört, Sie arbeiten wieder im Krankenhaus.«

»Ja«, sagte ich und fragte mich, wo er das herhatte. Aber es war ja nicht geheim, und in den sozialen Medien sprach sich eine Menge herum.

»Es freut mich, dass Sie wieder auf dem Damm sind.«

»Danke.«

Auf dem Damm war ich sicher noch nicht, aber das brauchte ich ihm nicht auf die Nase zu binden. Mir war etwas mulmig bei dem Gespräch, und das ist keine Übertreibung. Bei unserem letzten Plausch hatte er Gift und Galle gespuckt.

»Äh«, sagte er.

Mir ging auf, dass er verlegen war – man konnte es deutlich hören. Offensichtlich erinnerte auch er sich an unsere letzte Begegnung.

Ich schwieg. Ich würde ihm nicht helfen.

»Chris«, sagte er schließlich.

»Ja?«

»Hätten Sie Interesse, beim kommenden April-Meeting am Mittwoch Arzt auf der Rennbahn zu sein?« Er stieß es hervor, als wollte er die Worte so schnell wie möglich loswerden.

»In Cheltenham?«, fragte ich.

»Ja, natürlich in Cheltenham.«

Schwang da ein Hauch von Gereiztheit mit?

»Ich weiß nicht«, sagte ich. »Zuletzt bekam ich von Ihnen unmissverständlich zu hören, dass Sie auf meine Mitarbeit keinen Wert mehr legen. Im Gegenteil, Sie haben mich angebrüllt, ich solle ein für alle Mal aus der Ersten Hilfe verschwinden.«

»Ja. Na gut, da war ich vielleicht etwas voreilig.«

Etwas einer Entschuldigung Ähnlicheres würde ich nicht von ihm bekommen.

»Ihnen fehlen Leute, ja?«, sagte ich.

»Nein«, sagte er mit Nachdruck. Zu viel Nachdruck. »Nichts dergleichen.«

Ich glaubte ihm nicht, und ich sollte recht behalten.

»Aber weil dieses Jahr so spät Ostern ist, sind einige von der üblichen Mannschaft mit ihren Kindern im Urlaub, und da dachte ich, Sie würden vielleicht gern einspringen.«

Kurz, ihm fehlten Leute.

Aber die Gründe waren mir egal. Mich freute einfach, dass er mich wieder dabeihaben wollte. Da ich im Krankenhaus bis Freitagabend freihatte, konnte ich auch zusagen.

»Ja, herzlich gern«, sagte ich.

»Prima«, meinte er, und damit war seine Verlegenheit überwunden. »Vorhin hab ich mich mit Rupert Forrester unterhalten, und er sagte, Sie hätten heute Morgen in einer gerichtlichen Untersuchung als Zeugin ausgesagt. Anscheinend war er beeindruckt.«

Wollte er mir zu verstehen geben, dass das Angebot nicht von ihm, sondern vom Geschäftsführer der Rennbahn kam? Das mochte sein, aber es kümmerte mich nicht. Ich hatte geglaubt, meine Zeit als Rennbahnärztin sei vorbei, und jetzt konnte ich mich wieder darauf freuen.

»Wer war das?«, fragte Grant, als ich auflegte. Er war mit einem Glas Rotwein aus der Küche hereingekommen und hatte nur den letzten Teil des Gesprächs mitgekriegt.

»Adrian Kings«, sagte ich. »Medizinischer Leiter auf der Rennbahn. Da soll ich am Mittwoch wieder Dienst tun.«

Ich merkte, dass Grant nichts davon hielt. »War der nicht letztes Mal so grob zu dir? Mich wundert, dass du zugesagt hast. Und ehrlich gesagt wäre es mir lieber, du gingest da nicht hin. Am liebsten wäre mir sogar, du würdest in Zukunft einen Bogen darum machen.«

»Ich fahre doch auf dem Weg zur Arbeit jeden Tag daran vorbei«, flachste ich.

»Du weißt schon, was ich meine.«

Er war zu klug, um mir den Einsatz auf der Rennbahn zu verbieten, und setzte auf Überredung als die nachweislich bessere Methode, doch die Sorge stand ihm ins Gesicht geschrieben.

»Das wird schon«, versuchte ich, ihn zu beruhigen. »Letztes Mal war ich vielleicht noch nicht so weit. Aber inzwischen geht's mir besser. Und der ganze andere Kram liegt doch jetzt hinter mir.«

Ich ahnte ja nicht, dass er auch noch vor mir lag und dass er bald wie ein führerloser Zug auf mich zugerast kommen sollte.

25

Richtig beschwingt trat ich am Mittwochmorgen durchs Drehkreuz auf die Rennbahn.

Im Krankenhaus war alles gut gelaufen, und ich hatte meine Begeisterung für die Notfallmedizin wiederentdeckt. Ich stand zwar immer noch unter der Aufsicht der anderen Ärzte, die mir aber nach und nach mehr Verantwortung überlassen hatten, und vor allem hatte ich mich kein einziges Mal in der Wäschekammer verstecken müssen.

Zu Hause stand es nicht ganz so gut.

Die Zwillinge kamen in der Schule zurecht und litten offenbar nicht darunter, dass ihre Mutter krank war. Der Haussegen mit Grant aber hing in letzter Zeit schief. Er hatte einer Freundin von mir aus dem Ort gestanden, dass er es leid war, immer so vorsichtig mit mir umgehen zu müssen, damit es kein Theater gab.

Die Freundin hatte angenommen, er habe ihr das in der Hoffnung gesagt, dass sie es mich wissen ließ, und hatte es dann auch gleich an mich weitergegeben.

Hätte ich in den Monaten vor Weihnachten noch mit Angst und Panik darauf reagiert, so war ich jetzt gefasster und pragmatischer. Ich konnte sogar darüber spekulieren, ob sich Grant meiner Freundin in Wirklichkeit vielleicht anvertraut hatte, weil er scharf auf sie war. Vielleicht hätte er es seinen Worten zum Trotz lieber gehabt, wenn ich verhungert wäre, damit er sich ungehindert an sie ranmachen konnte.

Dass ich darauf bestanden hatte, wieder als Rennbahnärztin zu arbeiten, hatte ihn verärgert, das wusste ich. War ich damit zu weit gegangen? Aber mir war erst klargeworden, wie viel diese Tätigkeit mir bedeutete, als ich dachte, ich könnte sie nie wieder ausüben.

Noch beim Frühstück an diesem Morgen hatte er versucht, mich davon abzubringen.

»Ich kann sie doch so kurzfristig nicht hängenlassen«, hatte ich gesagt. Aber ich wollte sie überhaupt nicht hängenlassen, weil mir so viel daran lag.

Um auf der Zulassungsliste zu bleiben, musste ich mindestens acht Tage im Jahr als Rennbahnärztin fungieren, und wegen meiner Krankheit und Abwesenheit würde es mir schwerfallen, die Bedingung im laufenden Jahr zu erfüllen, wenn ich nur in Cheltenham arbeitete. Deshalb hatte ich schon daran gedacht, anderen Rennbahnen in der Umgebung wie Worcester, Hereford und Stratford meine Mitarbeit anzubieten.

Wovon Grant nichts ahnte. Er war ja schon wütend darüber, dass ich überhaupt wieder anfangen wollte.

Das April-Meeting in Cheltenham war mit den Festivaltagen nicht zu vergleichen. Es war eine viel ruhigere Veranstaltung mit nur zehntausend erwarteten Zuschauern täglich, gerade mal einem Siebtel des Publikums, das im Vormonat den Gold Cup hier erlebt hatte.

Das Zeltdorf mit den Läden und Restaurants war größtenteils abgebaut worden, und dort, wo im März Tausende irischer Besucher zu Live-Musik mitgesungen und sich viele Liter Guinness hinter die Binde gegossen hatten, war jetzt bloß ein leerer flacher Platz.

Die provisorischen Tribünen und verglasten Restaurants, die die Einlaufgerade bis weit hinter das vorletzte Hindernis gesäumt hatten, waren nur noch eine blasse Erinnerung, und das Gras, auf dem sie gestanden hatten, erholte sich bereits im Frühlingssonnenschein.

Aber nach dem Riesentrubel des Festivals, in dem man sich nur schubsend und drängelnd von einer Stelle der Bahn zur anderen bewegen konnte, hatten die leeren Räume und die ruhigere Gangart der April-Veranstaltung doch etwas sehr Angenehmes.

Die Hindernissaison neigte sich dem Ende zu, wenn auch auf den kleineren Bahnen den ganzen Sommer hindurch noch gesprungen wurde, und das war in Cheltenham eindeutig zu spüren. Die Rennen würden deshalb jedoch nicht weniger umkämpft sein, denn in den jeweils sieben Rennen beider Tage liefen zahlreiche Pferde auf.

Ich war in meinem Eifer, den Tag anzugehen, sehr, sehr früh dran.

Das erste Rennen sollte erst kurz vor zwei starten, aber ich war schon zwischen halb und Viertel vor zwölf in der Ersten Hilfe. Zu Hause hatte ich den lieben langen Morgen nur immer wieder auf die Uhr geschaut und mir gewünscht, die Zeiger möchten einen Zahn zulegen und da ankommen, wo ich sie haben wollte. Um elf hatte ich das Warten aufgegeben, war gut eine halbe Stunde früher als geplant zur Rennbahn gefahren und hatte meinen Mini im Ärztebereich neben dem Jockeyparkplatz abgestellt.

Bei so viel weniger Zuschauern hatte ich keine Bedenken, es könnte am Abend an der Ausfahrt zu Staus kommen, und hielt es nicht für nötig, bei Tom und Julie zu parken.

Ich kontrollierte gerade meine Arzttasche, als Jack Otley hereingefegt kam.

»Morgen, Chris«, sagte er. »Sie sind früh dran.«

»Hi, Jack«, sagte ich. »Sie aber auch.«

»Ich gehe bei Freunden, die eine Loge haben, einen Happen essen. Häng nur gerade meinen Mantel auf. Sagen Sie Adrian bitte, dass ich in einer Stunde wieder da bin und er mit seiner Einsatzbesprechung so lange warten soll? Das wäre sehr nett.«

»Okay«, sagte ich. »Wird gemacht.«

Jack hängte seinen Mantel an einen Haken vor der Erste-Hilfe-Tür und entschwand im Laufschritt.

Essen? Darüber hatte ich mir noch keine Gedanken gemacht.

Ich überlegte, ob ich mir was holen sollte, bevor es losging.

Aber das Mittagessen war ehrlich gesagt schon seit geraumer Zeit ein Problem. Frühstücken musste ich einfach, weil Grant und die Jungs dabei waren und sich mächtig aufregten, wenn ich nicht jeden Morgen mit ihnen am Küchentisch etwas zu mir nahm. Fürs Abendessen galt dasselbe. Mittags aber war ich fast immer allein, wenigstens unter der Woche, so dass die »Essenspolizei« nicht mitbekam, ob ich etwas aß.

Meistens ließ ich es sein.

Mehr als zwei Mahlzeiten am Tag brachte ich nicht runter.

Eine wäre mir lieber gewesen.

Essen oder vielmehr das Nichtessen war das Einzige, was meiner Genesung noch im Weg stand. Die Badezimmerwaage konnte sagen, was sie wollte, ich war mir immer noch zu dick. Grant hatte gedroht, sämtliche Spiegel im Haus zu entfernen, damit ich mein Spiegelbild nicht sehen konnte, und ich hatte ihm gesagt, er solle nicht albern sein. Nur war es nicht so ganz albern. Ich betrachtete mich andauernd in den Spiegeln, und der Anblick gefiel mir nicht besonders.

Ich entschied, dass ich alles in allem ohne Mittagessen auskam. Mal wieder.

Statt zu essen, ging ich hinaus auf die Terrasse vor dem Waageraum und badete in den Sonnenstrahlen.

Wie so oft in den letzten Jahren war der April im Vereinigten Königreich einer der schönsten Sonnenmonate, mit warmen Tagen und kühlen Abenden, und auch heute war so ein Tag.

Ich stand mit geschlossenen Augen in der Sonne und ließ mich von ihrer Wärme durchdringen.

»Sie sehen glücklich aus, Doc«, sagte jemand vor mir.

Ich schlug die Augen auf. Es war Dave Leigh, der mit dem gebrochenen Schlüsselbein.

»Ach, hallo, Dave«, sagte ich. »Wie geht's? Arbeiten Sie wieder fürs Fernsehen?«

»Nein«, sagte er lachend. »Ich reite wieder.«

»Jetzt schon?«, staunte ich. Er hatte es sich erst vor einem Monat gebrochen. »Das geht ja schnell bei Ihnen.«

»Bin schon am Montag in Huntingdon wieder geritten. Und hab sogar gesiegt.«

»Glückwunsch«, sagte ich.

»Hier muss ich dreimal ran, deswegen bin ich zeitig los. Ich wollte nicht, dass mir eine Panne oder ein Stau dazwischenkommt.«

»Wo wohnen Sie denn?«, fragte ich.

»In Lambourn. Zentrum des Universums.«

Lambourn war ein großer Ort zwischen Newbury und Swindon in der Hügellandschaft der Berkshire Downs. Ein wichtiges Trainingszentrum für Rennpferde, insbesondere Springer, mit über dreißig aktiven Trainern und Trainingsställen im und um den Ort. Und er lag nur eine Autostunde von Cheltenham entfernt.

Dave Leigh fieberte den Rennen des Tages offenbar fast genauso entgegen wie ich.

Doch er war nicht der Einzige auf dem Vorplatz, den ich kannte. Auch Rupert Forrester war dort, zweifellos, um nach dem Rechten zu sehen. Er schaute herüber und kam dann zu mir.

»Dr. Rankin«, sagte er, »schön, dass Sie uns so kurzfristig aushelfen können.«

Er gab mir die Hand.

»Gern geschehen«, sagte ich. »Ein herrlicher Tag dafür.«

»Gott sei Dank«, sagte er. »Das macht sich an der Kasse stark bemerkbar.«

Das konnte ich mir vorstellen. Nicht jeden zog es bei Regen auf die Rennbahn.

»Ich habe Sie am Montag gesehen«, sagte er. »Bei der gerichtlichen Untersuchung zum Tod des armen Inders.«

»Da habe ich Sie auch gesehen.«

Er nickte. »Ich war als Vertreter der Rennbahn dort.

Zum Glück hat mich der Coroner nicht aufgerufen. Immer heikel, wenn jemand auf dem Gelände stirbt.«

»Gestorben ist er ja im Krankenhaus«, sagte ich.

»Stimmt. Aber es gab andere. Voriges Jahr sind beim Festival drei an einem Tag gestorben. Zwei an Herzanfall, einer an einem geplatzten Aneurysma. Die Rennen waren wohl zu aufregend für sie.« Er lachte über seinen unpassenden Scherz. »Na gut, ich muss weiter.«

Er verschwand im Waageraum, während ich mich wieder in die Sonne stellte. Aber er hatte mich nachdenklich gemacht.

Das menschliche Leben war sehr anfällig. Das wusste ich dank meiner Arbeit nur zu gut. Niemand rechnet damit, zum Pferderennen zu gehen und nicht mehr nach Hause zu kommen. Doch es passierte immer wieder. Nicht nur Herzanfälle und geplatzte Aneurismen, auch Schlaganfälle, Herzrhythmusstörungen und Lungenembolien. Sie alle waren Ursachen eines plötzlichen und unerwarteten Todes, nicht zu reden von Verkehrsunfällen und anderen Traumen.

Die Körper mancher Menschen konnten jedoch alle möglichen Schläge einstecken und dennoch fast normal weiterfunktionieren.

Und Jockeys wie Dave Leigh fielen eindeutig in diese Kategorie.

Jack Otley kam erst spät von seinem Mittagessen wieder, und Adrian Kings war nicht gerade erfreut, mit seiner Einsatzbesprechung warten zu müssen.

»Sie haben hoffentlich nichts getrunken«, begrüßte ihn Adrian säuerlich, als Otley schließlich eintraf.

»Natürlich nicht«, antwortete Jack etwas gekränkt.

Das ist auch gut so, dachte ich. Wir drei waren die einzigen diensthabenden Rennbahnärzte, das absolute Minimum und einer weniger als in Cheltenham mit seinen sich kreuzenden Kursen üblich. Kein Wunder, dass Rupert Forrester über mein kurzfristiges Einspringen so froh gewesen war.

Adrian hingegen hätte niemals zugegeben, dass er mit seinem Schiff zu nah an den Klippen gesegelt sein könnte, schon gar nicht mir gegenüber.

»Wir gehen alle drei raus auf die Bahn«, sagte er. »Und wir haben vier Krankenwagen. Damit sind wir bestens aufgestellt.«

Die Vorschrift der Rennsportbehörde war ganz einfach. Egal wie viele Krankenwagen zur Verfügung standen, wenn es an Ärzten fehlte, musste die Veranstaltung ausfallen.

Nach der Besprechung ging ich zur Cafeteria, um mir einen Kaffee zu holen, und stieß im Flur auf Jason Conway.

Aus etwa einem halben Meter Abstand sah er mich an und ich ihn. Ich war ganz ruhig.

»Hallo, JC«, sagte ich.

»Doc«, sagte er, ohne sich erkennbar darüber zu wundern, dass ich seinen Spitznamen gebrauchte.

»Wie viele Ritte haben Sie heute?«, fragte ich.

»Drei.« Er rührte sich nicht.

Ich sah ihm tief in die Augen. Dann wandte ich den Blick ab. Schluss damit.

»Viel Glück«, sagte ich. »Und dass ich mich nachher nicht um Sie kümmern muss.«

»Bestimmt nicht«, meinte er.

Trotz überwältigender Beweise für das Gegenteil waren Jockeys immer fest überzeugt, dass sie sich nicht verletzen würden. Das mussten sie auch sein, sonst würden sie den Job gar nicht erst machen. Dass sie bei ihrer Arbeit von einem Krankenwagen verfolgt wurden, schien sie nicht zu stören.

Jason schob sich an mir vorbei in die Umkleide.

Ich atmete langsam durch den Mund aus und ging mir den Kaffee holen.

Ich hatte mir selbst versprochen, keinen der drei Jockeys nach Spot-Fixing bei Pferderennen zu fragen, und wenigstens dieses Versprechen gedachte ich zu halten. Außer mir glaubte anscheinend sowieso niemand, dass es passierte, und Grant hatte versucht, mir einzureden, ich müsse mich irren.

Aber ich irrte mich nicht.

26

Beim ersten Rennen des Nachmittags brauchte das Nothilfeteam nicht einzugreifen, und dennoch genoss ich es, bei dem Sieglosen-Hürdenrennen über 3200 Meter wieder im Land Rover hinter den Pferden herzubrettern.

Das zweite Rennen, ein Jagdausgleich über 5600 Meter und vierundzwanzig Hindernisse, forderte uns bis ans Limit und darüber hinaus.

Achtzehn Starter traten in dem umkämpften Klasse-3-Wettbewerb an, doch bis ins Ziel stand nur die Hälfte. Drei der neun anderen hielten an, aber sechs stürzten, und dabei wurden vier Jockeys verletzt.

Das Feld lag dicht zusammen, als sie zum ersten Mal an der Tribüne vorbeikamen und noch zwei komplette Runden vor sich hatten. Mein Land Rover war das zweite Fahrzeug im ihnen folgenden Tross, gleich hinter dem führenden Krankenwagen.

»Zwei Stürze, erstes Hindernis auf der Gegengeraden«, drang mir die Stimme des Beobachters ans Ohr. »Pferde stehen, Jockeys nicht.«

Der Fahrer des Land Rovers lenkte den Wagen aufs Gras, und schon war ich draußen und lief. Der erste Krankenwagen hatte ebenfalls angehalten.

»Doc zwei vor Ort«, rief ich in mein Funkgerät.

»Und Krankenwagen eins«, sagte mir jemand ins Ohr.

»Krankenwagen zwei übernimmt die Spitze.«

»Mit Doc eins.« Das war die Stimme von Adrian.

Ich tauchte unter dem Rail durch und lief übers Gras zu einem der beiden Jockeys, während die Krankenwagenbesatzung zu dem anderen lief und die Helfer mit den grünen Sichtblenden ihnen folgten.

Ich kniete mich neben die stöhnende Gestalt.

»Dr. Rankin hier«, sagte ich. »Wo tut's weh?«

»Mein linkes Bein, Doc. Ich glaub, ich hab's knacken gehört.«

Eine Frauenstimme.

Weibliche Hindernisjockeys traten gegen Männer an, seit das Gleichbehandlungsgesetz von 1975 den britischen Rennsport gezwungen hatte, das zuzulassen, aber sie waren immer noch selten, eine Handvoll weiblicher Profis unter mehreren hundert männlicher Kollegen.

Ich lächelte. Auch ich gehörte zu einem Berufsstand, der Frauen ursprünglich auszuschließen trachtete, bis Elizabeth Garrett Anderson sich über die Vorurteile hinweggesetzt hatte und Englands erste Ärztin geworden war. Heute, über hundert Jahre später, waren rund sechzig Prozent aller Medizinstudierenden Frauen.

Weibliche Jockeys hatten eindeutig noch Boden gutzumachen.

»Wie heißen Sie?«, fragte ich.

»Ellie Lowe«, sagte sie.

»Hat Ihr Kopf was abgekriegt, Ellie?«

Beine durften warten, aber Kopf- und Halsverletzungen konnten schnell zum Tod führen.

»Nein«, antwortete sie. »Der Sturz war harmlos, aber einer von den anderen ist mir auf den Unterschenkel getreten.«

Aua, dachte ich.

Pferde verstanden es im Allgemeinen ziemlich gut, am Boden liegenden Menschen auszuweichen, aber manchmal war einfach kein Platz, und das Gewicht eines mit dem schmalen, metallbeschlagenen Huf aufspringenden Pferdes konnte eine Menge Schaden anrichten.

Ich untersuchte vorsichtig das Bein, und sie zuckte zusammen.

»Das muss geröntgt werden«, sagte ich. »Es kann sein, dass Sie über dem Knöchel eine Fraktur am Wadenbein haben.«

»Scheiße«, sagte sie ganz undamenhaft. »Heißt das, die schneiden mir die Stiefel auf?«

»Sehr wahrscheinlich«, sagte ich.

»Scheiße«, sagte sie noch einmal. »Die sind nagelneu und waren sauteuer.«

Ihre Reitstiefel beschäftigten sie offenbar mehr als der Beinbruch.

»Doc zwei an Beobachter«, meldete ich über Funk, »hier wird auch ein Krankentransport gebraucht.«

»Roger«, kam die Antwort. »Unterwegs.«

Die Helfer sperrten bereits das Hindernis ab, damit die anderen Starter es in der nächsten Runde umgingen.

Ich sah zu dem anderen gestürzten Reiter hinüber, der etwa vier Meter entfernt lag und immer noch von zwei Rettungssanitätern behandelt wurde. Ihre Bewegungen hatten etwas sehr Dringliches an sich.

»Sturz am offenen Graben bergab. Jockey noch am Boden.« Die Stimme des Beobachters drang mir laut ins Ohr.

»Doc eins übernimmt«, meldete Adrian über Funk.

»Ich habe einen Krankentransport mit Trage für Sie angefordert«, sagte ich zu meiner Jockeydame. »Die Pferde umgehen das Hindernis. Kommen Sie einen Moment allein zurecht, Ellie? Ich möchte mal nach ihm sehen.«

Ich wies auf den gestürzten Reiter.

»Ja«, sagte sie. »Machen Sie nur. Ich kann doch auch hopsen.«

»Nein«, widersprach ich. »Hier wird nicht gehopst. Warten Sie auf die Trage.«

Einmal hatte ich einen Patienten mit gebrochenem Fußgelenk in der Notaufnahme, der, als er aufgerufen wurde, durchs Wartezimmer hopste und sich dabei einen Achillessehnenriss im anderen Fuß zuzog. Die Folge war ein Gipsverband an beiden Beinen, und erst nach acht Wochen hatte er wieder laufen können.

Der andere Reiter war Dick McGee, und diesmal schimpfte er nicht über einen verpassten Sieg. Er war bei Bewusstsein, aber mit schreckgeweiteten Augen.

»Rückenverletzung«, sagte mir einer der Rettungssanitäter leise, als ich mich neben ihn kniete.

»Hi, Dick«, sagte ich. »Dr. Rankin hier.«

»Na toll, das hat mir gerade noch gefehlt«, antwortete er ironisch, was ich als gutes Zeichen nahm.

»Halten Sie still«, sagte ich ihm. »Sie bekommen vorsichtshalber einen Halskragen von uns.«

»Ich spüre meine Beine nicht, Doc«, sagte er mit tiefen Sorgenfalten auf der Stirn.

»Das kann von der Erschütterung der Wirbelsäule kommen«, antwortete ich beruhigend. Sein Rücken sah nicht verformt aus. »Wenn die Wirbelsäule einen Schlag abkriegt, kann es zu vorübergehenden Ausfällen kommen. Machen Sie sich keine Gedanken. Wir kümmern uns um Sie.«

Ein Sanitäter schob Dick vorsichtig einen Immobilisationskragen unter den Hals und befestigte ihn mit dem Klettverschluss unter seinem Kinn.

»Erinnern Sie sich, was passiert ist?«, fragte ich.

»Der Scheißgaul ist hängengeblieben, und ich hab mich überschlagen. Bin flach auf dem Rücken gelandet. Mir blieb ja so was von die Luft weg.«

Flach ist gut, dachte ich.

Ich tastete seine Beine ab, um mich zu vergewissern, dass sie nicht ernstlich verletzt waren. Wenn er sie nicht spürte, merkte er auch nicht, ob eins oder beide gebrochen waren.

Ich konnte nichts feststellen.

»Jetzt brennen mir auf einmal die Füße«, sagte Dick, und seine Stimme rutschte vor Panik mindestens eine Oktave höher. Er wollte sich sogar aufrichten.

»Bleiben Sie liegen, Dick«, sagte ich mit Nachdruck. »Sie wollen doch nicht alles noch schlimmer machen, oder?«

»Aber mir tun die Füße weh«, sagte er.

»Das ist ein gutes Zeichen«, erwiderte ich. Ich fuhr mit der Hand an seinem linken Bein entlang und drückte oberhalb des Knies von beiden Seiten zu, so wie ich immer die Zwillinge ins Bein gekniffen hatte, um sie zum Lachen zu bringen. »Spüren Sie das?«

»Etwas spüre ich«, sagte er. »Druck.«

Das war ein sehr gutes Zeichen.

»Brauchen Sie was gegen die Schmerzen?«, fragte ich ihn.

»Im Moment geht's so gerade«, antwortete er. »Danke, Doc.«

Er sah mich an, und ich sah ihn an.

Die Sanitäter hatten eine Schaufeltrage aus ihrem Fahrzeug geholt und schoben sie jetzt unter ihn. Da die Trage aus zwei Teilen bestand, die sich getrennt von links und rechts unter den Patienten schieben ließen, bevor man sie miteinander verband und fixierte, brauchte er kaum bewegt zu werden.

Ich wandte mich an einen der Sanitäter.

»Geben Sie ihm zur Unterstützung fünf Liter Sauerstoff pro Minute«, sagte ich. Zusätzlicher Sauerstoff im Kreislauf unterstützt die Genesung. »Oder Entonox, wenn er's braucht.« Entonox ist ein Halb-und-halb-Gemisch aus Lachgas und Sauerstoff zur Linderung akuter Schmerzen. Kennt jede Mutter.

»Ich bin gleich wieder da.«

Die noch im Rennen verbliebenen Pferde galoppierten im nächsten Durchgang an dem Hindernis vorbei, als ich noch mal zu Ellie Lowe ging. Die Besatzung des zweiten Krankenwagens half ihr auf die Trage.

»Alles klar, Ellie?«, fragte ich.

»Wird schon«, sagte sie. »Und meinen Stiefel hab ich runtergekriegt.«

Verblüfft sah ich auf ihr Fußgelenk. »Hat das nicht weh getan?«

»Und wie!«, meinte sie lachend. »Aber meinem Bankkonto hätte es noch weher getan, wenn sie ihn zerschnitten hätten.«

Sie packt das, dachte ich. Jockeys, ob Mann oder Frau, waren offensichtlich aus hartem Holz geschnitzt.

»Bringt sie in die Erste Hilfe«, sagte ich den Sanitätern. »Den Weitertransport regeln wir dann.« Ich wandte mich wieder an Ellie. »Wenn Sie einverstanden sind, überlasse ich Sie jetzt den Jungs. Ich muss zurück.«

Sie nickte. »Das ist Dick McGee, ja? Wie geht's ihm?«

»Nicht so toll«, sagte ich.

»Ist er gelähmt?«

Das war das Einzige, wovor alle Jockeys Angst hatten.

»Ich glaube nicht. Auch wenn man vielleicht noch abwarten muss, ich hoffe, er hat sich nur den Rücken gestaucht. Wir dürfen aber kein Risiko eingehen.«

Sie nickte und wurde zu dem bereitstehenden Krankenwagen getragen.

»Zwei Stürze, Hindernis nach dem Wasser«, sagte mir der Beobachter ins Ohr. »Ein Jockey noch am Boden. Doc drei, sind Sie frei?«

»Doc drei unterwegs«, hörte ich Jack Otley über Funk antworten. Er war wohl am Start postiert gewesen und von dort zum letzten Hindernis gefahren.

Ich ging wieder zu Dick McGee hinüber, der zum Abtransport mit dem herangefahrenen Krankenwagen auf der Schaufeltrage festgeschnallt wurde. Er trug jetzt eine Sauerstoffmaske, die an einen mobilen Tank angeschlossen war.

»Alles klar, Dick?«, fragte ich.

»Was meinen Sie wohl?«, antwortete er leicht gedämpft durch die Maske. Mich beruhigte es, dass er mir immer noch mit seinem üblichen Geplänkel kam. Wäre seine

Wirbelsäule ernsthaft verletzt gewesen, etwa durch einen Bruch, hätte er Mühe gehabt zu atmen, geschweige denn zu sprechen.

»Luftrettung?«, fragte ein Sanitäter.

Das Äußerste.

Ich legte die Hände vorn auf Bills leichte Reitstiefel.

»Wackeln Sie mal mit den Zehen, Dick«, sagte ich.

Durch das hauchdünne Leder spürte ich die leiseste Bewegung.

»Nicht nötig«, antwortete ich dem Sanitäter. »Er kann sich bewegen. Wenn es sein muss, verlegen wir ihn ins Gloucestershire Royal. Die haben eine Spezialabteilung für Rückgratverletzungen, und die Luftrettung hierher zu bekommen dauert länger als die Fahrt.«

Hätte ich ein durchtrenntes Rückgrat oder eine schwere Kopfverletzung vermutet, hätte ich die Luftrettung verständigt. Dann wäre er nach Bristol gekommen.

»Sturz am Vorletzten«, sagte mir der Beobachter ins Ohr. »Jockey am Boden. Ist ein Arzt frei?«

Es kam keine Antwort.

»Kommen Sie jetzt hier zurecht?«, fragte ich die Sanitäter.

»Klar.«

»Bringen Sie ihn zur Weiteruntersuchung in die Erste Hilfe. Blutdruck prüfen und mich sofort über Funk rufen, wenn er abfällt.«

»Mach ich.«

»Doc zwei. Bin unterwegs«, meldete ich und lief zum Land Rover. Ideal war das nicht, ich wäre gern bei Dick McGee geblieben und hätte ihn, falls erforderlich, auch zum Krankenhaus begleitet, aber dann wären wir einer zu wenig gewesen.

Ich sprang in den Land Rover.

»Vorletztes Hindernis«, sagte ich dem Fahrer. »Schnellstens.«

In halsbrecherischem Tempo jagten wir die Fahrspur hoch.

»Doc zwei an Erste Hilfe«, sagte ich ins Funkgerät.

»Erste Hilfe. Bitte sprechen.«

Ich gab den beiden Schwestern dort einen kurzen Bericht zu Ellie Lowe und Dick McGee und sagte ihnen, dass beide zur weiteren Einschätzung auf dem Weg zu ihnen seien.

»Doc eins hier«, meldete sich Adrian über Funk. »Bin jetzt auf dem Rückweg zur Ersten Hilfe.«

Ich kam am vorletzten Hindernis an, stieg aus und lief los.

Der Jockey am Boden wurde von der Besatzung eines verbliebenen Krankenwagens versorgt. Ich trat zu ihnen.

»Jason Conway«, sagte mir einer der Rettungsleute, als er mich sah. »Ist angeblich okay, kommt aber nicht richtig hoch.«

Erst Dick McGee. Jetzt Jason Conway.

Wer sollte das für einen Zufall halten?

Ich ging zu ihm.

»Hallo Jason, wo liegt das Problem?«

Er sah mich an, schien mich aber nicht zu erkennen.

»Nirgends«, sagte er und versuchte aufzustehen.

Aber er hatte ein wenig gelallt.

Gehirnerschütterung. Ich kannte das. Aus eigener Erfahrung.

»Legen Sie sich einfach hin, und lassen Sie sich untersuchen«, sagte ich.

Daran lag ihm nichts. »Ich bin okay«, beharrte er.

»Jason«, sagte ich ruhig. »Untersuchen muss ich Sie, und wenn Sie das nicht zulassen, muss ich Ihnen das Reiten trotzdem verbieten.«

Ich wusste nicht, ob sein Gehirn in der Lage war, das einzusehen, aber er gab die Aufstehversuche auf und legte sich ins Gras.

»Welches Pferd haben Sie geritten?« fragte ich, als ich mich neben ihn kniete.

Er sah mich verständnislos an, ohne zu antworten.

»Wo sind Sie?«, fragte ich.

»Auf der Rennbahn«, antwortete er prompt.

»Auf welcher?«

Wieder keine Antwort.

Ich wandte mich an die Sanitäter. »Ein Stützkragen und eine Trage für ihn, und wir bringen ihn in die Erste Hilfe. Dann sehen wir weiter, aber ich vermute stark, dass er für ein CT ins Krankenhaus muss.«

Während die Sanitäter die Trage holten, untersuchte ich Jason auf andere Verletzungen, konnte aber keine feststellen. Was nicht hieß, dass es keine gab. Unsichtbare Verletzungen sind oft die gefährlichsten.

Zu sagen, dass in der Ersten Hilfe die Hölle los war, als ich wiederkam, wäre keine Übertreibung. Die beiden Betten und der Physiotisch hinter den blauen Vorhängen waren bereits von verletzten Jockeys belegt, und draußen im Krankenwagen wurde Jason Conway noch von den Sanitätern behandelt.

»Verdammt noch mal«, sagte Adrian. »Das ist ja wie Feierabendverkehr am Piccadilly Circus. Erzählen Sie.«

»Ellie Lowe hat Verdacht auf Wadenbeinbruch«, sagte ich. »Dick McGee hat einen Schlag aufs Kreuz bekommen und anfangs die Beine nicht gespürt, aber als ich bei ihm war, sind etwas Empfindung und Beweglichkeit wiedergekommen. Draußen im Krankenwagen liegt noch Jason Conway mit Verdacht auf Gehirnerschütterung. Er konnte nicht richtig aufstehen und wusste nicht, wo er war und welches Pferd er geritten hatte. Da wäre ein CT anzuraten.«

»Okay.« Adrian holte tief Luft. »Ellie Lowe bekommt einen Stützverband, muss aber noch ins Krankenhaus und Jason Conway auch. Beide ins Cheltenham Allgemein. Dick McGee sagt, es geht wieder, Gefühl und Bewegung sind normal, und seiner Teilnahme am vierten Rennen steht nichts im Weg. Ich kann nur dafür sorgen, dass er liegen bleibt. Ich habe ihm gesagt, wenn er aufsteht, schreib ich ihn für einen Monat reitunfähig.«

»Ich finde trotzdem, er sollte vorsichtshalber zur Tomographie«, sagte ich. »Wer ist da drin?« Ich deutete mit einer Kopfbewegung auf den ersten blauen Nischenvorhang neben der Tür.

»Mike Sheraton«, sagte Adrian. »Klaffende Wunde am rechten Knie. Kein Problem. Die Schwester näht es gerade.«

Ich sah ihn ungläubig an.

Dick McGee, Jason Conway und Mike Sheraton, die drei Jockeys, von denen ich mich fernzuhalten gelobt hatte, waren hier versammelt, und alle waren verletzt.

27

»Jockeys, fünf Minuten«, kam die Ansage aus dem Lautsprecher im Umkleideraum.

Das nächste Rennen.

»Packen wir das?«, fragte Jack Otley Adrian.

»Wir müssen«, antwortete er. »Diesmal sind's nur acht Starter. Sie und ich, Jack, gehen raus auf die Bahn. Chris, Sie bleiben zur Beaufsichtigung unserer Gäste hier, hören aber auf den Funk, ob Sie gebraucht werden. Im Krankenwagen vor der Tür liegt Jason Conway, aber drei haben wir noch. Das reicht dicke. Hoffen wir einfach, dass es jetzt mal keinen Sturz gibt.«

Adrian wusste ganz genau, dass wir nach unserem ärztlichen Ermessen handeln mussten und uns nicht von finanziellen oder rennbetrieblichen Erwägungen beeinflussen lassen durften. Andererseits würde man es uns nicht danken, wenn wir ohne triftigen Grund die Veranstaltung abbliesen.

»Lowe, McGee und Conway müssen ins Krankenhaus«, sagte ich.

»Kann ein Krankenwagen alle drei hinbringen?«, fragte Adrian.

Ich schüttelte den Kopf. »Sowohl Jason Conway als auch Dick McGee sollten liegen, denke ich. Ellie Lowe genügt ein Sitz, solange sie das linke Bein hochlagern kann.«

»Dann rufen Sie einen externen Krankenwagen.« Adrian schnappte sich seine rote Arzttasche. »Nehmen Sie den und den, der draußen steht.«

»Ich würde wirklich gern mitfahren«, sagte ich. »McGee und Conway traue ich glatt zu, dass sie bei der Einlieferung sonst einfach abhauen.«

»Drohen Sie ihnen lange Sperren an.«

Er wandte sich zum Ausgang, den aber der eintretende Rupert Forrester blockierte.

»Alles in Ordnung hier?«, fragte er an der Tür. »Bei dem Rennen gab's mehrere Verletzte, wie ich höre.«

»Stimmt, Rupert«, erwiderte Adrian. »Aber wir kommen zurecht.« Er hörte sich viel zuversichtlicher an, als mir zumute war.

»Die Rennen können also weitergehen?«

»Auf jeden Fall«, antwortete Adrian. »Die Mindestbedingungen erfüllen wir.«

»Gut«, sagte Rupert. Er wollte rausgehen, drehte sich aber noch mal um. »Wer ist denn da drin?«, fragte er, auf die blauen Vorhänge deutend.

»Mike Sheraton, Dick McGee und Ellie Lowe. Jason Conway wird draußen im Krankenwagen behandelt.«

»Was Ernstes dabei?«

»Ernst, aber nicht kritisch«, sagte Adrian. »Ein möglicher Wadenbeinbruch, ein Rückenspasmus, eine mutmaßliche Gehirnerschütterung und eine Fleischwunde am Knie, die genäht wird. Das schaffen wir ohne weiteres. Dr. Rankin fordert noch einen externen Krankenwagen für den anstehenden Doppeltransport zum Krankenhaus an.«

Meiner Ansicht nach spielte Adrian das Ausmaß des Problems herunter.

»Jockeys bitte«, hieß es über die Lautsprecher.

»Ich muss los«, sagte Adrian. »Wenn ich nicht am Start bin, verzögert sich das Rennen.«

Laut Vorschrift durfte ein Rennen erst und nur dann beginnen, wenn der Arzt am Start dem amtierenden Starter bestätigt hatte, dass wenigstens die Mindesterfordernisse medizinischer Versorgung erfüllt waren.

Rupert Forrester trat zur Seite, um Jack und Adrian vorbeizulassen, kam aber noch mal an die Tür.

»Dr. Rankin«, sagte er, »meinen Sie, Sie kommen hier allein zurecht? Soll ich bleiben? Ich bin zwar kein Arzt, aber helfen kann ich doch bestimmt irgendwie.«

»Es geht schon, danke«, sagte ich. »Die Schwestern helfen mir ja, und wir haben alles im Griff.« Wenn Adrian die Schwere der Verletzungen herunterspielen konnte, dann konnte ich das auch. Ebenso sparte ich mir den Hinweis an Rupert, dass nichtmedizinisches Personal hier keinen Zutritt hatte, jedenfalls, wenn Patienten mit ihrem besonderen Vertrauensverhältnis zum Arzt im Raum waren.

Er nickte, ließ noch einmal den Blick umherschweifen und ging.

»Okay«, sagte ich zu mir selbst. »Wo fange ich an?«

Als Erstes sah ich draußen im Krankenwagen nach Jason Conway. Er lag noch auf der Trage, und ein Sanitäter saß bei ihm. Er war an einen Herzmonitor angeschlossen und trug eine Blutdruckmanschette um den Arm, hatte sich aber etwas erholt, zumindest so weit, dass er wusste, wer ich war, und es nicht gut fand.

»Ich möchte einen anderen Arzt«, sagte er streitlustig.

Der Sanitäter warf mir einen fragenden Seitenblick zu, über den ich hinwegging.

»Es ist kein anderer Arzt frei«, antwortete ich ruhig.

»Also, Jason, können Sie mir ein paar Fragen beantworten?«

»Nicht schon wieder«, sagte er, legte den Kopf zurück und schloss die Augen.

Andere Fragen, dachte ich. Ich musste ihm die Turnerschen Gehirnerschütterungsfragen stellen.

Diesmal schnitt er etwas besser ab, da er wusste, dass er auf der Rennbahn Cheltenham gewesen war und wie das Pferd hieß, das er geritten hatte. Aber auf den aktuellen Championjockey und den Sieger des erst am Samstag zuvor ausgetragenen Grand National kam er beim besten Willen nicht.

»Jason«, sagte ich, »es sieht aus, als ob Sie eine Gehirnerschütterung haben, und dafür bekommen Sie einen Roteintrag von mir. Sie dürfen frühestens in acht Tagen wieder reiten, und auch dann nur, wenn der BHA-Chefmediziner grünes Licht gibt. Haben Sie das verstanden?«

Er sah mich etwas abwesend an. Zum Glück hatten wir einen Vordruck für Reiter mit Gehirnerschütterung, dem sie die Vorschriften entnehmen konnten und was sie tun mussten, um wieder für reitfähig erklärt zu werden. Dazu erhielten sie einen Gutschein für den Kauf eines neuen Helms. Ich gab ihm beides.

»Sie kommen jetzt ins Krankenhaus«, sagte ich ihm, »für ein CT.«

»Nicht nötig«, sagte er und versuchte, sich aufzurichten, was ihm aber schwerfiel.

Das ist dringend nötig, dachte ich.

Ich wandte mich an den Sanitäter. »Vitalparameter?«

»Alles gut«, sagte er.

»Egal. Allgemeinkrankenhaus Cheltenham, jetzt gleich«, sagte ich. »Ich geb denen schon mal Bescheid, dass er kommt. Wir brauchen schnell ein Kopf-CT, um Blutungen auszuschließen.«

Ich wandte mich wieder an den Patienten.

»Jason«, sagte ich, »jetzt geht's ins Krankenhaus. Ich spreche mit Ihrem Jockeydiener und lasse Ihnen Ihre Sachen vorbeibringen.«

»Nicht nötig«, sagte er noch einmal, legte sich aber hin und schloss die Augen.

Plötzlich machte ich mir große Sorgen um ihn.

»So schnell wie möglich«, sagte ich dem Sanitäter.

»In Ordnung.«

Ich stieg aus, und der Krankenwagen fuhr mit Blaulicht davon. Ich schaute hinter ihm her. Vielleicht hätte ich mitfahren sollen, aber ich hatte ja noch andere Patienten zu betreuen. Ich kehrte in die Erste Hilfe zurück.

Die blauen Trennvorhänge waren zurückgezogen, und alle drei Jockeys schauten das laufende Rennen auf dem Bildschirm an der gegenüberliegenden Wand. Auch ich sah zu, während ich mit der Notaufnahme des Allgemeinkrankenhauses Cheltenham telefonierte.

»Ich habe drei Kunden für Sie«, sagte ich. »Einer ist unterwegs, zwei kommen noch.«

Jeremy Cook war der diensthabende Arzt, und ich sprach direkt mit ihm und gab ihm die Einzelheiten zu den Patienten in spe.

»Danke, Chris«, sagte er, als ich fertig war. »Wir kümmern uns um sie.«

Als Nächstes rief ich den Ambulanzdienst an und bestellte einen Krankenwagen.

»Ist eine halbe Stunde okay?«, fragte der Telefonist. »Auf dem Motorway hat's schwer gekracht, und im Moment sind wir ein bisschen knapp.«

»Halbe Stunde ist gut«, sagte ich und überlegte, ob der Krankenwagen, den ich gerade losgeschickt hatte, bis dahin vielleicht schon wieder hier war.

»Gehen Sie aus dem Bild, verdammt«, schrie Mike Sheraton die Schwester an. Sie war gerade mit der Naht fertig geworden und versehentlich in sein Blickfeld getreten, als sie aufstand, um Verbandszeug zu holen.

Ich drehte mich um und fixierte ihn. »So spricht man nicht mit einer Dame.«

Er antwortete nicht. Er sah mich nicht mal an.

Mike Sheraton war, wie Dave Leigh gesagt hatte, kein netter Mensch. Jeder vom Nothilfepersonal hatte ein paar Lieblingsjockeys, aber er stand bei niemandem auf dem Zettel.

Ich sah mir seinen RIMANI-Eintrag auf dem Computer an. Adrian hatte ihn nicht gesperrt.

»Lassen Sie mich das Knie mal sehen, bevor Sie es verbinden«, sagte ich der Schwester.

Sie hatte gute Arbeit geleistet. Eine Viererreihe von kleinen verknoteten Nähten lief frontal über Sheratons rechtes Knie. Ich konnte mir die Wunde in Ruhe ansehen, da der, dem das Bein gehörte, sich ganz auf die TV-Übertragung vom Einlauf des Rennens konzentrierte.

Einfache Nahtversorgung rechtfertigte keinen Roteintrag und war kein Grund, jemanden vom Reiten abzuhalten, aber die Verletzung hier ging über ein Gelenk.

Während die Schwester den Verband auflegte, füllte ich ein paar Formulare aus und reichte Mike Sheraton einen Schein.

»Was ist das denn?«, fragte er verärgert.

»Der Bescheid über einen roten Eintrag«, sagte ich. »Kennen Sie doch sicher.«

Der Schein enthielt Angaben zur Verletzung und die Begründung für den Roteintrag.

»Ja, kenn ich«, sagte er laut, »aber warum geben Sie mir den jetzt? Ich hab doch nur 'n Kratzer.«

»Die Wunde musste viermal genäht werden und liegt über einem Gelenk. Wenn Sie das Knie zu stark beugen, platzt sie wieder auf. Deshalb mein roter Eintrag in der Datenbank. Sie müssen den Schein einem Rennbahnarzt vorlegen und sich gesundschreiben lassen, bevor Sie wieder reiten können, und heute wird das nichts mehr.«

»Den nehm ich nicht an«, sagte er und warf den Zettel wütend aufs Bett.

Er mochte aufgebracht sein, aber ich blieb ruhig.

»Doch«, sagte ich. »Sonst können Sie nicht wieder reiten – oder wäre es Ihnen lieber, ich melde Sie der Rennleitung?«

Er wusste, dass er keine Wahl hatte. Wenn er den Schein nicht annahm, konnte ihn die Rennleitung mit einer viel längeren Sperre belegen, als der Roteintrag sie vorsah, und eine Geldstrafe käme dazu. Er sah mich finster an, hob den Schein aber auf und nahm ihn mit in die Umkleide.

Ich konnte genauso fies sein wie er, wenn ich wollte.

»Alles okay, Ellie?«, wandte ich mich meiner Jockeydame zu, die jetzt auf der Couch des Physiotherapeuten saß, das verletzte Bein lang ausgestreckt. »Wir haben eine Ambulanz bestellt, die Sie zum Röntgen ins Krankenhaus Cheltenham bringen wird.«

»Ich fasse es nicht«, meinte sie traurig. »Am Samstag soll ich die Brautjungfer meiner Schwester sein.«

»Das kann ja noch klappen«, sagte ich. »Das Krankenhaus stellt vielleicht nur sicher, dass die Knochenenden richtig zusammenstehen, und macht Ihnen einen Gehgips. Ihr Gewicht wird hauptsächlich vom Schienbein getragen, dem anderen Unterschenkelknochen. Ist das Brautjungfernkleid lang?«

»Ja«, antwortete sie schon wieder fröhlicher.

»Na bitte«, sagte ich. »Wenn Sie am anderen Fuß einen Schuh mit hohem Absatz tragen, merkt keiner was, nur tanzen könnte schwierig sein.«

Vielleicht muss sie aber auch operiert werden und bekommt eine Metallplatte eingesetzt, dachte ich im Stillen. Das würde sich erst bei der Röntgenaufnahme zeigen.

Im dritten Bett lag Dick McGee mit hinterm Kopf verschränkten Armen. Ich schaute ihn an.

»Also Dick«, sagte ich, »laut Dr. Kings meinen Sie, Sie können im nächsten Rennen wieder starten.«

»Und ob ich das kann«, erwiderte er. »Schauen Sie.«

Er stand schnell auf und berührte neben dem Bett stehend mehrmals seine Zehenspitzen, ehe ich ihn daran hindern konnte. Das sah schon gut aus. Hielt ich nur aus übertriebener Vorsicht ein CT bei ihm für nötig?

»Es tut kaum weh«, sagte er. »Da reite ich so drüber weg.«

Ich glaubte ihm keine Sekunde. Der Schmerz war ihm ins Gesicht gemeißelt.

»Hören Sie auf«, sagte ich mit Nachdruck. »Noch vor vierzig Minuten konnten Sie Ihre Beine nicht spüren. Haben Sie schon vergessen, wie beängstigend das war?«

Er ließ abrupt die Gymnastik sein und sah mich an.

»Möchten Sie das noch mal erleben?«, fragte ich. »Ich halte es für das Beste, ein CT zu machen, damit man sieht, ob wirklich alles in Ordnung ist und Ihr Rücken hält. Der hat offensichtlich einen bösen Schlag abbekommen. Jetzt ein Ritt und für den Rest des Lebens der Rollstuhl, das kann es ja wohl nicht sein.« Ich sah ihn an und zog die Brauen hoch. »Bitte seien Sie so nett, und legen Sie sich wieder hin.«

Wie ein gescholtener Schüler legte er sich sofort wieder aufs Bett.

Adrian Kings und Jack Otley kamen zusammen in die Erste Hilfe.

»Keine Stürze zum Glück«, sagte Adrian und warf seine Arzttasche auf den Boden. »Wie läuft's hier?«

»Jason Conway bekommt eine Hirn-CT im Krankenhaus Cheltenham. Mit denen habe ich gesprochen. Und für Ellie Lowe und Dick McGee habe ich auch einen Krankenwagen angefordert.« Ich sah Dick an, der keine Einwände erhob. »Und Mike Sheraton hat einen Roteintrag in RIMANI von mir bekommen. Ich habe ihm gesagt, er darf heute nicht mehr reiten.«

Adrian sah mich überrascht an. »Hat die Verletzung das gerechtfertigt?«

»Ich habe sie mir gut angesehen«, sagte ich, »und ich finde schon. Es ist eine tiefe Wunde über dem Kniegelenk, und wenn er das Knie durchbeugt, kann es sehr gut sein, dass die Nähte reißen.«

»Ich gebe Dr. Rankin recht«, sagte die Krankenschwester. »Fiese Wunde.«

Braves Mädchen, dachte ich und zwinkerte ihr zu.

»Was hat Sheraton gesagt?«

»Er war nicht begeistert«, antwortete ich.

»Haben Sie ihm einen Roteintragsschein gegeben?«

»Ja«, sagte ich, ohne es auszuführen.

Adrian brauchte diese Information für seinen Bericht, den er am Abend telefonisch dem Chefmediziner der Rennsportbehörde durchgeben würde, mit Angaben zu allen ins Krankenhaus überstellten oder anderswie als nicht reitfähig eingestuften Jockeys.

Der externe Krankenwagen traf ein, und die Besatzung erklärte sich bereit, sowohl Ellie als auch Dick mitzunehmen, der mit der Trage vom Bett zum Fahrzeug gebracht wurde, obwohl er das offensichtlich nicht für nötig hielt.

»Hirnlose Ärztin«, hörte ich ihn zu einem der Sanitäter sagen, als sie ihn auf die Trage luden. »Die weiß doch nicht mal, wo beim Fieberthermometer oben und unten ist.«

Ich ließ ihn reden und brachte die Reiterzettel mit den Angaben zu Ursache und mutmaßlicher Art und Weise der Verletzungen hinaus zum Krankenwagen.

»Die Notaufnahme in Cheltenham erwartet sie«, sagte ich dem Fahrer. »Ich habe schon mit dem diensthabenden Arzt Dr. Cook gesprochen.«

»Sie kommen also nicht mit?«, fragte er.

»Nein. Ich werde hier gebraucht.«

Der Krankenwagen fuhr ohne Blaulicht davon, und in der Ersten Hilfe für die Jockeys kehrte eine gewisse Ruhe ein, wenigstens bis zum nächsten Rennen.

28

Es war wieder mal so ein Tag.
Wenn man zu wenig Leute hat, hofft man auf einen ruhigen Ablauf, aber das Schicksal hat natürlich andere Vorstellungen.

Drei Stürze im vierten Rennen brachten die Ärzte wieder an ihre Leistungsgrenze, doch zum Glück gab es keine schlimmen Verletzungen, nur ein paar Knackse für Körper und Egos.

Ich war erneut im Land Rover draußen auf der Bahn, und mein erster Kunde war ein Mensch in Rot und Weiß, den sein Pferd, als es beim Aufsprung in die Knie und mit dem Kopf tief runterging, kurzerhand ins Gras befördert hatte, ehe es sich fing und allein davongaloppierte.

Es war Dave Leigh, und als ich zu ihm kam, saß er eher frustriert als verletzt auf dem Boden.

»Zu dumm, zu dumm, zu dumm«, sagte er.

»Sie oder das Pferd?«, fragte ich.

»Wir beide«, meinte er grinsend. »Eher wohl ich. Ich hätte nicht runterfallen dürfen. Das war ein Ersatzritt, und er fragt mich nie wieder.«

»Wer denn?«

»Peter Hammond. Für so einen renommierten Stall reite ich selten genug, und jetzt hab ich's vermasselt.«

»Halb so wild, Dave«, sagte ich. »Seien Sie froh, dass es nicht noch mal Ihr Schlüsselbein erwischt hat.«

Ich half ihm auf die Beine, und wir gingen zusammen vom Geläuf.

»Für wen sind Sie denn eingesprungen?«, fragte ich.

»Dick McGee«, antwortete er. »Der hat sich bei einem Sturz im Zweiten verletzt.«

Und war jetzt im Krankenhaus, dachte ich, wo er wahrscheinlich immer noch über die hirnlose Ärztin meckerte, die ihn eingewiesen hatte.

»Möchten Sie mitfahren?«, fragte ich. Wir waren weit weg von der Waage.

»Danke, Doc«, sagte Dave. »Hier muss doch irgendwo ein Jockeytransporter sein.«

»Den habe ich durchgewinkt«, sagte ich.

Wir stiegen in den Land Rover und fuhren los.

»Also Doc«, sagte Dave, »was haben Sie denn bloß mit Mike Sheraton angestellt? Der hat in der Umkleide gerade wüst über Sie geschimpft. Ich kann seine Worte gar nicht wiedergeben, da müsste ich rot werden.«

»Ich habe ihm aus rein medizinischen Gründen Reitverbot erteilt. Damit war er nicht einverstanden, das ist alles. Kein Problem. Ich habe ein dickes Fell.«

Mit der Bemerkung überraschte ich mich selbst.

Zumindest in den letzten sechs Monaten war ich nämlich ganz schön dünnhäutig gewesen. Schon die kleinste Kritik konnte mich in Tränen ausbrechen lassen und in eine Höllengruft der Selbstzweifel stürzen. Geholfen hatte mir, dass ich wieder im Krankenhaus arbeitete, und auch die wahrhaft rauhe Rennbahnatmosphäre genoss ich.

Fand ich zurück in die Normalität?
Erst wenn du wieder essen kannst, dachte ich. Stephen Butler nahm sogar an, die Bewältigung der Magersucht sei nur der erste Schritt. Ohne den wäre kein echter Genesungsprozess möglich.

»Wenn Sie nichts essen, sterben Sie«, hatte mir Stephen bei unserer jüngsten Sitzung rundheraus gesagt. »Das ist kein Spiel. Es ist Realität. An Magersucht sterben wesentlich mehr Menschen als an jeder anderen psychischen Störung.«

Aber für mich fühlte es sich nicht real an.

Mir ging es doch gut, oder?

Vom Sterben merkte ich nichts. Aber allein die Vorstellung ich würde mich irgendwie mit Gott messen, war ebenso berauschend wie trügerisch.

Die meisten Magersüchtigen möchten nicht sterben. Sie verschließen einfach die Augen vor der Wahrheit, vor ihrem sich ständig verschlimmernden Zustand, und dann holt sie der Tod, bevor sie auch nur »Gebt mir was zu essen!« rufen können.

Es war nicht so, dass ich nicht hätte essen *wollen*. Eher so, dass ich körperlich nicht dazu in der Lage war. Als kämen die Signale, die mein Gehirn aussandte, nicht richtig bei der Hand mit der Gabel an und die Gabel fände nicht zum Mund.

Ich hatte mich darauf verlegt, fast nur noch gedünstetes Fischfilet zu essen, Seebarsch oder Seezunge, vielleicht mit etwas Obst zum Nachtisch, und diese einseitige Diät hing mir schon selbst zum Hals heraus.

Außerdem nahm ich, seit ich arbeitete, auch wieder ab.

Ich hatte mich bemüht, mehr zu essen, aber ... es ging nicht. Ich konnte einfach nicht. Das Hungern war mir zur Gewohnheit geworden, und ich war süchtig danach.

»Melden Sie sich in der Ersten Hilfe«, sagte ich Dave, als wir aus dem Land Rover stiegen. »Sie müssen abgeklopft und gesundgeschrieben werden.«

»Keine Sorge, Doc«, sagte er. »Ich kenne die Regeln.«

Er trabte den Führweg hinauf Richtung Führring, und ich ging gemächlicher hinter ihm her. Mein Hausarzt hatte mir von unnötigen Anstrengungen abgeraten, damit ich mein Herz nicht zu sehr beanspruchte. »Magersüchtige sterben nicht an mangelnder Energie«, hatte er mir unverblümt gesagt, »sie sterben an Herzversagen.«

Danke, hatte ich gedacht, endlich weiß ich Bescheid.

Der Rest des Nachmittags verlief relativ ruhig, in den letzten drei Rennen gab es keine Stürze mehr.

»Glückwunsch, Leute«, sagte Adrian dem Notfallteam bei der Nachbesprechung. »Ein arbeitsreicher Nachmittag, aber ich finde, wir haben uns ganz gut geschlagen. Jetzt gibt's erst mal Abendbrot. Bis morgen dann.«

»Brauchen Sie mich morgen?«, fragte ich. »Es war nur von Mittwoch die Rede.«

»So?«, sagte Adrian. »Mein Fehler. Entschuldigung. Können Sie morgen?«

»Das muss ich mit Grant besprechen«, sagte ich. »Unsere Kinder haben auch Osterferien.«

»Wir brauchen Sie wirklich«, sagte er.

Gebraucht zu werden ist schön, dachte ich. »Ich werde mein Bestes tun.«

»Gut. Und könnten Sie noch kurz im Krankenhaus anrufen? Hören, wie's aussieht? Damit ich der Zentrale meinen Bericht durchgeben kann? Wäre gut, wenn Sie das machen. Sie kennen das Personal da besser als ich.«

Ich wusste zwar nicht, wieso es darauf ankam, tat ihm aber den Gefallen.

Jeremy Cook wollte gerade Feierabend machen, als ich ihn erreichte.

»Wie geht's unseren Jockeys?«, fragte ich ihn.

»Teils, teils«, erwiderte er. »Die Frau mit dem Wadenbeinbruch braucht wohl keine OP. Unkompliziert. Sie hat einen Aircast Walker von uns bekommen und konnte nach Hause. Ich habe sie für Freitag an einen Facharzt im Nuffield Orthopaedic in Oxford überwiesen.«

Gute Chancen für die Hochzeit, dachte ich.

»Der junge Mann mit der Kopfverletzung ...« Er hielt inne.

»Jason Conway?«, fragte ich.

»Ja, genau, Jason Conway. Das CT haben wir gemacht, und nichts deutete auf Einblutungen, aber da er immer noch verwirrt zu sein scheint, bleibt er zur Beobachtung hier. Klassische Gehirnerschütterung, wenn Sie mich fragen.«

Ich fragte ihn ja.

»Und Dick McGee?«

»Der Mann ist ein Glückspilz«, sagte Jeremy.

»Wieso?«, fragte ich.

»T6 und T7 von oben bis unten durchgebrochen. Schwere Instabilität.«

T6 und T7 waren die Brustwirbel in der Wirbelsäulenmitte. Mich überlief es heiß und kalt, als ich an seine Gymnastikmätzchen dachte. Die hätten ihn ohne weiteres lähmen können. So eine hirnlose Ärztin war ich also doch nicht.

»Wie geht's ihm jetzt?«, fragte ich.

»Er ist voll der Reue«, sagte Jeremy. »Als er ankam, hat er an einem Stück genörgelt. Wir würden hier seine Zeit vergeuden. Und Sie hat er mit tausend Schimpfwörtern bedacht. Der ist vielleicht blass geworden, als ich ihm die CT-Auswertung gezeigt hab. Wie gesagt, er ist ein Glückspilz.«

»Wo ist er jetzt?«

»Er liegt flach auf dem Rücken in der Orthopädie. Ich habe das CT-Ergebnis dem Wirbelsäulenass in Bristol geschickt, und er meint, das geht ohne OP. Wir haben schon McGees Maße für eine TLSO genommen, und die wird ihm wohl morgen angepasst. Bis zum Wochenende dürfte er draußen sein, aber bis er wieder reiten kann, dauert's erheblich länger. Mindestens sechs Wochen.«

TLSO stand für thorakolumbosakrale Orthese, ein leichtes Korsett aus zwei Plastikschalen, die den Oberkörper von den Schultern bis zum Becken eng umschlossen. Das TLSO-Korsett gab dem Rücken Halt, und man konnte damit umherlaufen, ohne dass die geschädigten Wirbel im Lauf der Heilung verrutschten.

»Danke, Jeremy. Ich gebe das so an die Rennsportbehörde weiter.«

»Eins noch«, sagte er. »McGee würde Sie gern sprechen. Wahrscheinlich möchte er sich dafür bedanken, dass Sie ihn vor der Querschnittslähmung bewahrt haben.«

»Das bezweifle ich«, sagte ich in Erinnerung an einige unserer früheren Begegnungen.

»Er hätte auch gern seine Kleider und alles, besonders sein Handy.«

»Ich schau mal, was ich tun kann«, sagte ich und legte auf.

Ich gab die Neuigkeiten an Adrian weiter.

»Bravo«, sagte er, »dass Sie auf der CT-Untersuchung für McGee bestanden haben.«

»Ich war am Hindernis bei ihm«, sagte ich. »Man konnte ihm die Panik ansehen.«

Aber es hätte auch schiefgehen können, denn eigentlich hatte ich nur auf der Untersuchung im Krankenhaus bestanden, weil er zuvor so unverschämt gewesen war.

»Jetzt schreit er nach seinen Kleidern. Und er will sein Handy.«

»Das erledigen die Jockeydiener«, sagte Adrian entschieden. »Das ist nicht unser Bier.«

Dennoch ging ich in die Umkleide und fragte die dort arbeitenden Jockeydiener, wer von ihnen für Dick McGee zuständig sei.

»Ich«, sagte ein drahtiger Mann mit hochgekrempelten grauweißen Hemdsärmeln und dunkelblauer Baumwollschürze. »Jim Morris heiße ich, aber die meisten Leute nennen mich Whizz.«

Wir gaben uns nicht die Hand, weil er gerade dabei war, einen Klumpen Cheltenhamer Rennbahndreck von einem Sattel zu entfernen.

Jockeydiener sind wie der Maschinenraum eines Luxusliners fürs zahlende Publikum unsichtbar, für den ruhigen

Lauf des Schiffes jedoch unerlässlich. Sie sind keine Gehilfen im Sinn eines persönlichen Dieners, schon gar kein Butler Jeeves für einen zum Jockey gewordenen Bertie Wooster, aber ohne sie käme der Galopprennsport zweifellos zum Erliegen.

Kurz gesagt sind sie dafür verantwortlich, dass jeder von ihnen betreute Jockey vor dem Rennen sauber gekleidet in den richtigen Farben mit Sattel, Nummerndecke und so weiter vor dem Abwieger erscheint und dass Reiter plus Ausrüstung genau das im Rennprogramm angegebene Gewicht haben.

Das erfordert viele Stunden unsichtbarer Vorbereitungen, weshalb Jockeydiener gut und gern vier Stunden vor Rennbeginn auf der Rennbahn eintreffen, um die Farben und Hosen vom Vortag zu waschen, zu trocknen und zu bügeln, Sättel zu sichten und zu reinigen, Stiefel blankzuputzen, Gurte zu kontrollieren und zu waschen und hunderte andere Dinge zu erledigen, bevor auch nur der erste Zocker durch das Drehkreuz kommt.

»Was kann ich für Sie tun?«, sagte Whizz, die Hände oben im Latz seiner Schürze, an der eine Reihe Sicherheitsnadeln festgesteckt waren.

»Dick McGee möchte seine Sachen ins Krankenhaus Cheltenham gebracht haben, insbesondere sein Handy.«

»Er liegt im Krankenhaus?«, fragte Whizz überrascht. »Ich dachte, ihm geht's gut.«

Ich schüttelte den Kopf. »Zwei Wirbel gebrochen. Er hat Glück, dass er nicht gelähmt ist.«

»Scheiße«, sagte er mitfühlend. »Dann fällt er erst mal aus?«

»Bestimmt«, sagte ich. »Kann ich das Ihnen überlassen?«
Er zögerte. »Braucht er die Sachen heute Abend, oder ist es morgen noch früh genug?«

»Da bin ich überfragt«, sagte ich. »Ich sollte das nur ausrichten.«

»Heute ist mein Hochzeitstag«, sagte er. »Hab meiner Frau versprochen, dass ich zeitig daheim bin. Wir kriegen Besuch, und das Krankenhaus liegt in der falschen Richtung.«

»Wenn Sie das Zeug zusammenpacken, bring ich's ihm vorbei«, sagte ich. »Ich muss sowieso noch in die Stadt. Meine Söhne waren auf einer Osterferienfreizeit des Cheltenham College. Die hole ich gleich ab, und das Krankenhaus ist direkt auf der anderen Straßenseite.«

»Das wäre toll, danke«, sagte Whizz. »Dann schau ich noch, ob jemand seinen Wagen zu ihm nach Hause bringen kann.« Er griff zu einer Plastikdose mit etlichen Wagenschlüsseln und kramte darin. »Der von Dick müsste dabei sein.«

»Kümmern Sie sich auch um Jason Conway?«, fragte ich. »Er liegt mit einer Gehirnerschütterung im selben Krankenhaus.«

»Ja«, sagte er. »Seine Wagenschlüssel hab ich auch. Früher, als ich noch selbst geritten bin, kamen die Frauen und Freundinnen immer mit zur Rennbahn, um uns nach Haus zu fahren, wenn wir verletzt waren, aber jetzt haben sie alle Jobs oder müssen sich um Kinder kümmern.« Bei ihm klang das wie ein Rückschritt. »Die Autos müssen vielleicht bis morgen stehen bleiben, aber für die Nacht sind sie auf dem Parkplatz gut aufgehoben.«

Während er sprach, hatte er Sachen in zwei großen Plastiktragetaschen verstaut.

»Die ist für Dick«, sagte er und hob die Tasche in seiner rechten Hand an, »und die ist für Jason.« Er hob die andere an. »Grüßen Sie sie von mir, und wegen ihrer Autos sollen sie sich keine Gedanken machen. Ich telefoniere rum und lass sie morgen von Kollegen bei ihnen zu Hause abstellen.«

»Danke, richte ich ihnen aus«, sagte ich und ließ mir die beiden Taschen geben.

Jason Conway zu bedienen, hatte ich zwar nicht gerade vorgehabt, aber da musste ich jetzt auch nicht kleinlich sein.

»Was ist mit der Frau?«, sagte Whizz. »Mit Ellie. Sie soll sich das Bein gebrochen haben.«

»Unkomplizierter Wadenbeinbruch«, sagte ich. »Sie ist mit einer Orthese nach Hause geschickt worden.«

Er nickte und machte sich wieder daran, den Sattel zu säubern. »Dann kommt sie schon klar. Taffe alte Braut ist das.«

Taff? Ja. Alt? Nein. Braut? Beinah.

Ich ließ Whizz und die anderen Jockeydiener weiter Ausrüstung in großen rechteckigen Weidenkörben verstauen. Bei einer zweitägigen Veranstaltung konnte vieles wenigstens über Nacht hierbleiben, um dann morgen frisch gewaschen und gebügelt wieder getragen und verdreckt zu werden in diesem unerbittlichen tagtäglichen Kreislauf.

Pferderennen waren mittlerweile eine ganzwöchige Angelegenheit mit anderthalbtausend auf sechzig lizenzierte britische Rennbahnen verteilten Renntagen im Jahr, die vielen hundert Querfeldein-Wettbewerbe nicht mitgezählt. Tatsächlich gab es nur zwei, drei rennfreie Tage im ganzen Jahr, und zwar zu Weihnachten.

Ich ging mit den zwei Plastiktaschen in die Erste Hilfe, wo ich nur noch eine Krankenschwester vorfand, alle anderen waren schon zum Abendessen gegangen.

»Ich wollte gerade abschließen«, sagte die Schwester.

»Ich will nur nachsehen, ob alles im Computer ist«, sagte ich. »Schnell passiert. Gehen Sie ruhig. Ich schließ dann ab.«

Sie gab mir den Schlüsselbund und zog ihren Mantel über die Schwesternuniform.

»Bis gleich«, sagte sie. »Wissen Sie, wo die Schlüssel hinkommen?«

Ich nickte. »In den Schlüsselsafe im Büro des Rennvereinssekretärs.«

Ich prüfte, ob alle drei ins Krankenhaus überstellten Jockeys einen roten Eintrag in RIMANI bekommen hatten mit dem Zusatzvermerk CM, der besagte, dass sie erst wieder reiten durften, wenn der Chefmediziner ihnen grünes Licht gab.

Danach vergewisserte ich mich, dass die Geräteschränke verschlossen waren und der Arzneischrank an der Wand ordnungsgemäß gesichert. Dort bewahrten wir unseren Vorrat an Morphium auf, das ultimative Schmerzmittel.

Dann nahm ich die beiden Taschen von Whizz, schloss die Tür ab, brachte die Schlüssel ins Büro des Rennvereinssekretärs und ging zum Abendessen ... nicht, dass ich etwas gegessen hätte.

Ich lächelte bei mir.

Wieder ein hochinteressanter und erlebnisreicher Tag auf der Rennbahn.

Ich ahnte ja nicht, dass die Aufregung noch nicht vorbei war.

29

Ich kam um Viertel vor acht ins Krankenhaus Cheltenham, als die Collegegebäude in der untergehenden Sonne lange Schatten auf den hochschuleigenen Cricketplatz warfen.

Der Vorsommer war meine Zeit, wenn die Tage länger wurden und es abends schon so warm war, dass man draußen im Garten sitzen und Weißweinschorle mit im Glas klimpernden Eiswürfeln trinken konnte. Meine Stimmung hob sich dann immer enorm, und in diesem Jahr merkte ich das nach dem Unglück und der Trübsal des Winters ganz besonders.

Ich hatte die Jungs schon abgeholt, und sie saßen im Mini auf dem Personalparkplatz, als ich mit den Taschen in der Hand das Krankenhaus betrat. »Dauert nicht lange«, hatte ich ihnen gesagt. »Muss nur was abgeben.«

Dick McGee war der einzige Insasse eines mit zwei Betten ausgestatteten Seitenzimmers der Station und schien zu schlafen, als ich leise hereinkam.

Gott sei Dank, dachte ich. Kann ich einfach sein Zeug abstellen und verschwinden.

Ich stellte die Tasche behutsam neben der Wand auf den Boden, doch er spürte offenbar meine Anwesenheit und schlug die Augen auf.

»Hallo, Doc«, sagte er.

»Hi, Dick«, begrüßte ich ihn. »Wie geht's?«

»Nicht so toll, aber ich werd's überleben. Und dank Ihnen kann ich dann auch noch laufen. Ich glaube, ich muss mich bei Ihnen entschuldigen.«

»Ich habe nur meine Arbeit gemacht«, sagte ich.

»Danke trotzdem.«

»Da sind Ihre Sachen drin«, ich wies auf die Tasche am Boden, »und wegen Ihres Autos sollen Sie sich keine Gedanken machen, sagt Whizz. Er lässt es morgen zu Ihnen nach Hause bringen. Ich soll Sie auch grüßen von ihm.«

Dick lächelte, aber es wurde eine Schmerzensgrimasse daraus.

»Tut's weh?«, fragte ich.

»Nur, wenn ich atme«, versuchte er sich an einem Scherz. »Es kommt wellenartig, und seit ich hier bin, ist es schlimmer geworden.«

»Das ist bei Schmerzen manchmal so, gerade im Rücken. Die Prellung führt zu einer später einsetzenden Schwellung, die auf die Spinalnerven drückt. Hat man Ihnen dafür nichts gegeben?«

»Ich bin bis obenhin mit Drogen vollgepumpt«, sagte er. »Das gibt sich bald.«

Er schloss die Augen, aber die Schmerzen waren seinen Zügen trotzdem deutlich anzusehen.

Ich schaute ihn mir an, wie er dalag, klein und verwundbar in dem Krankenhausbett, so gar nichts von dem göttergleichen Status des furchtlosen Champions auf dem Rücken eines imposanten Reittiers.

»Gut«, sagte ich. »Ich muss wieder los.«

Dick öffnete erst die Augen und dann den Mund, als wollte er etwas sagen. Aber dann schloss er ihn wieder, ohne einen Laut von sich zu geben.

»Ihr Handy ist in der Tasche. Möchten Sie's haben?«

»Ja. Gern.«

Ich holte es heraus und gab es ihm. »Tschüs dann«, sagte ich und wandte mich zur Tür.

»Er war so was wie ein Ermittler«, sagte Dick leise, aber deutlich.

Ich drehte mich um. »Bitte?«

»Der Mann vom Parkplatz, der dann gestorben ist. Der Mann auf dem Foto.«

Zehn Minuten später kam eine Schwester herein und sagte mir, sie hätte einen Anruf von der Anmeldung des Krankenhauses bekommen. Mein Sohn sei unten und wolle wissen, wie lange ich noch brauchte.

Die Zwillinge hatte ich völlig vergessen.

»Nicht mehr lange«, sagte ich. »Richten Sie ihm bitte aus, es tut mir leid, und er soll im Auto warten.«

Die Schwester ging, und ich wandte mich wieder Dick McGee zu.

»Würden Sie das, was Sie mir gerade erzählt haben, auch der Polizei oder der Rennsportbehörde sagen?«

»Auf keinen Fall«, sagte er. »Denen würde ich sagen, ich weiß nicht, wovon Sie reden. Halten Sie mich für blöd oder so was? Mein Leben wäre gelaufen. Als Erstes würde ich aus der Jockeystube gejagt. Petzer mag keiner.«

»Und warum haben Sie's mir erzählt?«

»Weil ich finde, Sie haben sich das verdient«, sagte er.

»Hätte ich heute Nachmittag meinen Willen bekommen, wäre ich im Rollstuhl gelandet oder Schlimmeres, wenn ich auch nicht sicher bin, ob tot sein wirklich schlimmer ist als gelähmt zu sein. Jedenfalls denke ich, Sie haben was gut bei mir, aber sonst sag ich das keinem, und ich werde abstreiten, dass ich es *jemals* gesagt habe.«

»Was soll ich mit der Information denn dann anfangen?«, fragte ich.

»Mir egal, nur ziehen Sie mich da nicht rein.«

»Sie stecken doch schon drin.«

»Eben nicht«, sagte er entschieden. »Ich bin vollkommen sauber und grundehrlich. War ich immer und werd ich immer sein. Okay, ich will unbedingt siegen, aber ich bleibe fair dabei. Im Gegensatz zu einigen anderen, die ich nennen könnte.«

»Mike Sheraton zum Beispiel?«

Er sah mich an. »Ich hab genug gesagt. Sie sollten jetzt besser gehen.«

Ich ging hinaus in den Hauptteil der Station und durch den Flur zum Aufzug und dachte dabei an mein Gespräch mit Dick McGee.

»Der Mann war Ermittler im Auftrag des indischen Rennsports«, hatte er mir gesagt. »Er ging dem Vorwurf nach, dass ein indischer Buchmacher Jockeys in Großbritannien für Rennmanipulationen bezahlt.«

»Woher wissen Sie das?«

»Er hat es selbst gesagt. Er wollte wissen, ob jemand einen gewissen Geronimo kennt. Das hab ich behalten, weil ich es kurios fand – der indische Rennsport fahndet nach einem Indianer, dachte ich jedenfalls.«

»War Geronimo der Buchmacher?«

Dick schüttelte den Kopf. »Anscheinend ist er so was wie ein Mittelsmann. Dem Toten zufolge ist Geronimo Engländer. Er trickst das Ganze.«

»Aber der Tote war ein Inder aus Indien, nicht aus Amerika und nicht aus England. Die Polizei hat letztlich herausbekommen, wer er war. Er hieß Rahul Kumar und kam aus Delhi.«

»Dann wird ›Geronimo‹ ein Spitzname sein. Ein Spiel mit dem Thema Inder und Indianer.«

»Was hat der Mann sonst noch gesagt?«

»Nicht viel.«

»Und warum hatten sich Mike Sheraton und Jason Conway mit ihm in der Wolle?«

»Das weiß ich nicht, aber es war nicht das erste Mal. Am Samstag zuvor hatte er in Sandown herumgefragt, und da hatten JC und Sheraton auch schon mit ihm gestritten.«

»Warum haben Sie mir das nicht früher gesagt? Und auch der Polizei nicht? Warum haben Sie gelogen?«

»Ich hab nicht gelogen. Sie haben nur gefragt, wie der Mann heißt, und ich hab gesagt, das weiß ich nicht. Und das stimmt. Ich bin kein Petzer. Ich will da nicht reingezogen werden. Es geht mich nichts an.«

»Aber die Integrität Ihres Sports steht auf dem Spiel.«

»Integrität! Dass ich nicht lache. Im Rennsport sind viel zu viele Leute auf Geld aus.«

»Aber Sie nicht?«

»Ich nicht.«

Ich war mir keineswegs sicher, ob ich ihm das abnahm. Aber er hätte mir nicht zu sagen brauchen, was er wusste.

Jetzt war die Frage: Was fing ich damit an? Gab ich es an jemanden weiter? Würde das etwas ändern? Wenn Dick McGee abstritt, mir jemals etwas davon gesagt zu haben, würde das Ganze als Gerücht abgetan und vor Gericht nicht als Beweis zugelassen.

Darüber dachte ich noch nach, als ich wieder zum Mini kam. Und weil ich so mit dem beschäftigt war, was Dick mir erzählt hatte, merkte ich erst jetzt, dass ich noch die Tasche mit Jason Conways Sachen in der Hand hielt.

»Entschuldigt, Jungs«, sagte ich den Zwillingen, »ich muss noch mal zurück, aber diesmal dauert es sicher nicht so lange.«

»Ach komm, Mama«, jammerte Toby. »Wir sind am Verhungern.«

»Sollen wir auf dem Heimweg bei McDonald's vorbeifahren?«, schlug ich vor.

Das munterte sie auf.

»Ich bleib nicht lange.«

»Das hast du vorhin auch gesagt«, nörgelte Toby.

»Diesmal halte ich mich daran«, sagte ich. »Versprochen.«

Ich kehrte zum Krankenhaus zurück und ließ mir an der Anmeldung sagen, auf welcher Station Jason Conway lag. Natürlich war es die am weitesten entfernte.

Als Gehirnerschütterungsfall lag auch er in einem Seitenraum. *Völlige Ruhe* stand auf dem Schild an der Tür des abgedunkelten Zimmers. Ich war versucht, die Tasche mit seinen Sachen einfach im Schwesternzimmer abzugeben, aber Sachen verschwanden gern, insbesondere Handys, daher schlich ich mich so leise, wie ich konnte, zu ihm rein.

Jason lag im Halbdunkel auf dem Rücken, aber er schlief nicht. Er drehte den Kopf zu mir hin.

»Scheiße, was wollen Sie denn?«, fragte er.

Reizend, dachte ich, und dafür war ich extra zurückgekommen. Ich wünschte mir fast, ich hätte seinen Kram in den nächsten Mülleimer auf dem Parkplatz geworfen und wäre schnurstracks mit den Jungs nach Hause gefahren.

»Whizz bat mich, Ihnen Ihre Sachen vorbeizubringen«, sagte ich und hielt die Tasche hoch. »Ihr Handy ist da auch drin. Wegen Ihres Wagens sollen Sie sich keine Sorgen machen. Den lässt er morgen zu Ihnen nach Hause bringen.«

»Ich habe die Absicht, hier morgen in aller Frühe zu verschwinden. Den fahr ich selbst nach Hause.«

»Dann klären Sie das mit Whizz. Er hat die Schlüssel.«

Ich stellte ihm die Tasche unten aufs Bett.

»Sie können abhauen«, knurrte er an Dankes statt. »Ohne Sie läge ich jetzt nicht in diesem Dreckbunker von Krankenhaus.«

»Sie haben sich bei einem Sturz eine Gehirnerschütterung geholt. Das hat nichts mit mir zu tun.«

»Sie haben mich hierhergeschickt.«

»Nicht ich allein«, sagte ich. »Die Krankenwagenbesatzung hat schon gesagt, Sie hätten eine Gehirnerschütterung, bevor ich zu Ihnen kam.«

»Sie hätten es verhindern können.« Er war wütend.

»Wie käme ich denn dazu? Sie waren offensichtlich verwirrt. Es war zu Ihrem eigenen Besten. Sie können von Glück sagen, dass auf dem CT keine Einblutungen ins Gehirn zu sehen waren.«

Hätte das CT ergeben, dass etwas nicht stimmte, hätte

das vielleicht seine Laune verbessert, wenn auch nicht seine Prognose.

»Wenn ich Ihnen einen Rat geben darf, ruhen Sie sich einfach aus, und tun Sie, was das medizinische Personal Ihnen sagt. Je schneller Sie wieder rumwuseln, desto länger dauert es, bis Sie sich vollständig erholen und wieder reiten können.«

Der Rat war gut, auch wenn ich ihn im März, als mich der Bus anfuhr, selbst nicht beherzigt hatte.

»Auf *Ihren* scheiß Rat kann ich verzichten«, giftete Jason. »Und jetzt raus mit Ihnen.«

So ein undankbarer, nichtsnutziger, Rennen manipulierender Drecksack, dachte ich.

Jetzt wurde ich wütend – sehr wütend sogar.

Ich wollte gehen, aber mein Zorn war stärker.

Ich drehte mich zu ihm um.

»Wer ist Geronimo?«, fragte ich.

Sofort wusste ich, dass ich einen schweren Fehler gemacht hatte.

Jason Conway starrte mich mit so hasserfüllten Augen an, dass mein Zorn in nackte Angst umschlug und mir ein Schauer über den Rücken lief.

Ich wünschte, ich hätte die Frage nie gestellt. Wünschen ist zu wenig gesagt. Ich hätte die Gelegenheit gern noch mal gehabt und dann ruhiger, besonnener reagiert.

Aber das ging natürlich nicht.

Geschehen war geschehen.

Ich eilte durch die endlosen Krankenhausgänge zum Haupteingang, meine Füße wie losgelöst vom Körper.

Wie hatte ich nur so dumm sein können?

Nicht nur Grant, sondern auch mir selbst hatte ich versprochen, keine Fragen mehr zu stellen.

Keine Fragen mehr. Nächstes Mal überfahre ich Ihren Sohn, nicht nur sein Fahrrad.

Was hatte ich getan?

Ich stürzte hinaus zum Parkplatz, um nur schnell wieder bei meinen Jungs zu sein, zu sehen, dass sie nicht entführt worden waren oder Schlimmeres.

Sie saßen beide im Wagen, was sonst?

Beruhig dich, sagte ich mir. *Reiß dich zusammen.*

An der offenen Fahrertür stehend, warf ich einen Blick rings um den Parkplatz und redete mir dabei ein, ich hielte nicht nach einem langen schwarzen Mercedes mit getönten Heckscheiben Ausschau.

Ich hyperventilierte und spürte die ersten Anzeichen eines Panikanfalls in den Fingern.

Beruhig dich. Langsam und tief atmen – ein durch die Nase, aus durch den Mund.

Allmählich ging es schon wieder besser.

»Komm, Mama«, rief Toby. »Steig ein. Olly und ich haben echt einen Riesenhunger.«

»Entschuldigt, Jungs.« Ich setzte mich ans Steuer und rang mir ein Lächeln ab. »Wer will also zu McDonald's?«

»Wir, wir!«, riefen sie gemeinsam und hüpften vor Aufregung auf der Rückbank herum.

Wenn sie wollten, konnten sie sich auch mit vierzehn noch wie kleine Jungs benehmen.

Sie waren mein Ein und Alles. Mein Lebensantrieb.

Wie hatte ich sie nur so in Gefahr bringen können?

30

Wir bestellten im McDonald's Drive-Thru an der Tewkesbury Road zwei Big Mac, zwei große Portionen Fritten und zwei Bananen-Milchshakes.

Gleiches Essen für gleich aussehende Jungs.

»Was nimmst du, Mama?«, fragte Toby.

»Gar nichts. Ich mach mir Fisch, wenn wir zu Hause sind.«

Aber ehrlich gesagt war ich zu fertig, um etwas zu essen, erst recht, um einen Big Mac mit Pommes zu essen. Schon bei dem Gedanken wurde mir schlecht.

»Was ist mit Papa?«, rief Oliver vom Rücksitz. »Sollten wir für den nicht was mitnehmen?«

»Euer Vater ist auf einer Betriebsveranstaltung, deshalb habe ich euch ja abgeholt.«

Die Jungs aßen im Weiterfahren und schlürften geräuschvoll ihre Milchshakes. Ich schaute fast so viel in den Rückspiegel wie auf die Straße vor uns, doch da die Sonne längst untergegangen war, sah ich ohnehin nur Scheinwerfer.

In Bishop's Cleeve fuhr ich zweimal um den Kreisel, um zu sehen, ob uns jemand folgte, und fing mir dafür einen mehr als verwunderten Blick von Toby ein.

»Alles in Ordnung, Mama?«, fragte er.

»Aber ja«, sagte ich. »Ich war nur mit den Gedanken woanders.«

Was ihn erkennbar nicht sonderlich beruhigte. Während Oliver mit meinem Aufenthalt in der Nervenklinik gut klargekommen war, hatte Toby sich ernstlich Sorgen gemacht, ich würde sterben.

Als Kind hatte Toby jahrelang den Aufenthalt im Krankenhaus mit Sterben gleichgesetzt, seit die Mutter eines guten Freundes von ihm wegen einer vermeintlich routinemäßigen Leistenoperation ins Krankenhaus gegangen und an narkosebedingten Komplikationen bei der OP gestorben war. Dass ich selbst im Krankenhaus arbeitete, änderte nichts an seiner Überzeugung, und er wollte auf keinen Fall, dass ich noch mal als Patientin eingewiesen wurde.

Daher beschwichtigte es seine Ängste auch nicht, dass ich sofort, nachdem wir auf die Straße zu unserem Dorf abgebogen waren, links ranfuhr und das Licht ausschaltete.

»Was machst du denn, Mama?«, fragte er besorgt.

Was sollte ich sagen? Die Wahrheit ging wohl schlecht – dass ich sicher sein wollte, dass uns niemand gefolgt war.

Verrückt ist das schon, dachte ich.

Der Mann in dem langen schwarzen Mercedes brauchte uns nicht zu verfolgen – da er Olivers kaputtes Fahrrad in unserer Einfahrt abgeladen hatte, wusste er bereits, wo wir wohnten. Was auch kein tröstlicher Gedanke war.

»Nichts, Schatz«, sagte ich.

Ich ließ den Wagen an, schaltete das Licht wieder ein und fuhr uns nach Hause.

Ausgestanden war es damit aber noch nicht. Weit gefehlt.

Das Haus lag im Dunkeln, und ich bildete mir ein, dass im tiefen Schatten der einzelnen Straßenlaterne auf der anderen Seite alles mögliche Böse lauerte. Am liebsten wäre ich gleich weitergefahren, nichts wie weg, und ich musste mich zwingen, den Mini in der Einfahrt abzustellen.

Kaum standen die Räder still, sprang Oliver auch schon hinten aus dem Wagen, dicht gefolgt von Toby.

Wussten sie nicht, wie gefährlich das sein konnte?

Nein, eben nicht. Ich litt an Verfolgungswahn, nicht sie.

So kamen wir denn auch wohlbehalten ins Haus, wo ich mich vergewisserte, dass alle Türen und Fenster fest geschlossen und verriegelt waren.

Die Jungs sahen sich vorm Fernseher eine DVD an, und ich setzte mich in die Küche und überlegte, was in aller Welt ich jetzt tun sollte.

Die Polizei rufen?

Was hätte ich denen sagen sollen?

Grant kam nach zehn nach Hause und stellte fest, dass er nicht zur Haustür reinkonnte. Also klingelte er und jagte mir einen Schreck ein.

»Warum hast du zweimal abgeschlossen?«, wollte er wissen, als ich ihm aufmachte. »Du wusstest doch, dass ich noch komme.«

»War dein Abend schön?«, fragte ich, ohne auf seine Frage einzugehen.

»Nein«, antwortete er. »Reine Zeitverschwendung. Es sollte ein Arbeitsessen werden, eine Denkrunde, aber sobald der Wein serviert war, verkam es zur Meckerstunde über die Firma. Ich wusste es. Wir hätten uns niemals in einem Restaurant treffen dürfen.«

Grant war sauer.

Er hatte die Sitzung eigens auf den Abend gelegt, damit

die Designer nicht an ihre Bildschirmarbeitsplätze zurückwanderten, statt sich an der Diskussion zu beteiligen. Offensichtlich hatte das nicht wie erhofft funktioniert.

»Und du?«, fragte er. »Wie war dein Tag?«

»Ausgefüllt«, sagte ich.

»Was hast du gegessen?«

Das fragte er immer.

»Nicht so viel«, sagte ich.

»Was gab's zu Abend?«

»Die Jungs haben auf der Heimfahrt einen Big Mac gegessen.«

»Und du?«

»Ich wollte mir Fisch machen«, sagte ich. »Aber ich hatte keinen Appetit.«

»Chris«, beschwor er mich, »du musst wirklich was zu dir nehmen. Du weißt doch, was Stephen Butler gesagt hat. Möchtest du noch mal in die Klinik kommen?«

»Natürlich nicht.«

»Dann musst du was zu Abend essen. Ich mach dir ein Omelett.«

Ich lächelte ihn an. »Lieb von dir.«

Grant steckte den Kopf zum Wohnzimmer hinein.

»Ins Bett mit euch«, sagte er den Zwillingen und erntete das übliche Protestgeheul.

»Jetzt hör aber auf, Papa«, maulten sie. »Den Film dürfen wir ja wohl zu Ende schauen.«

»Nein«, sagte er bestimmt. »Ihr gehört ins Bett. Den Rest könnt ihr euch morgen ansehen.«

Widerstrebend schalteten sie den Player aus und gingen nach oben.

»Ich komme auch gleich«, rief ich ihnen nach. »Putzt euch die Zähne.«

Wie sich manches im Leben doch ändert. Kein Teenager will früh ins Bett, ich wollte es damals auch nicht, aber jetzt mit vierzig schwor ich auf zeitiges Schlafengehen. Als Familie waren wir fast an dem Punkt angelangt, wo die Eltern zuerst ins Bett gehen und das Abschließen und Lichtausmachen den Kindern überlassen.

Rollenumkehr.

Doch das galt nicht nur für die Jungs.

Seit ein paar Monaten ließ die Gesundheit meiner Mutter nach, und sie hatte ein paar TIAS erlitten – transitorische ischämische Attacken, auch bekannt als Mini-Schlaganfälle. Die meisten Symptome waren zwar schnell wieder verschwunden, aber sie war immer noch leicht verwirrt und sehr verängstigt.

Nach vielen Jahren sturer Unabhängigkeit seit dem Tod meines Vaters war sie jetzt gezwungen, sich zusehends auf mich zu verlassen. Und hätte ich ihr diese Beschneidung meiner eigenen Freiheit früher vielleicht verübelt, so lernte ich jetzt dadurch eine mir neue Toleranz und sogar Zuneigung kennen.

Wie sie früher für mich gesorgt hatte, sorgte ich jetzt also für sie, als wäre sie ein kleines Kind.

Vielleicht sind wir Menschen deshalb so versessen darauf, Kinder zu bekommen – wir wissen instinktiv, dass so am besten für uns gesorgt sein wird, wenn wir alt werden.

Das setzt natürlich voraus, dass wir wirklich ein gewisses Alter erreichen und unsere Kinder nicht vorher von einem langen schwarzen Mercedes mit getönten Heckscheiben überfahren werden.

Schon bei dem Gedanken zitterte ich vor Angst.

Ich ging ins Wohnzimmer und lugte durch einen Vorhangspalt hinaus auf die Einfahrt, ob da nicht ein muskelbepackter Chauffeur im dunklen Anzug zwischen den Rosensträuchern lauerte.

»Was machst du denn?«, fragte Grant hinter mir.

»Ich gucke nur«, sagte ich.

»Wonach guckst du?«

Ich drehte mich um und gab mir alle Mühe, ihn anzusehen, ohne mir meine Sorge anmerken zu lassen. Er kannte mich aber zu gut und merkte sofort, dass etwas nicht stimmte.

»Was ist denn?«, fragte er nervös.

»Nichts«, antwortete ich, aber es fiel mir schwer, die Tränen zurückzuhalten. Ich musste es ihm sagen. Ich brauchte von ihm die Zusicherung, dass alles gut werden würde.

Aber die konnte er mir nicht geben. Er konnte nicht.

Im Gegenteil, Grant war verärgert. Sehr verärgert.

»Warum hast du dich nicht von denen ferngehalten?«, fragte er. »Ich wusste ja, dass die Arbeit auf der Scheißrennbahn ein Fehler ist. Hätte ich dich bloß davon abgehalten! Das gibt doch immer nur Ärger.«

Wir waren in der Küche.

Als ich raufgegangen war, um den Jungs gute Nacht zu sagen, hatte Grant mir ein Omelett gemacht. Das hatte ich jetzt noch halb vor mir.

Ich schob es weg.

»Und essen tust du auch nicht, verdammt. Ist dir klar,

was das für unser Sozialleben bedeutet? Seit Wochen haben wir keine Freunde und Bekannten mehr gesehen.«

»Sei bitte leise«, sagte ich. »Die Jungs hören dich doch.«

»Was schert mich das denn«, sagte er lauter denn je. »Wenn du auch nur einen Funken Vernunft in dir hättest, würdest du ihr Wohl allem voranstellen, statt dich zu Tode zu hungern und deinem albernen Hirngespinst nachzulaufen.«

»Das ist ungerecht«, sagte ich, »und es handelt sich auch nicht um ein Hirngespinst. Meinst du wirklich, sonst hätten die so reagiert?«

Er warf frustriert die Hände in die Luft. »Schon geht's wieder los. Das geht dich doch gar nichts an. Lass die Finger davon.«

Er wandte sich von mir ab und lehnte sich an die Spüle.

Aber es ging mich sehr wohl was an.

Als Ärztin war ich verpflichtet, die Polizei einzuschalten, wenn ich den Verdacht hatte, dass ein Patient schwer misshandelt oder angegriffen worden war. Das traf hier zwar nicht zu, aber war es nicht zumindest meine Pflicht als verantwortungsbewusste Bürgerin, kriminelle Machenschaften der Polizei zu melden?

»Ich möchte nicht, dass du morgen wieder zur Rennbahn fährst«, sagte Grant, ohne sich umzudrehen.

»Ich muss aber«, erwiderte ich. »Adrian Kings sagt, sie brauchen mich. Heute waren nur drei Ärzte da, und das ist laut Vorschrift das absolute Minimum. Ohne mich finden keine Rennen statt.«

»Dann finden eben keine statt«, sagte er eisern und wandte sich wieder zu mir. »Du fährst nicht.«

»Oh doch«, antwortete ich ebenso eisern. »Ich muss hin. Sonst ist mein Ruf im Eimer.« Vor allem aber würde mich nie wieder jemand als Rennbahnärztin in Betracht ziehen.

»Und wenn du krank wärst?«, sagte er. »Was würden sie dann machen?«

»Ich bin aber nicht krank.«

»Das ist mir egal. Melde dich krank. Du fährst nicht, und damit basta.«

Was fiel ihm ein, so mit mir zu reden?

Ich verbiss mir die Antwort. Sie hätte die Flammen nur weiter angefacht.

Normalerweise stritten wir uns nicht. Nur zweimal in achtzehn Jahren hatten wir uns schlafen gelegt, ohne miteinander zu sprechen, und wir wussten beide nicht mal mehr, um was es da gegangen war.

Aber irgendetwas an dem jetzigen Streit beunruhigte mich.

Hatte Grant endgültig die Nase voll von mir?

Wäre es vielleicht am besten, wir würden uns eine Zeitlang aus dem Weg gehen?

Für wen am besten? Für ihn? Für mich? Für die Jungs bestimmt nicht. Zu oft hatte ich erlebt, wie Freunde mit heranwachsenden Kindern sich getrennt hatten und es auf ein Unglück hinausgelaufen war. Glückliche, selbstbewusste Jugendliche verschlossen sich, kapselten sich ab, und weder Mutter noch Vater erlangten jemals das zuvor genossene Vertrauen ihrer Kinder zurück.

Das wäre dann doch ein Schritt zu viel, aber innerlich kochte ich vor Wut darüber, dass Grant meinte, mir *befehlen* zu können, etwas nicht zu tun, was ich tun wollte.

Womöglich hatte er aber recht.

Vielleicht war es besser, wenn ich morgen nicht zur Rennbahn fuhr. Dennoch nahm ich ihm übel, dass er mir das einfach vorschrieb, und er wusste es.

Zum dritten Mal in unserem Eheleben gingen wir ins Bett, ohne ein Wort zu wechseln.

Einschlafen konnte ich allerdings nicht.

Immer wieder wälzte ich dieselben Gedanken, um zu irgendeiner Entscheidung zu kommen, nicht nur darüber, ob ich Grant zum Trotz am Morgen zur Rennbahn fahren sollte.

Der Tote ging mir noch immer nicht aus dem Kopf.

Dick McGee hatte schlicht bestätigt, was ich mir ohnehin gedacht hatte, und nach Jason Conways Reaktion war ich mir nur noch sicherer. Für mich stand außer Frage, dass er und Mike Sheraton in Rennabsprachen verwickelt waren und dass der Mann im schwarzen Mercedes sie angewiesen hatte, jeweils als Erste über das erste Hindernis zu gehen.

Diese Erkenntnis und die Information, dass Rahul Kumar für die Rennsportbehörde in Indien mit seiner landesweiten Wettleidenschaft ermittelt hatte, ließen das »Unfall«-Verdikt des Coroner-Gerichts doch zweifelhaft erscheinen.

Unfalltod hieß Tod infolge nicht gewollter, unbedachter oder leichtsinniger Handlungen des Verstorbenen. Mord war da keinesfalls inbegriffen, und je mehr ich darüber nachdachte, desto überzeugter war ich, dass Rahul Kumar umgebracht worden war, damit er das korrupte Spiel nicht aufdeckte.

Sollte ich da also eingreifen und wenn ja, wie?

Außer mir dachte ja offenbar niemand, dass etwas Unrechtes vor sich ging. Doch das kennzeichnete wohl die meisten raffinierten Betrugsmanöver – niemand merkte, dass es sie gab.

Am Morgen stand es kaum besser.

Am Frühstückstisch war es sehr still, da die Jungs spürten, dass Grant und ich im Streit lagen. Entweder das, oder sie hatten die Auseinandersetzung vom Abend mitbekommen und entschieden, dass es am besten sei, den Mund zu halten.

Das Klingeln meines Handys durchbrach die Stille.

Es war Adrian Kings.

»Sie kommen doch heute, oder?«, fragte er mit einem Anflug von Panik in der Stimme. »Ich habe einen vierten Arzt aufgetrieben, jemanden aus Warwick, aber gerade hat Jack Otley angerufen. Er war die ganze Nacht krank und kann nicht kommen, wir sind also wieder beim Minimum.«

Ich sah zu Grant hinüber.

»Warten Sie kurz«, bat ich Adrian.

Ich hielt das Mikrophon mit der Hand zu.

»Die brauchen mich heute unbedingt auf der Rennbahn«, sagte ich. »Ein Arzt ist krank geworden.«

Grant gefiel das zwar nicht, aber er machte eine wegwerfende Handbewegung, die ich als widerwilliges Einverständnis auslegte.

»Okay«, sagte ich Adrian. »Ich komme dann.«

Er war erleichtert. »Prima. Ich versuche trotzdem, noch jemand anderen zu finden, aber das kommt schon etwas plötzlich, und außerdem sind Schulferien. Wäre gut, wenn

Sie um zwölf hier sein könnten. Das erste Rennen steigt um zehn vor zwei.«

Wir legten auf.

»Was wird mit den Jungs?«, fragte Grant säuerlich.

»Die haben den ganzen Nachmittag Crickettraining«, sagte ich. »Ich bringe sie auf dem Weg zur Rennbahn schon mal hin. Kannst du sie nachher abholen?«

»Bleibt mir was anderes übrig?«

»Sie könnten auf mich warten wie gestern Abend.«

Er schüttelte den Kopf. »Ich mach das schon.«

»Gut«, sagte ich. »Dann hätten wir ja alles geklärt. Ich komme nach Möglichkeit etwas früher nach Hause. Soll ich dir dann ein Steak mit Pommes und Pfeffersoße machen?«

Sein Lieblingsessen. Ein Friedensangebot.

Er lächelte und brachte Licht in mein Leben. »Sehr gern.«

Schade, dass nichts daraus wurde.

31

Wenn man über den Donnerstag des April-Meetings etwas Gutes sagen kann, dann höchstens, dass das Nothilfeteam weniger zu tun bekam als am Mittwoch. Der Sonnenschein vom Vortag war dank einer von Westen eindringenden Kaltfront jedoch einem bewölkten Himmel und feinem Dauerregen mit starken Schauern gewichen. Eindeutig ein Tag für den Anorak.

Um elf brachte ich die Jungs zum Crickettraining. Der Regen störte sie nicht, da das Ganze in der College-Sporthalle stattfand und sie drinnen an den Netzen üben würden.

»Lauft nicht weg«, sagte ich ihnen streng. »Und wartet drinnen, bis Papa euch abholt. Gegen sechs wird er hier sein.«

»Ja, Mama«, sagten sie und verdrehten im Gleichtakt die Augen. »Wir könnten ja auch mit dem Bus nach Hause kommen. Wir sind doch keine kleinen Kinder mehr.«

Für den Bus hätten sie vom College hinunter zur Haltestelle in der Stadtmitte laufen müssen und nach dem Aussteigen in Gotherington auch noch ein ganzes Stück, und aus Gründen, die ich für mich behielt, lag mir nichts daran, dass sie allein auf der Straße waren. Gerade jetzt nicht.

Ich sah mich auch gründlich um, bevor ich sie rausließ,

und erst als ich sicher war, dass nirgends ein langer schwarzer Mercedes lauerte, fuhr ich weiter zur Rennbahn.

Wie am Vortag war ich der erste Arzt, der eintraf, aber drei Jockeys warteten schon auf ihre Reiterlaubnis.

Einer war Mike Sheraton mit dem genähten rechten Knie, und er freute sich nicht, mich zu sehen.

»Ich komm noch mal wieder«, meinte er leise zu niemand Bestimmtem und kehrte in die Umkleide zurück.

Bitte sehr, dachte ich und zog meinen Mantel aus.

Er konnte mir ebenso gestohlen bleiben wie ich offensichtlich ihm.

Die beiden anderen waren unkompliziert, und ich entfernte ihren roten RIMANI-Eintrag.

Dann half ich der Schwester, den Sanitätsbestand durchzugehen und zu prüfen, ob nach dem Hochbetrieb gestern alles wieder an Ort und Stelle war.

Adrian Kings erschien, als wir gerade damit fertig wurden.

»Ah, hallo, Chris«, sagte er. »Danke, dass Sie in die Bresche gesprungen sind. Ich weiß nicht, was wir heute ohne Sie gemacht hätten.«

»Daran erinnere ich Sie vor dem Festival im kommenden März noch mal«, sagte ich lachend.

Mike Sheraton kam wieder in die Erste Hilfe und ging zu Adrian.

»Können Sie mich absegnen, Doc?«, sagte er.

Adrian legte gerade die Arzt- und Krankenwagenpositionen für die einzelnen Rennen fest und schrieb sie für die Einsatzbesprechung an das Whiteboard.

»Chris«, sagte er, »können Sie das machen?«

Das war weder Mike Sheraton noch mir angenehm, aber wir hatten kaum eine Wahl.

Er zog das rechte Hosenbein hoch, stellte den Fuß auf einen Stuhl, und ich nahm ihm den Verband ab und sah mir das Knie an.

Die Schwester hatte die Naht gut gelegt, und die Heilung war offensichtlich in Gang gekommen.

»Das sieht gut aus«, sagte ich. »Es heilt. Sie brauchen einen Schutzverband, ansonsten sind Sie reitfähig.«

Er sah mich voll Abneigung an.

»Ich hätte schon gestern reiten können. Sie haben mich einen Sieg im Letzten gekostet.«

»Meine Aufgabe besteht darin, Ihnen die bestmögliche ärztliche Betreuung zu geben«, sagte ich. »Andere Überlegungen sind unwichtig. Heute sind Sie reitfähig, gestern waren Sie es nicht. Ich gebe dem Abwieger Bescheid, dass Ihr Roteintrag entfernt worden ist.«

Er bedankte sich nicht. Er zog das Hosenbein runter und ging, ohne auch nur den Verband wechseln zu lassen. Ich hielt ihn nicht zurück. Wenn er auf dem Knie landete und es ihm wieder aufplatzte, hatte er das nur sich selbst zuzuschreiben.

Kümmerte mich das?

Kein bisschen.

Erfreulicherweise gab es in den ersten drei Rennen keinen einzigen Sturz, so dass ich weitgehend im Land Rover, also im Trocknen bleiben konnte.

Das dritte Rennen war jedoch nicht ganz uninteressant.

Ich wartete am Start eines Hürdenausgleichs über 4000

Meter mit dreizehn Teilnehmern. Ich bestätigte der Rennleitung, dass die ärztlichen Vorkehrungen getroffen waren, und sah dann zu, wie die Pferde im Kreis gingen und die Startergehilfen ihnen die Gurte straffzogen.

Mike Sheraton ritt Pferd Nummer eins, das Höchstgewicht, und er preschte los, sobald die Flagge runterging, und strich vor den anderen zwölf über die erste Hürde.

Sie tricksen schon wieder, dachte ich.

Sie mussten sich ihrer Sache sehr sicher sein.

Mike Sheraton hatte gewusst, dass ich da war, er hatte mich am Start gesehen. Entweder war ihnen noch immer nicht klar, dass ich wusste, was sie trieben, oder die Wetten waren schon angelegt, und es war zu spät und zu kostspielig auszusteigen.

So oder so fasste ich das als persönliche Beleidigung auf.

Aber es ging mich ja nichts an.

Im vierten Rennen hatte ich eine Patientin, eine hübsche junge Rennreiterin namens Jane Glenister, die als Führende des Neunerfelds am Graben auf dem Berg zu Fall kam.

»Hallo«, sagte ich, als ich bei ihr anlangte. »Dr. Rankin hier.«

Sie saß in der Hocke und ächzte.

»Wo tut's weh?«, fragte ich.

»Wo nicht?«, antwortete sie. »Die haben mich herumgetreten wie einen Fußball.« Langsam rappelte sie sich hoch. »Aber das geht gleich wieder.«

»Den Kopf haben Sie sich nicht gestoßen?«, fragte ich.

»Nein.« Sie nahm ihren Helm ab und schüttelte einen Schwall roter Locken in der Luft. »Gott sei Dank.«

Ich ging mit ihr vom Sprung weg zum Innenrail.
Sie fuhr zusammen, als sie darunter durchtauchte.
»Geht's auch wirklich?«
»Zwei Ibuprofen und einmal Schwitzen in der Sauna, dann ist es gut. Ich habe nur blaue Flecke.«
»Gehen Sie aber in die Erste Hilfe, wenn Sie zur Waage kommen«, erinnerte ich sie. »Die müssen Sie sich ansehen.«
»Mach ich. Danke, Dr. Rankin.« Sie lächelte mich mit zwei makellosen Reihen schimmernd weißer Zähne an, ehe sie in den Jockeytransporter stieg, der für sie angehalten hatte. Ich schaute ihr einen Augenblick nach und fragte mich, warum jemand mit einem so schönen Gesicht mit sechzig Stundenkilometern über Hindernisse galoppierte, obwohl ihr das bestimmt einmal Verletzungen eintrug. Hatte sie nicht die Männer in der Umkleide gesehen mit ihren Zahnlücken und dritten Zähnen?
Aber wenn sie die Aufregung des Wettkampfs und den dadurch hervorgerufenen Adrenalinrausch genoss, war das die Beulen und Blessuren vielleicht wert. Ich hoffte nur, dass sie sich ihre Zuversicht in den kommenden Jahren erhielt. Wenn ich solche Zähne hätte, würde ich mir etwas Harmloseres aussuchen wie etwa Basejumping.
Ich ging zum Land Rover, der die Verfolgung des übrigen Feldes im zweiten Durchgang wieder aufnahm, doch es gab keine Stürze mehr, und ich kehrte durch den Regen zum Waagegebäude zurück.
Jane Glenister lag dort auf einem der Betten. Sie sah mich hereinkommen.
»Alles in Ordnung?«, fragte ich sie.

»Klar«, sagte sie. »Ich ruhe nur meine müden Knochen aus, bis das Ibuprofen wirkt. Gleich bin ich wieder fit.«

»Heute keine Ritte mehr.« Es war eher eine Anweisung als eine Frage.

»Nein«, sagte sie. »Es war nur der eine. Die ganze Anfahrt nur, damit ich den Hintern vollkriege.«

»Woher kommen Sie denn?«, fragte ich.

»Aus Devon, nicht weit von Plymouth.«

»Fahren Sie heute Abend noch zurück?«

»Hatte ich vor. Schnurstracks die M5 runter.«

Ich wandte mich an die Krankenschwester. »Hat sie den Gehirnerschütterungstest gemacht?«

»Mit Bravour bestanden«, sagte die Schwester. »Sie wusste nicht nur, welcher Jockey im Gold Cup gesiegt hat, sie wusste auch, dass er Kondome in Übergröße braucht.«

»Das sollte doch unter uns bleiben!«, beklagte sich Jane zum Spaß.

»Ich wollte es auch gar nicht hören«, sagte ich lachend. Aber eine Gehirnerschütterung hatte sie jedenfalls nicht. »Bleiben Sie da liegen, solange Sie wollen. Versprechen Sie mir aber, dass Sie uns sagen, wenn etwas Sie beunruhigt, und fahren Sie erst nach Hause, wenn es Ihnen richtig gutgeht. Sonst übernachten Sie lieber irgendwo.«

»Okay, okay«, sagte sie und winkte ab. »Nur nicht so eine Aufregung.« Sie hatte offensichtlich mehr Schmerzen, als sie zugab, doch das war in Erste-Hilfe-Räumen auf der Rennbahn nichts Ungewöhnliches.

»Jockeys in fünf Minuten«, verkündete der Lautsprecher. Zeit für mich, wieder raus zum Land Rover zu gehen.

In den übrigen Rennen gab es noch zwei Stürze, doch beide Jockeys blieben unverletzt – der eine raffte sich aus dem Gras hinterm vorletzten Hindernis auf und rannte schneller davon, als ich hinterherhecheln konnte.

»Keine körperliche Anstrengung«, klang mir die Stimme meines Hausarztes warnend im Ohr.

Ich gab die Verfolgung auf und sah zu, wie er in der Ferne verschwand. Ich hatte nach Kräften versucht, mich innerhalb einer Minute um ihn zu kümmern. Wenn er es schaffte, bis zur Waage durchzulaufen, konnte man davon ausgehen, dass er unverletzt war. Am Gehirnerschütterungstest kam er so oder so nicht vorbei.

Ich kehrte ohne Eile in die Erste Hilfe zurück, wo die beiden Betten jetzt leer waren.

»Was ist mit unserer Patientin passiert?«, fragte ich die Schwester.

»Sie ist in die Sauna gegangen. Das lindert die Wehwehchen, meinte sie.« Ich schmunzelte.

Jane Glenister war offensichtlich nicht zimperlich.

Auf der Rennbahn Cheltenham gab es nur die Sauna in einer Ecke der Herrentoiletten, noch keine eigene für Rennreiterinnen. Vielleicht hatte Jane in dieser angemessen heißen Umgebung Kenntnis von der Übergröße des Championjockeys erlangt.

Zum Abschluss des Tages hielt Adrian eine Stunde nach dem letzten Rennen die Nachbesprechung ab. Ich hatte Grant schon angerufen, um ihn daran zu erinnern, dass er die Jungs vom Crickettraining abholen sollte.

»Als ob ich das vergessen hätte«, sagte er ziemlich gereizt. »Wann kommst du nach Hause?«

»Zwischen sieben und halb acht.«

»Hast du mein Steak besorgt?«

Der Weg zum Herzen eines Mannes.

»Das liegt im Kühlschrank. Ich war heute Morgen beim Metzger.«

Nach der Besprechung tauschte ich den Arztkittel gegen meinen Anorak und ging auf der Suche nach Whizz in die Jockey-Umkleide. Er und die anderen Jockeydiener waren dabei, die ganze Ausrüstung in drei großen Weidenkörben zu verstauen.

»Wo geht's morgen hin?«, fragte ich.

»Die zwei sind für Fontwell«, sagte er und wies auf die beiden Körbe direkt neben sich, »und der andere ist für die Abendrennen in Southwell. Ich hoffe nur, ich hab nichts durcheinandergebracht.«

Davon ging ich bei ihm aus.

»Ich habe Dick McGee und Jason Conway ihre Sachen gegeben«, sagte ich.

»Ich weiß. Jason hat sich aus dem Krankenhaus entlassen und war gleich hier, um sich den Wagenschlüssel zu holen.«

»Wie geht's ihm?«, fragte ich, auch wenn es mich nicht weiter interessierte.

»Wie dem Bär mit dem Brummschädel«, sagte Whizz. »Und etwas wirr ist er immer noch, glaub ich. Ich wollte nicht, dass er selber fährt, und hab ihn von meinen Leuten chauffieren lassen. Er wohnt ja um die Ecke in Cirencester. Aber euch Mediziner hat er gefressen. Es fuchst ihn, dass er sieben Tage nicht reiten darf.«

Man fragte sich, warum Jockeys nach so schweren Stürzen noch Lust hatten weiterzumachen. Aber sie waren alle so.

»Nach einer Gehirnerschütterung sind sieben Tage das Allermindeste«, sagte ich. »Er muss zwei Prüfungen über sich ergehen lassen, die eine durch einen Neurologen. Es läuft eher auf zehn bis vierzehn Tage oder noch mehr hinaus.«

»Sagen Sie ihm das nicht«, meinte Whizz. »Er ist ohnehin schon wütend.«

Das hatte ich gemerkt.

Das gesamte Nothilfeteam ging zum Abendessen in ein Zeltrestaurant nicht weit vom Ausgang zum Parkplatz.

Die Saison war in Cheltenham praktisch vorbei bis auf das nur von Amateurrennreitern ausgetragene Hunter Chase Abendmeeting in gut einer Woche, für das sich die Pferde über mehrere Tage bei der Jagd qualifizieren mussten. Dann würde die Bahn den Sommer über ruhen und der Best-Mate-Bereich zum Wohnwagenpark umfunktioniert, bis im Oktober die Rennen wieder losgingen.

Ich saß ziemlich lange entspannt am Tisch und trank Tee, während die anderen leckeren Früchtekuchen und Sandwiches mit Schinken, Ei und Gurke aßen.

Ich sah nur zu.

Nicht, dass ich keinen Hunger gehabt hätte. Den hatte ich. Großen Hunger.

Das war für mich in letzter Zeit ein Dauerzustand. Es vor Hunger kaum auszuhalten, ihn nach Möglichkeit aber aus meinem Bewusstsein zu drängen.

Egal wie groß der Hunger war, ich konnte nichts essen, weil die Stimme in meinem Kopf es mir untersagte. Schreckliches würde passieren, wenn ich auch nur einen Bissen zu mir nahm. Das Haus würde abbrennen. Oder Grant würde mich verlassen. Oder meine Jungs würden von einem langen schwarzen Mercedes überfahren.

Ich rief Grant erneut an, um zu hören, ob er sie abgeholt hatte und alles okay war.

»Sie sind heil und gesund«, sagte er. »Oliver spielt in seinem Zimmer Computerspiele, und Toby ist zum Fußballplatz gegangen, weil sie für das letzte Saisonspiel am Samstag noch mal trainieren.«

»Du hast ihn allein gehen lassen?«, fragte ich ungläubig.

»Warum denn nicht?«

Warum denn nicht!

»Bitte fahr mit Oliver zum Sportplatz, und seht Toby zu.«

Mir war wohl eine gewisse Verzweiflung anzuhören, denn Grant widersprach gar nicht erst.

»Machen wir«, sagte er. »Wir fahren gleich los.«

»Ruf mich bitte an, wenn ihr da seid. Ich bin hier fertig und komme direkt zu euch.«

Ich legte auf und wollte gehen.

»Ach, Chris«, sagte Adrian Kings und legte mir die Hand auf den Anorakärmel, »gerade kam ein Anruf aus der Waage. Jane Glenister geht's jetzt doch nicht mehr so gut. Sie lässt fragen, ob Sie noch mal nach ihr sehen können.«

Und nun? Ich wollte doch weg, heim nach Gotherington, und mich um meine Jungs kümmern.

»Können Sie das nicht machen?«, fragte ich.

»Anscheinend hat sie ausdrücklich nach Ihnen verlangt, und ich habe meiner Frau versprochen, zeitig nach Hause zu kommen.«

Verdammt, dachte ich.

Grant würde ohnehin vor mir am Sportplatz sein, auch wenn ich noch so raste. Es wird schon gehen, sagte ich mir. Du hast keine Sandwiches und keinen Kuchen gegessen, da passiert Toby schon nichts. Und mit der ganzen Fußballmannschaft um sich herum war er doch auch geschützt.

»Okay«, sagte ich schicksalsergeben. »Wo ist sie?«

»Sie wartet in der Umkleide.«

Ich eilte zum Waagegebäude zurück.

Es regnete jetzt heftig, und die wenigen verbliebenen Rennbahnbesucher hasteten mit wetterabweisend übergezogenen Kapuzen zu ihren Fahrzeugen. Ich lief die Treppe zur Waage hoch und wollte im Büro des Vereinssekretärs die Schlüssel zur Ersten Hilfe aus dem Schlüsselsafe holen.

Sie waren nicht da.

Komisch, dachte ich.

Ich ging weiter zur Umkleide, die verlassen war. Die Jockeys und Jockeydiener waren nach Hause gefahren. Die Tür zur Ersten Hilfe stand weit offen, und das Licht brannte noch. Adrian hatte wohl vergessen abzuschließen.

Ich ging hinein.

Vor einem Bett war der Trennvorhang zugezogen.

»Wo brennt's, Jane?«, sagte ich und zog den Vorhang auf.

Aber da war nicht Jane Glenister drin.

Vor lauter Sorge um die Sicherheit meiner Söhne hatte ich nicht mehr an meine eigene gedacht und war prompt in eine Falle getappt.

Hinter dem Vorhang saß der Mann, den ich zuletzt in dem langen schwarzen Mercedes gesehen hatte, der Fahrer mit dem dicken Bizeps.

32

Ich drehte mich um und wollte wieder in die Umkleide laufen, doch Big Bizeps und ich waren nicht allein.

Mike Sheraton hatte hinter der Tür gestanden, und die stieß er jetzt zu.

Und dabei grinste er.

»Sie sind eine echte Plage, gute Frau«, sagte er.

In der irrigen Annahme, gegen den kleineren Mann bessere Chancen zu haben, stürzte ich zur Tür. Aber Jockeys sind wahrscheinlich Kilo für Kilo die kräftigsten Sportler, die es gibt. Wenn Mike Sheraton nur mit Händen und Fersen zehn Zentner Pferd beherrschen konnte, dann musste eine erschreckend untergewichtige Ärztin leichte Beute für ihn sein.

Das hieß aber nicht, dass ich nicht kämpfen würde.

Ich trug immer noch die schweren Wanderschuhe, mit denen ich gewohnheitsmäßig auf der vermatschten Rennbahn herumlief, und damit versetzte ich Mike Sheraton einen Tritt direkt vor das Knie, das ihm am Nachmittag zuvor genäht worden war.

Er schrie vor Schmerzen auf und hielt sich das Bein, während ich zur Tür hechtete.

War er vorher schon wütend gewesen, so war er es jetzt erst recht, und er bekam Verstärkung von seinem Kumpan, der mir von hinten um den Hals griff und mir mit dem Arm die Luft abdrückte.

Ich trat auch nach ihm, kriegte aber keine Wucht dahinter. Er verstärkte einfach seinen Griff derart, dass ich Angst hatte, er könnte mich erwürgen.

Da tätliche Angriffe für die Mitarbeiter von Notaufnahmen leider ein Berufsrisiko sind, werden Ärzten und dem Pflegepersonal viele Selbstverteidigungskurse angeboten. In jüngeren Jahren hatte ich zweimal einen mitgemacht, und wie man sich aus einem Würgegriff befreit, wurde in beiden gezeigt. Aber jetzt musste ich zum ersten Mal in einer Situation auf Leben und Tod die Theorie in die Praxis umsetzen.

Ich holte tief Luft; dann drehte ich wie einst geübt den Kopf vom Ellbogen des Mannes weg, beugte mich vor, brachte die Beine nach hinten und ließ den Oberkörper so kreisen, dass mein Kopf unter seiner Achsel durchrutschte und ich hinter ihm stand.

Es klappte!

Damit fingen meine Probleme jedoch erst an.

Zwei starke Männer gegen eine halbe Portion wie mich hätte ein Kinderspiel sein müssen, aber Verzweiflung setzt ungeahnte Kräfte frei.

Und ich kämpfte hinterhältig.

Ich trat und schlug auf Körperstellen, die in den Queensberry-Regeln nicht vorgesehen waren, ich stieß mit Ellbogen und Kopf zu, ich kratzte und ich biss.

Sie wollten offenbar verhindern, dass ich zur Tür kam, aber auch erreichen, dass mir die Puste ausging, und so weit würde es bei diesem Tempo bald sein.

»Nicht, dass man was sieht«, sagte Big Bizeps irgendwann, was mir einerseits Mut machte, mir aber auch zu denken gab. Hatten sie noch was anderes mit mir vor?

Was konnte ich tun, wenn ich nicht zur Tür kam?

Per Handy Hilfe rufen?

Mein Handy steckte in der Anoraktasche.

Ich zog es hervor und kam bis zur zweiten der drei Neunen, ehe Big Bizeps mich ansprang, es mir aus der Hand schlug und mit seinen Gigatretern darauf herumtrampelte. Selbst wenn das Zeug im Innern noch funktionierte, mit dem völlig zersplitterten Touchscreen war es unbrauchbar.

Festnetz?

Die Erste Hilfe einer Rennbahn hat immer einen eigenen Festnetzanschluss, der zu jeder Zeit für Notfälle frei ist.

Hier handelte es sich eindeutig um einen Notfall.

In Cheltenham war das Telefon an der Wand unter dem Fernsehschirm angebracht, und da sah ich für den Bruchteil einer Sekunde hin, ehe ich wieder die Männer anschaute.

»Sie will ans Telefon«, sagte Mike Sheraton und schob sich mehr nach rechts, damit ich nicht hinkam.

Die Kavallerie konnte ich also nicht zu Hilfe rufen, jedenfalls noch nicht.

Langsam aber sicher drängten sie mich auf die andere Seite des Raums, bis ich mit dem Rücken fast an den Arzneischrank stieß.

Ich langte hinter mich und riss ihn auf.

Big Bizeps machte einen Schritt auf mich zu, und ich setzte zu einem Tritt zwischen seine Beine an. Er schnappte nach meinem Fuß, aber darauf war ich gefasst und zog ihn schnell zurück.

Das Katz-und-Maus-Spiel hier verlier ich, dachte ich, und ich bin ganz klar die Maus. Wenn einer der beiden auf mich eindrang und ich mit ihm befasst war, kam der andere von der Seite. Es war nur eine Frage der Zeit, bis sie mich überwältigten.

Ich griff hinter mich in den Schrank.

Ich wusste, was ich suchte, und fand es auf Anhieb, ohne hinschauen zu müssen. Eine Schachtel Einwegskalpelle Größe elf.

Die hatten wir erst kürzlich anschaffen müssen für den Fall, dass bei einem Jockey mit versperrten Atemwegen ein Luftröhrenschnitt notwendig wurde.

Ich riss die Packung auf, und schon hatte ich in jeder Hand ein Skalpell. Jetzt waren die Herrn in der Defensive, da ihnen die fein geschliffenen Klingen vor der Nase tanzten. Die Skalpelle waren zwar kurz, dafür aber umso schärfer.

Ich bewegte mich kreisend in Richtung Tür.

Und wenn ich schon nicht das Telefon benutzen konnte, weil es zwei Hände erforderte, hatte ich doch immerhin meine Stimme.

»Hilfe!«, rief ich so laut ich konnte. »Hilfe! Hilfe!«

Ich rief weiter, und der Lärm hallte laut von den Wänden wider. Irgendjemand musste mich doch hören! Wieso kamen Whizz und die anderen Jockeydiener mir nicht zu Hilfe? Weil sie mit einem Transporter voller Weidenkörbe schon auf dem Heimweg waren.

Jetzt stand ich mit dem Rücken zur Tür, wagte aber nicht, mich umzudrehen oder ein Skalpell loszulassen, um sie zu öffnen. Die beiden Männer blieben nicht untätig, der eine versuchte, das Messer in meiner Linken unter einem Kopfkissen zu begraben, der andere wollte mir das in der Rechten mit einer Beinschiene aus Holz wegschlagen.

Ich schrie noch lauter und wegen der zunehmenden Panik schriller.

»Hilfe! Hilfe! Zu Hilfe bitte!«

Die Tür in meinem Rücken öffnete sich.

Gott sei Dank.

»Polizei rufen!«, schrie ich.

»Was ist denn hier los?«, fragte eine Stimme hinter mir.

»Rufen Sie die Polizei!«, schrie ich erneut. »Ich werde angegriffen.«

Die Tür wurde gänzlich aufgestoßen, so dass ich einen Schritt nach vorn machen musste. Dann trat ich rückwärts durch die Öffnung, ohne meine Angreifer aus den Augen zu lassen. Außerhalb der Ersten Hilfe war es bestimmt sicherer für mich.

Plötzlich wurde ich von hinten gepackt und bekam die Arme an den Körper gedrückt.

Mein Retter, mein Ritter in schimmernder Rüstung war nichts dergleichen.

Ich wollte mit den Skalpellen nach hinten austeilen, wurde aber zu fest und zu weit unten umklammert. Und ich konnte kaum atmen, geschweige denn kämpfen oder schreien. Mein Widerstand war dahin, und die beiden Männer vor mir wanden mir im Nu die Skalpelle aus den Händen.

»Habt ihr sie noch alle?«, fragte die Stimme hinter mir verärgert. »Eine schwache Frau gegen zwei kräftige Männer. Ihr solltet euch schämen.«

»Tschuldigung, Chef«, sagte Big Bizeps. »Die ist aalglatt.«
Chef? Der Chefindianer?

Gegen zwei hatte ich mich behauptet, aber drei waren zu viel. Die beiden vor mir und der Mann hinter mir stemmten mich hoch, warfen mich auf ein Bett und hielten mich darauf fest.

Jetzt erst sah ich das Gesicht des Neuankömmlings.

Rupert Forrester, Geschäftsführer der Rennbahn. Geronimo, der tricksende Engländer. Ein und derselbe.

Und er war nicht gut auf seine beiden Lakaien zu sprechen. Vielleicht hatte er gehofft, unsichtbar und unerkannt im Schatten bleiben zu können.

»Macht voran«, zischte er.

Womit?

Jedenfalls für mich konnte das nichts Gutes sein.

»Hat sie sonst noch jemand schreien gehört?«, fragte Big Bizeps.

»Nein«, sagte Forrester. »Ich habe alle weggeschickt und abgeschlossen. Außerdem hämmert der Regen aufs Dach. Hier ist keiner.«

Big Bizeps zog ein Fläschchen aus der Hosentasche, etwas größer als ein Likör-Mini, aber kleiner als der Flachmann, den sie letztes Mal verwendet hatten. Die Flasche war halb mit einer hellgoldenen Flüssigkeit gefüllt. Zweifellos wieder in Whisky aufgelöstes Kokain.

Es kam nicht in Frage, dass ich einfach da liegenblieb und mich von ihnen vergiften ließ. Ich riss eine Hand los und schnappte nach der Flasche, um sie gegen die Wand zu werfen, sie irgendwie zu zerbrechen, aber Forrester war zu schnell.

»Holt was für ihre Hände«, sagte er und drückte meine Arme wieder aufs Bett.

Mit weißem Klebeband, das sie im Arzneischrank fanden, fesselten sie mir beide Hände hinterm Rücken, so dass ich dann auf ihnen lag. Jetzt war ich wirklich in Schwierigkeiten.

Mike Sheraton stand am Fußende des Bettes, und ich versuchte, nach ihm zu treten, aber er hatte die Hände auf meinen Fußgelenken und drückte sie fest nach unten. Da Forrester das auch mit meinen Schultern machte, war ich fast völlig bewegungsunfähig.

Aber meinen Kopf konnte ich noch bewegen.

Ich drehte den Kopf nach links und biss Forrester in die Fingerknöchel.

Ich wollte ihm die Haut aufreißen, eine blutende Wunde beibringen – ein Beweis sollte her, vielleicht eine Spur seiner DNA zwischen meinen Zähnen, etwas, das ein Gerichtsmediziner an meinem kalten Leichnam finden und woraus er schließen könnte, wer für meinen Tod verantwortlich war.

»Miststück!«, schrie er auf, zog die Hand weg und gab mir eine deftige Ohrfeige.

»Man soll nichts sehen«, sagte Big Bizeps scharf. »Vergessen?«

Glaubten sie wirklich, auch ein zweiter kokainbedingter Tod auf der Rennbahn würde als Unfall durchgehen?

Anscheinend ja.

Während Forrester und Sheraton mich festhielten, versuchte Big Bizeps, mir das Zeug in den Rachen zu schütten.

Natürlich leistete ich Widerstand.

Zunächst drehte ich den Kopf hin und her, so dass er mit der Flasche nicht an meinen Mund kam.

»Halten Sie ihr den Kopf fest, Herrgott noch mal«, sagte Big Bizeps zu Forrester.

Er ließ meine Schultern los, drückte mir eine Hand auf die Stirn und hielt mit der anderen meine Haare gepackt.

Daraufhin schloss ich den Mund und presste Zähne und Lippen zusammen, als hinge mein Leben davon ab, was wahrscheinlich auch der Fall war. Aber man muss atmen, und Big Bizeps hielt mir die Nase zu.

Ich zog durch einen winzigen Spalt im Mundwinkel die Luft ein, doch Big Bizeps zwängte die Flaschenöffnung in den Spalt, während er mit der freien Hand mein Kinn packte und mir die Kiefer auseinanderdrückte.

Ich spürte das scharfe Brennen des Alkohols im Mund.

Soviel ich konnte, spuckte ich aus, und doch spürte ich, dass mir ein wenig in den Hals lief. Was hatte der Pathologe bei der Gerichtsverhandlung gesagt? *Schon die Einnahme einer Teelöffelportion dieser Flüssigkeit hätte genügt, um den Tod herbeizuführen.*

Wie viel hatte ich abbekommen? Keinen Teelöffel voll, dachte ich, aber Big Bizeps war ja noch nicht fertig. Er zwängte mir den Flaschenhals wieder zwischen die Zähne und goss mir den restlichen Inhalt in den Mund. Der scharfe Geschmack des Alkohols und der bittere des Kokains vermischten sich merkwürdig mit der zunehmenden Taubheit meiner Zunge und meines Gaumens.

Wieder versuchte ich auszuspucken, aber diesmal war er darauf vorbereitet, griff mir unters Kinn und drückte mir die Kiefer zusammen.

Ich schluckte zwar nicht gleich, wusste aber, dass sowohl Alkohol wie auch Kokain viel schneller über die Mundschleimhäute in den Blutkreislauf gelangen als über Magen und Darm.

Was war das Beste?

Schon spürte ich etwas von der Wirkung der Droge auf mein Gehirn. Die Deckenbeleuchtung des Erste-Hilfe-Raums tanzte und versprühte Farbe an den Rändern. Solche Reize waren mir als Ablenkung von den Qualen meiner Depression einst willkommen gewesen, aber jetzt erschreckten sie mich.

Ich konnte noch eine ganze Menge von der Flüssigkeit loswerden, indem ich sie durch die Zähne ausstieß und an der Wange hinunter aufs Bett tropfen ließ, schluckte aber dennoch viel zu viel, nicht freiwillig, sondern aufgrund des angeborenen Reflexes, dem man sich nicht widersetzen kann.

Wahrscheinlich hatte ich schon mehr als die todbringende Dosis bekommen.

»Wie lange dauert das?«, hörte ich Rupert Forrester fragen. »Ich muss gehen. Ich bin Redner bei einem Benefiz-Dinner im Queens Hotel in der Stadt. Dafür muss ich mich noch umziehen, und ich bin jetzt schon spät dran.«

»Nicht mehr lange«, antwortete Big Bizeps. »Sie hat es ewig lang im Mund gehabt. Das beschleunigt die Sache. Bald verliert sie das Bewusstsein, und in einer Stunde ist sie tot.«

»Tot?«, fragte Sheraton einigermaßen bestürzt. »Ich dachte, wir jagen ihr nur einen Schreck ein.«

»Halten Sie den Mund«, sagte Forrester. »Sie stecken da genauso tief drin wie wir. Wir müssen sie für immer zum

Schweigen bringen. Und diesmal findet sie auch keine Scheißputzfrau noch lebend. Hier wird erst morgen das nächste Mal geputzt, und bis dahin bin ich auch wieder hier. Aber jetzt müssen wir raus. Der Sicherheitsdienst macht bald die Tore dicht.«

Guter alter Sicherheitsdienst, dachte ich. Wo war der, wenn man ihn brauchte?

Ich schloss die Augen, und die grellen Lichter explodierten trotzdem weiter in meinem Kopf wie ein Silvesterfeuerwerk.

Aber denken konnte ich noch.

Stell dich tot, sagte ich mir. *Sie müssen raus, bevor die Eingänge geschlossen werden. Je eher sie mich für bewusstlos halten, desto schneller verschwinden sie.*

Ich ließ meine Muskeln erschlaffen, und Sheraton musste die Veränderung in meinen Beinen gespürt haben.

»Sie ist bewusstlos«, sagte er.

»Macht ihr die Handfessel ab«, sagte Forrester und ließ meinen Kopf und meine Haare los.

Sie wälzten mich herum, und ich spürte, wie das Klebeband von meinen Handgelenken gelöst wurde. Dann legte Big Bizeps meine Finger um die leere Flasche.

Fingerabdrücke, dachte ich.

»Gut«, sagte Forrester. »Machen wir, dass wir hier rauskommen.«

»Wollen Sie sie wirklich sterben lassen?«, fragte Sheraton. Er steckte offensichtlich tiefer drin, als ihm lieb war.

»Sie sollten doch still sein«, fuhr ihn Forrester an. »Jetzt ist es sowieso zu spät. Das Kokain, das die im Körper hat, würde ein Pferd umbringen. Sie ist schon tot.«

Jemand zog mein rechtes Augenlid hoch.

Ihn nicht anzusehen war ein Willensakt. Ich hatte die Augen leicht nach oben verdreht und konzentrierte mich darauf, dass es so blieb und ich ihn nur am Rand des Blickfelds sah. Es war Big Bizeps.

»Eindeutig bewusstlos«, sagte er. »So gut wie tot.«

»Okay«, sagte Forrester. »Gehen wir.«

Ich hörte, wie die Tür geöffnet wurde und ihre Schritte sich entfernten, blieb aber so still wie möglich liegen. Wenn ich mich allerdings nicht bald rührte, würde ich ziemlich schnell wirklich das Bewusstsein verlieren und bald darauf tot sein.

Ich schlug die Augen auf und drehte den Kopf.

Sie waren weg.

Welch ein Glück! Es kam mir wie ein Sieg vor. Aber ich war nicht so benommen, dass mir nicht klar gewesen wäre, dass mein Glücksgefühl mehr mit der Droge zu tun hatte als mit dem Eindruck, jetzt außer Gefahr zu sein.

Das war ich nicht. Keineswegs.

Ich schwebte in Lebensgefahr und spürte bereits, wie mein Herzschlag sich beschleunigte und meine Körpertemperatur anstieg. Ich musste schnellstens handeln, sonst war ich mit Sicherheit tot, wenn mich am Morgen die Putzkolonne fand.

33

Vielleicht konnte ich im Endeffekt nichts tun, um mich zu retten, aber versuchen wollte ich es wenigstens.

Mein erster Impuls war, das Gift aus meinem Körper zu bekommen.

Jeder kennt das Ammenmärchen von der konzentrierten Salzlösung als garantiert wirksamem Brechmittel. Aber zu viel Salz ist nicht nur selbst ein äußerst gefährliches Gift, sondern die Wirkung von überschüssigem Natrium setzt viel zu spät ein – eher nach einer halben Stunde als so abrupt, wie es in einem James-Bond-Film gezeigt wird.

In einer halben Stunde wäre ich wahrscheinlich schon tot.

Wie jeder Bulimiekranke weiß, ist die einzige todsichere Methode, sich zum Erbrechen zu bringen, der Würgreflex.

Ich steckte mir den Zeigefinger in den Mund, schob ihn so tief wie möglich hinein und drückte fest hinten auf die Zunge.

Ich würgte und erbrach den mageren Inhalt meines Magens in das Waschbecken in der Ecke.

Dann spülte ich mir den Mund aus, trank etwas Wasser aus dem Hahn und wiederholte die Prozedur noch zweimal, bis ich sicher war, nichts mehr in mir zu haben.

Aber war es schnell genug gewesen? War schon zu viel

von der Droge durch die Darmschleimhaut in den Blutkreislauf gelangt?

Die physische Wirkung wurde jedenfalls ausgeprägter.

Ich schwitzte stark, mein Herz raste und bescherte mir damit leichte Schmerzen in der Brust.

Das kannte ich.

Was hatte ich von Rahul Kumar gelernt, wie ich mich retten konnte, obwohl ich ihn nicht hatte retten können?

Kokain ist ein kurzwirkender selektiver Noradrenalin-Wiederaufnahmehemmer (SNDRI). Eine Kokain-Überdosis wird damit zum Doppelschlag, denn die Droge ist nicht nur ein starkes Aufputschmittel, sondern hemmt zudem die natürliche Fähigkeit des Körpers, seine Stoffwechselrate zu steuern. Ich lief also im Schnellgang und raste ungebremst dem Abgrund entgegen. Ob zuerst mein Herz den Kampf aufgab oder meine anderen Organe durch die erhöhte Körpertemperatur versagten, war offen.

Ich würde jedenfalls sterben. Und zwar bald.

Ein spezielles pharmakologisches Antidot gegen Kokainvergiftung gibt es nicht – ich brauchte ein Sedativum, etwas, das den aufputschenden Eigenschaften der Droge entgegenwirkte.

Und zwar schnell.

Ich schüttelte den Kopf, wie um ihn freizukriegen.

»Denk nach«, sagte ich laut. »Denk nach!«

Ich ging zum Arzneischrank und schaute hinein.

Obwohl mein Körper auf Hochtouren lief, schien mein Gehirn im Leerlauf zu stehen. Ich wusste, was ich suchte, konnte es aber nicht finden – ein Benzodiazepin namens Diazepam, allgemein bekannt als Valium.

Ich durchstöberte den Medikamentenvorrat. Ich wusste, es war dabei; das hatte ich früher am Tag selbst nachgesehen. Diazepam war ein injizierbares Beruhigungsmittel, und wir hatten es vorrätig für den Fall, dass ein Jockey einen schweren Muskelkrampf oder Krampfanfall bekam.

»Mach schon«, sagte ich bei mir. »Willst du leben oder sterben?«

Vor einem halben Jahr wäre es mir vielleicht einerlei gewesen, aber jetzt nicht mehr.

Schließlich fand ich das Gesuchte, eine kleine Glasampulle mit milchig weißer Flüssigkeit, die dreißig Milligramm Diazepam enthielt.

»Ich will leben«, sagte ich aufgeregt, doch das Medikament aus der Ampulle in meine Venen zu befördern war wieder ein Problem, da inzwischen meine Hände zitterten.

Ich schaffte es, eine Kanüle auf eine Spritze zu stecken und vorsichtig die Glasspitze der Ampulle abzubrechen. Wie viel? Zehn Milligramm waren die empfohlene Dosis für einen akuten Muskelkrampf.

Aber mein Zustand war schon kritischer.

Ich entschied mich, mit zwanzig anzufangen. Dann blieben notfalls noch zehn für später. Überdosierung mit Diazepam war kein Thema; Selbstmordversuche mit Valium blieben immer Versuche, wenn man nicht andere Medikamente oder Unmengen Alkohol dazu nahm.

»Vorsicht«, ermahnte ich mich mehrmals. »Du kannst es dir nicht leisten, das fallen zu lassen.«

Ich zog das Diazepam auf die Spritze.

Man konnte es in die Muskulatur injizieren, doch um

schnell zu wirken, musste es direkt in den Blutkreislauf gehen, in eine Vene.

Mit der rechten Hand und meinen Zähnen legte ich mir eine Gummiaderpresse um den linken Oberarm und klopfte mir innen auf den Ellbogen. Ein Vene trat deutlich hervor, und mit äußerster Vorsicht gelang es mir, indem ich beide Arme gegen den Tisch stemmte, die Nadel einzuführen und langsam den Kolben runterzudrücken.

Zunächst spürte ich nichts und dachte schon erschrocken, ich hätte glatt die Vene durchstoßen und das Mittel wirkungslos in die Gelenkhöhle gespritzt.

Doch dann fiel mir die Aderpresse ein.

Ich löste sie und ließ das Diazepam den Arm hinauf Richtung Herz und darüber hinaus strömen. Nach ein oder zwei Minuten spürte ich eine beruhigende Wirkung, wenn sich auch an meinem rasenden Puls nichts zu ändern schien.

Und die Schmerzen in der Brust machten mir Sorgen.

Jetzt bloß kein Herzanfall, dachte ich.

»Komm schon, Körper, verschon mich«, sagte ich laut.

Ich lachte. Die mit sich selber sprach. Ich musste verrückt sein. Oder berauscht. Nein, ich war beides.

»Reiß dich am Riemen«, sagte ich. »Das Kokain quasselt aus dir. Konzentrier dich!« Ich klatschte mir auf den Oberschenkel. »Konzentrier dich, dann bleibst du am Leben. Lass dich gehen, und du stirbst. Denk an deine Jungs. Bleib für sie am Leben.«

Im Arzneischrank hatten wir auch Glyceroltrinitrat-Spray in einem roten Fläschchen mit weißer Kappe. Glyceroltrinitrat war schlicht der medizinische Name für Nitroglycerin, den hochexplosiven Stoff, aus dem Alfred Nobel unter Beigabe von Kieselgur und Soda einst Dynamit herstellte.

Von seiner Explosivität abgesehen, senkt Nitroglycerin den Blutdruck, indem es die Blutgefäße erweitert. Diese Wirkung wurde von den Dynamitherstellern zufällig entdeckt, da sie bei der Arbeit Kopfschmerzen bekamen und ihr Blutdruck bedenklich nachließ. Heutzutage wird Nitroglycerin weithin zur Linderung von Herzschmerzen und Engegefühlen in der Brust verwendet, indem man es sich unter die Zunge sprüht. Ich nahm das Fläschchen heraus und schraubte die Kappe ab, zögerte dann aber.

Nitroglycerin hatte auch die Eigenschaft, die Herzfrequenz zu erhöhen, und meine Herzschlagrate war schon hoch genug. Wobei die Schmerzen in der Brust darauf hindeuteten, dass mein Herz zu wenig Sauerstoff bekam, und wenn man von Rahul Kumar ausgehen konnte, war mein Blutdruck wahrscheinlich ebenfalls zu hoch.

Würde es mehr schaden als nützen?

Sprühen oder nicht sprühen? Das war die Frage.

Die Schmerzen in der Brust wurden definitiv schlimmer. Vielleicht würde ich so oder so sterben, egal, was ich tat. Aber war Handeln nicht besser als Stillhalten? Dann würde ich wenigstens in dem Bewusstsein sterben, dass ich durchzukommen versucht hatte, und die mich fanden, würden wissen, ich hatte überleben wollen.

Ich setzte mir einen Spritzer Nitroglycerin unter die Zunge und spürte sofort eine Reaktion. Die Schmerzen in der Brust ließen nach, aber dafür wurde mir schwindlig, und ich setzte mich rasch auf einen Stuhl.

Was jetzt?

Mein Herz schlug immer noch wie verrückt, doch selbst wenn ich Adenosin gehabt hätte, wusste ich jetzt aus Erfahrung, dass es nicht helfen würde.

Noch mehr Diazepam? Mehr Sauerstoff vielleicht?

Wir hatten eine Sauerstoffflasche, und ich steckte eine Maske daran, drehte sie auf und atmete tief ein. Dann zog ich die Hälfte des verbliebenen Diazepam auf eine neue Spritze und injizierte es mir in dieselbe Vene wie zuvor.

Ich setzte mich hin, inhalierte weiter Sauerstoff und maß meinen Puls anhand des Sekundenzeigers der Wanduhr. Er war mit 180 Schlägen pro Minute immer noch sehr hoch, ich spürte aber, dass er sich etwas beruhigt hatte.

War das Schlimmste überstanden?

Konnte ich sonst noch etwas tun?

Bleib einfach sitzen, und lass der Natur ihren Lauf.

Aus einer im Studium gelesenen Arbeit wusste ich, dass Kokain seine Höchstwirkung erst eine Stunde oder länger nach dem Konsum entfaltet, aber ich hoffte mal, dass die erlebten Reaktionen auf die relativ geringe Dosis zurückzuführen waren, die ich über die Mundschleimhaut absorbiert hatte, und dass ich den Teil, der wirklich in den Magen gelangt war, weitestgehend ausgespien hatte.

Wenn das stimmte, war ich über den Berg.

Ich hatte die Schweine besiegt.

Ich kicherte hemmungslos.

Kokain wird ja auch Paradiespulver genannt, und vielleicht hing meine momentane Hochstimmung noch mit der Droge zusammen, doch ich fühlte mich bei kristallklarem Kopf überirdisch und phantastisch, geradezu unbesiegbar.

Und sann auf Rache.

Zehn Minuten später war mein Puls auf 150 runter, und ich nahm an, ich war über die kritische Phase hinaus. Jetzt würde ich am Leben bleiben.

Ein Blick auf die Wanduhr. Es war erst zwanzig nach acht.

Gefühlt hatte ich mehrere Stunden um mein Leben gekämpft, dabei waren nur ungefähr sechzig Minuten vergangen, seit ich vom Abendessen zurück zur Waage geeilt war.

Ich sah auf mein zertreten am Boden liegendes Handy. Grant hatte wahrscheinlich versucht, mich darauf anzurufen.

Ich stand auf, ging zum Wandtelefon hinüber und nahm den Hörer ab.

Starrte ihn an.

Vielleicht hätte ich damit längst einen Krankenwagen oder andere Hilfe für mich rufen sollen. Aber ich war so daran gewöhnt, selbst die Hilfe zu sein, dass mir der Gedanke überhaupt nicht gekommen war. Ich wählte ja auch nicht dreimal die 9 und bat um Hilfe, wenn ein kritisch kranker Patient in die Notaufnahme gebracht wurde.

Ich *war* die 999.

Im vorliegenden Fall hatte es sich bei dem kritisch kranken Patienten einfach um mich selbst gehandelt, und unwillkürlich hatte ich auf meinen Arbeitsmodus »Mit diesem Notfall musst du allein fertig werden« geschaltet.

Sollte ich jetzt Hilfe rufen? Und die Polizei vielleicht?

Die auch?

Das versteht sich doch von selbst, sagte der vernünftige Teil meines Gehirns. *Man hat versucht, dich umzubringen – schon wieder.*

Diesmal musste mir die Polizei doch glauben, oder etwa nicht?

Aber ich war die Verrückte mit den wirren Ideen und der Neigung zum Selbstmord. Ich war vorbelastet – zumindest in ihren Augen.

»Das hat die sich nur ausgedacht«, würden sie sagen.

Und: »Um ihr Hirngespinst von der Ermordung Rahul Kumars zu untermauern.«

Und: »Damit wir wieder Zeit mit ihr verplempern.«

Oder nicht?

Vielleicht musste ich erst sterben, um sie zu überzeugen. Womöglich genügte selbst das nicht.

Ich wählte eine Nummer – Grants Handy –, und er meldete sich beim ersten Klingeln.

»Wo bist du?«, fragte er mit mehr als nur einem Anflug von Besorgnis. »Ich versuche dich schon seit einer Ewigkeit zu erreichen.«

»Ich bin noch auf der Rennbahn«, sagte ich. »Entschuldige. Ich hab mein Handy fallen lassen, und es ist kaputtgegangen.«

Ich wusste nicht, warum ich ihm nicht die Wahrheit sagte. Vielleicht stand ich noch mehr unter dem Einfluss des Kokains, als ich annahm.

»Was machst du denn da? Du wolltest doch gleich zum Sportplatz kommen.« Jetzt hörte er sich eher verärgert als besorgt an.

»Ich musste noch einen anderen Patienten behandeln«, sagte ich, ohne auszuführen, dass der Patient ich selbst gewesen war. »Mit den Jungs alles in Ordnung?«

»Sie haben Hunger«, sagte er.

Das kennen wir, dachte ich. Wenigstens waren sie nicht entführt oder überfahren worden. Weshalb hätte das aber auch passieren sollen? Sie waren außer Gefahr, weil Forrester und die anderen dachten, ich sei tot.

»Kommst du jetzt nach Hause?«, fragte Grant.

»Bald«, sagte ich. »Fahr mit den Jungs heim, und holt euch Fisch und Chips aus dem Imbiss in Bishop's Cleeve.«

»Und mein Steak mit Pfeffersoße?«, jammerte er.

»Das gibt es morgen«, sagte ich. »Versprochen.«

»Was isst du denn?«, sagte er. »Kann ich dir irgendwas mitbringen?«

»Nein. Ich mach mir was, wenn ich nach Hause komme«, sagte ich. »Ein bisschen kann das noch dauern. Ich muss in die Stadt.«

Er war nicht erfreut. »Verdammtes Krankenhaus.«

Ich band ihm nicht auf die Nase, dass ich mit dem verdammten Krankenhaus überhaupt nichts im Sinn hatte.

Ich war ja unbesiegbar.

Ich wollte zu einem Benefiz-Dinner im Queens Hotel.

34

Meinen Mini unter Kokaineinfluss zu fahren erwies sich als erstaunlich einfach.
Bei aller tiefgreifenden Wirkung auf den Verstand ließ die Droge den Motorcortex auffallend unberührt.
Aber zuerst hatte ich mal aus dem Waagegebäude herauskommen müssen. Rupert Forrester hatte seinen Helfern gesagt, er würde abschließen, und alles war fest verriegelt gewesen. Hinausgelangt war ich schließlich durch die Stoßtür eines Notausgangs, nachdem ich schnell noch ein paarmal telefoniert und einiges aus dem Medikamentenvorrat in der Ersten Hilfe eingesteckt hatte.
Das nächste Problem war, zum Wagen zu gelangen, nachdem der Sicherheitsdienst inzwischen alle Rennbahnausgänge abgesperrt hatte. Obendrein war es jetzt auch noch dunkel, die Frühlingsdämmerung durch tiefhängende Wolken und anhaltenden Regen verkürzt.
Ich hätte mich zwar auf die Suche nach einem patrouillierenden Sicherheitsmann machen können, aber dann hätte ich mich fragen lassen müssen, wieso ich noch da war und wo ich herkam.
War es mir das wert? Bei dem Regen? Klares Nein.
Stattdessen schleifte ich eine große Mülltonne zwanzig Meter über den Asphalt zum Tor, stieg darauf, hob die

Plastiktüte mit meinen Schätzen an, um nicht hängenzubleiben, und schwang mich auf die andere Seite.

Kokain bescherte auf jeden Fall Selbstvertrauen.

Das brauchte ich vielleicht noch.

Das Queens Hotel in Cheltenham mit seiner eindrucksvollen neoklassizistischen Säulengangfassade blickt auf die geometrisch angelegten Imperial Gardens. Sein Stil entspricht dem hervorragenden Ruf der Stadt als ehedem exklusiver und mondäner Badeort.

Die Mineralquellen wurden erstmals in der Regierungszeit von George III angezapft, und der König soll fünf Wochen in der Stadt geweilt und das faulig schmeckende Heilwasser getrunken haben, um sich von seinem Wahnsinn zu kurieren.

Vielleicht sollte ich es auch mal kosten.

Das Hotel selbst stammt aus der Zeit Queen Victorias, nach der es benannt ist, und wurde 1838 im Jahr ihrer Krönung eröffnet.

Doch mich interessierte weder die Ästhetik noch die Geschichte des Hauses. Nicht an diesem Abend. Ich wollte nur wissen, wo in dem Hotel das Benefiz-Dinner stattfand.

Selbstbewusst ja, von mir aus auch mutig, aber leichtsinnig war ich nicht.

Auf keinen Fall wollte ich meinen Mini neben einem schwarzen Mercedes parken und dann feststellen, dass Big Bizeps drinsaß.

Also hielt ich ein Stück entfernt auf der Bath Road und ging die letzten paar hundert Meter zu Fuß, die Kapuze meines Anoraks nicht nur als Regenschutz über den Kopf gezogen, sondern auch, um nicht von irgendeinem muskelbepackten Fahrer erkannt zu werden.

Das Kokain brachte mich vielleicht nicht um, wirkte aber offensichtlich immer noch. Die vom nassen Bürgersteig zurückgeworfene Beleuchtung tanzte und schimmerte zauberhaft mit bunten Kometenschweifen, als ich vorüberging, und meine Füße schienen irgendwie von den Beinen losgelöst zu sein.

Ich spürte sie nicht am Boden.

Waren es etwa die Füße von jemand anderem?

Ich kicherte. Natürlich nicht, du Gans. Wer würde dir denn so spät am Tag seine Füße leihen?

Ich betrat das Hotel durch die Drehtür am Eingang und ging über das schwarzweiße Schachbrettmuster am Boden der Halle zur Rezeption.

»Wo ist das Benefiz-Dinner?«, fragte ich den jungen Mann, der dort stand.

»Meinen Sie das von der Stiftung für verletzte Jockeys?«

»Ich meine das, bei dem Rupert Forrester spricht«, sagte ich.

Er sah auf irgendwelche Papiere.

»Ja«, sagte er. »Genau. Das findet in der Regency Suite statt, unserem Festsaal.«

»Und wie komme ich da hin?«, fragte ich.

»Den Gang geradeaus durch und dann rechts«, sagte er. »Haben Sie ein Ticket? Abendkleidung erwünscht.«

Er sah mich an wie etwas, das er sich vom Schuh gekratzt hatte. Ich war eindeutig nicht passend angezogen mit meinem grünen Anorak, der blauen Regenhose und den verdreckten Wanderschuhen, und als Handtasche trug ich auch noch eine orange Plastiktüte von Sainsbury.

»Nein.« Ich lachte. »Ich habe nur eine Nachricht für einen Gast, weiter nichts. Das dauert nicht lange.«

Ich sah ihm an, dass er unschlüssig war, ob er mich vom Sicherheitsdienst rauswerfen lassen sollte.

»Ich bin Ärztin«, sagte ich schnell. »Ich hatte heute Nachmittag Dienst auf der Rennbahn und kam nicht dazu, mich umzuziehen.«

Der Rezeptionist entspannte sich etwas.

»Finden Sie denn alleine hin?«, fragte er. »Ich darf den Empfang leider nicht unbesetzt lassen, und meine Kollegin hat Pause.«

»Danke, ich komme zurecht.«

Schon besser, dachte ich. Viel besser.

Ich wandte mich zum Gehen, drehte mich aber noch mal um.

»Wo ist Ihre Bar?«, fragte ich.

»Gleich da vorne rechts, Madam«, sagte er.

Ich sah in die Richtung, in die er zeigte.

»Mein Name ist Dr. Chris Rankin«, sagte ich. »Ich bin um zehn mit jemandem in der Bar verabredet.«

Der Mann und ich blickten zu der großen Uhr neben dem Eingang hoch. Zwanzig vor zehn zeigte sie an.

»Würden Sie den Herrn freundlicherweise bitten, nicht in die Bar, sondern gleich in die Regency Suite zu gehen und dort auf mich zu warten?«

»Gern, Madam«, antwortete er. »Wie heißt denn Ihr Gast?«

»Filippos«, sagte ich. »Detective Constable Filippos.«

Nach dem Telefongespräch mit Grant hatte ich von der Ersten Hilfe aus noch zweimal telefoniert. Einmal mit der Auskunft, um die Nummer der Polizei Cheltenham zu erfahren, und dann mit dem Mann von der Anmeldung des Reviers.

»Polizei Cheltenham«, hatte er sich gemeldet. »Was kann ich für Sie tun?«

»Würden Sie mich bitte zu DC Filippos durchstellen?«

»Der ist im Moment nicht am Platz.«

»Haben Sie denn seine Handynummer?«, hatte ich mit meinem ganzen Charme gefragt. »Es ist sehr wichtig. Ich hatte sie auf meinem Handy gespeichert, aber das ist kaputt, und ich komme nicht mehr dran.«

»Es tut mir leid, die Nummer darf ich Ihnen nicht geben«, hatte der Mann erwidert.

»Würden Sie ihn dann bitte anrufen und ihm etwas von mir ausrichten? Mein Name ist Dr. Chris Rankin. Ich bin Notaufnahmeärztin im Allgemeinkrankenhaus Cheltenham, und die Sache ist von größter Dringlichkeit. Er muss die Nachricht so schnell wie möglich erhalten.«

»Wie lautet Ihre Nachricht, Dr. Rankin?«, hatte der Mann gefragt.

»Sagen Sie DC Filippos, ich habe wichtige neue Informationen zum Fall Rahul Kumar, und er möchte sich um Punkt zehn Uhr in der Bar des Queens Hotels mit mir treffen.«

»Rahul Kumar. Bar. Queens Hotel. Um zehn.« Er hatte das wiederholt, als hätte er es sich notiert. »Heute Abend um zehn?«

»Ja, heute Abend.«

»Soll er Sie im Krankenhaus zurückrufen?«
»Nein. Sagen Sie ihm nur, er muss heute Abend um Punkt zehn im Queens Hotel sein.«
Der Mann hatte nicht gefragt, wieso. Aber er hatte versprochen, die Nachricht sofort weiterzugeben.

Ich ging mit einigem Unbehagen durch den Gang zur Regency Suite.

Ließ mich mein Selbstvertrauen im Stich?

Hatte das Kokain jetzt, wo ich es am meisten brauchte, zu wirken aufgehört?

Einhundertfünfzig Gäste, je zehn an fünfzehn Tafeln, nahmen an dem Benefiz-Dinner der Stiftung für verletzte Jockeys teil. Das entnahm ich dem Tischplan auf der Staffelei im Vorraum des Bankettsaals.

Ich sah mir die Gästeliste genau an.

Es waren ziemlich viele Namen dabei, die ich kannte oder zumindest schon mal gehört hatte, mehrere Turftrainer und der eine oder andere Exjockey, wenn auch keiner von der aktuellen Garde. Üppige Galadiners unter der Woche waren sicher nicht ideal für das am Wochenende geforderte Reitgewicht.

Ich suchte besonders nach dem Namen Mike Sheraton und wusste nicht, ob ich froh oder enttäuscht sein sollte, dass er nicht im Saal war.

Big Bizeps konnte drin sein, aber das verriet mir die Liste nicht. Unter B oder BB nachzusehen war sinnlos.

Rupert Forrester stand natürlich drauf. Dem Plan nach saß er an Tisch fünf, direkt vor einem rechts im Saal errichteten Podium.

»Kann ich Ihnen helfen?«, fragte eine Stimme hinter mir. Ich drehte mich um.

Eine Kellnerin stand da mit zwei Karaffen voll Wasser. Sie war nicht die Allerjüngste, wahrscheinlich näher an den siebzig als an den fünfzig, und sie trug eine weiße Spitzenschürze über einem schwarzen Kleid. Ganz traditionell.

»Wie weit sind sie?«, fragte ich und deutete mit einer Kopfbewegung zur Tür.

»Beim Dessert«, sagte sie.

»Wann werden die Reden gehalten?«

»Sicher bald«, sagte sie. »Ich hab gehört wie der Gastredner sagte, er müsse zeitig wieder gehen. Die Auktion kommt deshalb jetzt nach seiner Rede, nicht vorher. Wollen Sie ihn abholen?«

»Nein«, sagte ich und lachte.

Ihn abzuholen schwebte mir nicht gerade vor, nicht in dem Sinn.

Forrester wollte wahrscheinlich früh weg, damit er sich am Morgen auf der Rennbahn rechtzeitig um etwaige Probleme kümmern konnte – wie zum Beispiel einen Leichenfund in der Waage.

»Ich muss weiter«, sagte die Kellnerin. »Man wartet auf das Wasser.«

Sie hob die Karaffen an.

Ich hielt ihr die Tür auf und warf einen Blick in den Saal, als sie eintrat. Es ging laut zu, mit viel Gelächter, alle schienen sich gut zu unterhalten. Aber ich hielt mich an der Tür nicht auf. Ich wollte von einem bestimmten Gast nicht gesehen werden – jedenfalls noch nicht. Und nicht, bevor DC Filippos da war.

Die Tür öffnete sich wieder, und dieselbe Kellnerin erschien, diesmal mit zwei leeren Karaffen.

»Das ging aber schnell«, sagte ich. »Durst gehabt, was?«

Sie lachte. »Die Karaffen gehören zu anderen Tischen.« Dann musterte sie mich eingehend. »Kenne ich Sie nicht irgendwoher?«

»Wie heißen Sie denn?«, fragte ich.

»Doris«, sagte sie. »Doris Meacher. Und Sie?«

»Chris Rankin«, sagte ich.

Das half ihr nicht weiter. »Was machen Sie?«, fragte sie.

»Ich bin Ärztin. Ich arbeite in der Notaufnahme im Krankenhaus.«

»Ja, genau«, sagte Doris mit breitem Siegerlächeln. »Sie haben meinen Sohn behandelt, nachdem er von seinem Motorrad gestürzt war. Vor über einem Jahr.«

»Wie geht's ihm?«, fragte ich, ohne mich an den Unfall zu erinnern, und hoffte, er war nicht daran gestorben.

»Gut«, sagte sie. »Alles fast wieder normal. Nur dank Ihnen, Doktor.«

Während wir uns unterhielten, waren zwei Frauen zur Tür herausgekommen und plaudernd und kichernd den Gang entlanggelaufen, vermutlich, um sich die Nase zu pudern. Ich wollte wirklich nicht, dass Rupert Forrester so auf dem Weg zur Herrentoilette auf mich stieß.

»Hören Sie, Doris«, sagte ich, »ich könnte jetzt ein bisschen Hilfe von *Ihnen* gebrauchen.«

»Gern, Doktor. Was kann ich tun?«

»Gibt es außer dieser Tür noch einen anderen Zugang zur Regency Suite?«

»Nur fürs Personal«, sagte sie. »Da kommen die Kellner

rein. Die Tür hier nehm ich nur, um Wasser aus der Bar zu holen. Sonst muss man sich in der Anrichte durch die ganze Meute kämpfen.«

»Können Sie mir die Personaleingänge zeigen? Ich würde gern die Reden hören, aber weil ich Dienst hatte, konnte ich nicht zu dem Dinner kommen. Vielleicht könnte ich von so einem Personaleingang aus Mäuschen spielen, wenn die Reden anfangen, das wäre nicht so auffällig, wie wenn ich da reingehe.«

»Klar«, sagte sie. »Warum nicht? Ich leih Ihnen sogar ne Schürze. Eine Kellnerin sieht keiner an, so war es jedenfalls zu meiner Zeit.«

Sie ging mit mir durch den Flur in Richtung Rezeption, doch bevor wir dorthin kamen, traten wir durch eine Tür in den Personalgang, der zur Hotelküche führte.

»Immer weiter«, sagte Doris, indem sie mich bei der Hand nahm und an Reihen blitzender Edelstahl-Kochstellen vorbeiführte.

Es gab zwei Personaleingänge von der Küche zum Festsaal, oder vielmehr einen Ein- und einen Ausgang, so dass der Personalverkehr im Kreis durch die Anrichte und zurück in den Saal verlief, und die Türen waren beiderseits des Podiums.

»Perfekt«, sagte ich zu Doris.

Ich zog den Anorak und die Regenhose aus, und Doris brachte die Sachen in die Personalgarderobe. Darunter trug ich eine schwarze Hose und einen schwarzen Pullover. Dann gab Doris mir eine weiße Spitzenschürze zum Umbinden. Bis auf die Wanderschuhe sah ich haargenau wie eine Kellnerin aus.

»Was ist mit Ihrer Tasche?«, fragte Doris. »Soll ich die zur Jacke legen?«

»Nein, nein«, sagte ich und drückte das orange Plastikteil fest an mich. »Die behalte ich bei mir.«

»Okay«, sagte sie. »Kommen Sie dann jetzt zurecht? Ich muss mein Wasser holen.« Lachend ging sie davon, und ohne sie kam ich mir dort hinter der Tür sehr exponiert vor. Ich begnügte mich damit, das an mir vorbeirauschende Bedienungspersonal anzulächeln, das die Gäste mit Kaffee und Petit Fours versorgte.

Ein Blick auf die Uhr. Kurz nach zehn.

War DC Filippos gekommen? War er sogar schon in der Regency Suite?

Ich hoffte es.

»Meine Damen und Herren«, sagte eine Frauenstimme laut und deutlich über die Lautsprecher. Es wurde still im Saal. »Wir schätzen uns glücklich, unseren Gastredner heute Abend hier bei uns begrüßen zu dürfen. In den letzten beiden Tagen war er es, der für einen reibungslosen Ablauf des April-Meetings auf der Rennbahn gesorgt hat.«

Nicht nur das, dachte ich.

»Bitte heißen Sie mit mir im Namen der Stiftung für verletzte Jockeys aufs herzlichste willkommen den Geschäftsführer der Rennbahn Cheltenham, Rupert Forrester.«

Es gab lautstarken Applaus, und die Kronleuchter an der Decke wurden gedimmt.

Ich huschte durch die Tür in den Saal und stellte mich ins Halbdunkel neben dem Podium, das wenig mehr als eine etwa dreißig Zentimeter hohe Plattform mit dem jetzt von oben angestrahlten Rednerpult war.

Rupert Forrester schritt zum Rednerpult und hob dankend die Hand.

Schon zu sehen, wie er da stand, die versammelten Gäste anlächelte, sich in ihrer Bewunderung sonnte, brachte mein Blut in Wallung. Soweit er wusste, lag ich jetzt noch allein auf einem Bett im Erste-Hilfe-Raum der Jockeys auf der Rennbahn und hauchte langsam mein Leben aus.

Ich griff in die orange Sainsbury-Tasche.

»Meine Damen und Herren«, setzte Forrester an. »Was für ein wundervoller Empfang. Es ist mir eine wahre Freude, heute Abend hier die beliebteste Wohltätigkeitsorganisation des Galopprennsports zu unterstützen.«

Er hat mehr als genug geredet, dachte ich.

Schnell ging ich zu ihm hinüber, stieg aufs Podium und stach Rupert Forrester seitlich in den Hals.

35

Es schoss kein Blut aus einer durchtrennten Schlagader, drang kein Röcheln aus einer gekappten Luftröhre, es lief ganz still ab.

Ich hatte nicht mit einem Messer zugestochen, auch nicht mit einem Skalpell, sondern mit einer Injektionsspritze.

Fast wie in Zeitlupe wandte mir Rupert Forrester den Kopf zu, erkannte mich, und Ungläubigkeit und Begreifen verbanden sich in seinen Augen zu einem Ausdruck nackter Panik.

Die Angst in ihm war förmlich zu schmecken. Es war, als hätte er ein Gespenst gesehen. Und das hatte er ja auch.

Das Gespenst war ich, auferstanden von den Toten.

Dann sah ich ihm an, wie die Angst vor mir auch schon der Angst vor dem wich, was kommen würde – Bloßstellung und Schande. Der Verlust nicht nur seiner Freiheit, sondern von nahezu allem, was er erreicht und sich so hart erarbeitet hatte.

Es war ein köstlicher Augenblick, den ich genoss.

Ich lächelte und leckte mir die Lippen.

Rache, dachte ich, ist wirklich süß.

Ich drückte den Kolben der Spritze in seinem Hals hinunter und injizierte vierzig Milligramm Morphium direkt in seine Halsvene.

Die Auswirkungen waren gelinde gesagt dramatisch, und nicht nur für Rupert Forrester. Ein Tumult entstand in der Regency Suite, viele Leute schrien, einige kreischten sogar.

Forrester ging in die Knie und brach vor mir zusammen, vermutlich ebenso sehr wegen des Morphiums wie aus blankem Entsetzen.

Jetzt wusste er, wie es sich anfühlte, ein tödliches Gift verabreicht zu bekommen.

Ich stand ziemlich zufrieden vor ihm, aber nur, bis einige athletische Dinnergäste mich rugbymäßig aufs Kreuz warfen und mein Kopf hart am Boden aufschlug. Da blieb mir erst mal die Luft weg.

Das Licht wurde aufgedreht, und ich hörte eine vertraute Stimme in dem ganzen Aufruhr.

»Polizei, Polizei«, rief DC Filippos. »Aus dem Weg. Lassen Sie mich durch.«

Schon kam er in mein Blickfeld, und ich lächelte ihn an.

»Was haben Sie ihm gespritzt?«, fragte er mit einem Donnerwettergesicht.

Ich lag da und fragte mich, warum er mein Lächeln nicht erwiderte.

»Was haben Sie ihm gespritzt?«, fragte er erneut und rüttelte mich dabei heftig an der Schulter.

»Kokain«, sagte ich, merkte aber sofort, dass ich mich da vertan hatte. »Ach was. Kein Kokain. Das war ja ich.«

Sondern?

»Morphium«, sagte ich, wieder etwas klarer im Kopf.

»Wie viel?«, fragte der Kriminalbeamte.

Genug. *Morphium* ist benannt nach *Morpheus,* dem

mythischen Gott der Träume und des Schlafs. Von seiner schmerzlindernden Wirkung abgesehen, setzt Morphium in hoher Dosis die Atemtätigkeit herab und senkt den Blutdruck, so dass man in einen tiefen Schlaf fällt. Forrester konnte froh sein, wenn er schlief, dachte ich, und er wäre besser tot.

»Wie viel Morphium?«, fragte DC Filippos noch einmal und schüttelte mich wieder.

»Vierzig Milligramm.«

»Bringt ihn das um?«, fragte er.

Schön wär's.

»Nein«, sagte ich, aber bei wie viel Milligramm letztlich die letale Dosis lag, wusste ich nicht, denn schließlich hatte ich noch nie versucht, jemanden mit Morphium umzubringen.

DC Filippos hätte Dr. Harold Shipman fragen sollen, dachte ich. Als einer der größten Serienmörder überhaupt hatte er in den 70er-, 80er- und 90er-Jahren des zwanzigsten Jahrhunderts mindestens zweihundertfünfzig Menschen mit Überdosen Morphium getötet und ist bis heute der einzige wegen Mordes an seinen eigenen Patienten verurteilte Arzt in der Geschichte der britischen Medizin.

»Die hat noch mehr in der Tasche«, rief ein Mann. »Schauen Sie!«

Ich hob den Kopf aus der Horizontalen. Der Mann gehörte zu denen, die um mich herumstanden, und er hielt eine volle Spritze hoch, die er aus meiner orangen Sainsbury-Tasche gezogen hatte.

»Fassen Sie das bitte nicht an, Sir«, sagte DC Filippos, ohne den Mann im mindesten zu beeindrucken. Der schwenkte die Spritze weiter über seinem Kopf im Kreis, damit alle sie sehen konnten.

»Naloxon«, sagte ich.

»Bitte?«, fragte der Kriminalbeamte, dicht über mein Gesicht gebeugt.

»Die Spritze enthält Naloxon«, wiederholte ich. »Gegengift für Morphium. Spritzen Sie das Forrester.«

Er zauderte und sah unschlüssig von der Spritze in der Hand des Mannes zu mir. Da hatte ich den jungen Beamten vor ein ernstes Problem gestellt. Zum ersten Mal, seit ich ihn kannte, wusste DC Filippos offensichtlich nicht, was er tun sollte.

»Spritzen Sie das Naloxon Rupert Forrester«, sagte ich erneut. »Es hebt die Wirkung des Morphiums auf.«

»Wie soll ich es denn spritzen?«

Intravenös war die beste Methode, aber in die Muskulatur ging auch.

»Egal. Stecken Sie ihm die Spritze in den Arm oder ins Bein.«

Er zögerte.

An seiner Stelle hätte ich auch gezögert. Dass die zweite Spritze Naloxon enthielt, wusste er nur von mir, und ich war diejenige, die die heikle Situation erst herbeigeführt hatte. Er würde sich darauf verlassen müssen, dass der Inhalt dem Morphium entgegenwirkte und seine Wirkung nicht noch todbringend verstärkte.

Zu seinem Glück musste der Kriminalbeamte die Entscheidung nicht treffen, da in diesem Moment zwei Rettungssanitäter in ihrer grünen Uniform auftauchten.

Ich kannte sie. Genau diese beiden hatten mich im November im Polizeirevier Cheltenham abgeholt, als mein Blutzucker zu niedrig gewesen war.

Ich setzte mich auf und sah zu, wie sich die Sanitäter um Rupert Forrester kümmerten, ihm die Fliege abnahmen und sein weißes Hemd weit öffneten.

Der eine sah zu mir hin. »Tag, Dr. Rankin«, sagte er.

»Hallo, Derek«, erwiderte ich.

So unwirklich, das Ganze.

»Er hat Morphium gespritzt bekommen«, sagte DC Filippos.

»Geben Sie ihm Naloxon«, fügte ich an.

Sicher haben sie selbst welches dabei, dachte ich. Naloxon war auch das Gegenmittel für eine Heroin-Überdosis, und damit hatten es Krankenwagenbesatzungen allzu häufig zu tun.

»Wie viel Morphium?«, fragte Derek.

»Vierzig Milligramm«, sagte ich.

Wie er daraufhin die Luft durch die Zähne einzog, gab mir zu denken. Hoffentlich waren vierzig Milligramm nicht doch eine letale Dosis. Ich hatte Forrester nicht töten wollen, er sollte nur einschlafen.

Primum non nocere – erstens nicht schaden.

Zwar kein Bestandteil des hippokratischen Eides, wie manche annehmen, aber dennoch ein Grundsatz, an den sich alle Ärzte halten sollten.

Hatte ich geschadet? Bleibenden Schaden angerichtet?

Derek holte ein steriles Set mit Spritze und Hohlnadel aus seiner großen roten Tasche. Er zog Naloxon aus einer kleinen Flasche auf die Spritze und injizierte das Mittel in eine Vene auf Forresters Handrücken.

Die Wirkung war erstaunlich.

Eben noch hatte Forrester bewusstlos auf dem Podium gelegen, jetzt saß er da und schien alles zu erfassen, was um ihn herum vorging.

Die große Frage, die noch niemand gestellt hatte, war: Warum?

Warum war ich hier?

Warum hatte ich Forrester mit der Nadel gestochen?

Warum hatte ich ihm das Morphium gespritzt?

Warum? Warum? Warum?

Diese Fragen waren aus Sorge um sein Wohlergehen zurückgestellt worden, aber nachdem er sich offenkundig gut erholte, rückten sie entschieden in den Vordergrund.

Auch wenn ich noch nicht in der Verfassung war, sie zu beantworten.

Zwei Polizisten in Uniform trafen ein, und sie baten die Leute, sich vom Podium zu entfernen und wieder an ihren Tischen Platz zu nehmen, damit ihre Namen aufgenommen werden könnten, bevor man sie nach Hause schickte.

Auch Zorn war zu spüren, und der richtete sich ganz entschieden gegen mich.

»Rücksichtsloses Stück«, hörte ich jemanden sagen.

Wahrscheinlich hätte es mir leidtun sollen, dass ich ihnen den Abend verdorben hatte – die Stiftung für verletzte Jockeys lag auch mir am Herzen –, doch der Gedanke war mir überhaupt nicht gekommen.

Eine hervorstechende Wirkung von Kokain besteht darin, dass die Welt außerhalb des Ich belanglos wird. Ich, ich, ich lautet das Motto des Kokainsüchtigen, und zum Teufel mit allen anderen.

Rupert Forrester und ich saßen noch beide auf dem Podium, zusammen mit den Sanitätern und DC Filippos, während die beiden Polizisten zu den Tischen gingen, um die Personalien der Gäste aufzunehmen.

Und mitten in diese eigenartige Szene hinein spazierte Big Bizeps, zweifellos in der Absicht, seinen Chef nach Hause zu fahren.

Ich blickte zufällig gerade zum Eingang, als er hereinkam.

Allein bei seinem Anblick sträubte sich mir vor Angst der Flaum auf meinen Handrücken. Er hatte mich jedoch nicht gesehen, da DC Filippos noch zwischen uns hockte.

Ich beobachtete, wie er einen Mann am türnächsten Tisch etwas fragte. Dann blickte er zu Rupert Forrester hinüber, dem die Sanitäter jetzt auf einen Stuhl halfen. Die beiden mittlerweile hinten im Raum angelangten Polizisten hatte Big Bizeps offensichtlich nicht gesehen.

Er kam zum Podium, und als jetzt das Adrenalin in meine Adern schoss, bekam ich über und über eine Gänsehaut. Mein urzeitlicher Kampf-oder-Flucht-Reflex war voll in Aktion.

»Der Mann hat heute Abend versucht, mich umzubringen«, sagte ich trotz des überwältigenden Drangs, aufzustehen und zu fliehen, laut und deutlich zu DC Filippos.

Der Kriminalbeamte drehte sich nach ihm um, und erst in dem Moment sah Big Bizeps, dass ich dort saß.

Die Farbe wich aus seinem Gesicht wie Sand aus einer Sanduhr, von oben nach unten, nur schneller, und er stolperte.

Schnell blickte er von mir zu Forrester und wieder zurück, dann sah er die beiden Polizisten in Uniform.

Er wandte sich zur Tür und wollte fliehen.

»Haltet den Mann!«, rief DC Filippos laut und sprang auf.

Die beiden Uniformierten waren zu weit weg, aber Big Bizeps entkam trotzdem nicht. Drei Männer vom Tisch an der Tür standen auf und versperrten ihm den Weg. Der Abend war ihnen verdorben, und sie waren nicht versöhnlich gestimmt.

Der Mann drehte sich auf der Suche nach einer Fluchtmöglichkeit zweimal um sich selbst und wollte dann zur nächsten Küchentür, doch es war zu spät, viel zu spät.

DC Filippos bekam ihn von hinten zu packen und rang ihn zu Boden.

Doch so leicht gab Big Bizeps nicht auf.

Er setzte dem jungen Kriminalbeamten die Faust ins Gesicht, schleuderte ihn von sich, als wäre er ein Kind, und peilte wieder die Tür an.

Aber jetzt mischten auch die beiden Polizisten in Uniform mit, und gemeinsam brachten sie Big Bizeps neuerlich zu Boden.

Es bedurfte aller drei Beamten, um Big Bizeps die Arme auf den Rücken zu drehen und ihm Handschellen anzulegen, doch selbst dann gab er nicht auf, sondern trat nach ihnen, bis sie ihn zu einem robusten Heizkörper schleiften und ihn mit einem zweiten Paar Handschellen daran festbanden. Seine Versuche, den Heizkörper aus der Wand zu reißen, blieben erfolglos.

Als die Beamten schließlich aufstanden, applaudierten ihnen sämtliche Gäste im Saal, die das alles mitangesehen hatten. Unterhaltsamer als sich den Rennbahngeschäftsführer anzuhören, dachte ich.

Ich hatte unterdessen Rupert Forresters Gesicht beobachtet, um zu sehen, wie er auf die Festnahme seines muskulösen Handlangers reagierte, doch in seinen Zügen stand nichts als Hoffnungslosigkeit und Verzweiflung zu lesen.

»So«, sagte DC Filippos und wischte sich mit dem Taschentuch ein wenig Blut ab, das ihm aus der Nase lief. »Was zum Teufel ist hier eigentlich los?«

36

Danach verbrachte ich fast drei Stunden mit der Polizei, zuerst im Hotel und dann auf dem Polizeirevier, wo ich offiziell wegen des Verdachts auf gefährliche Körperverletzung festgenommen wurde.

Man nahm mir die Fingerabdrücke ab und eine DNA-Probe in Form eines Abstrichs von meiner Mundschleimhaut. Zusätzlich verlangte ich, dass ein Gerichtsmediziner mir eine Blut- und Urinprobe abnahm.

DC Filippos hatte seinen Vorgesetzten DS Merryweather hinzugerufen, und der wiederum hatte auf der Anwesenheit eines Detective Chief Inspectors bestanden. Der Vorfall bei dem Benefiz-Dinner wurde offenbar als hinreichend wichtig angesehen, um die hohen Tiere einzuschalten.

Zu viert setzten wir uns in ein Befragungszimmer, nachdem ich zur Beschleunigung der Sache auf das Beisein eines Anwalts verzichtet hatte.

Wozu brauchte ich rechtlichen Beistand, wenn ich nichts zu verbergen hatte?

DS Merryweather schaltete das Aufnahmegerät ein.

»Also, Dr. Rankin«, sagte der Chief Inspector, »erzählen Sie uns bitte, warum Sie Mr Rupert Forrester angegriffen haben.«

Ich erzählte es ihnen, angefangen von meiner Rückkehr

in den Erste-Hilfe-Raum der Rennbahn bis zu dem Moment, als ich Forrester die Nadel in den Hals gestochen hatte.

Offensichtlich glaubte mir keiner ein Wort.

Sie sagten zwar nicht, dass ihnen meine Geschichte viel zu weit hergeholt erschien, als dass sie wahr sein könnte, aber ich wusste, dass sie genau das dachten.

»Ich phantasiere mir das nicht zusammen«, sagte ich einmal mehr. »Und ich bin auch nicht verrückt.«

Ich beschwor sie, zur Rennbahn zu fahren und eine Spurensuche vorzunehmen. Sie würden kokainversetzten Alkohol auf dem Bett in der Ersten Hilfe finden, wo ich etwas von dem tödlichen Gebräu ausgespien hatte, und auch die kleine leere Flasche mit meinen Fingerabdrücken.

Ich zeigte ihnen sogar die von der Klebebandfessel zurückgebliebene leichte Rötung an meinen Handgelenken.

Ganz allmählich, nachdem ich über eine Stunde lang die ganze Geschichte mindestens viermal hatte wiederkäuen müssen, hatte ich das Gefühl, dass doch wenigstens einiges von meinen Worten den Panzer ihrer Skepsis durchdrang.

»Holen Sie sich meine Blutwerte«, sagte ich. »Da ist Kokain drin. Und in der Urinprobe ist Benzoylecgonin, das beweist, dass ich Kokain im Körper hatte. Und warum wollte Forresters Fahrer abhauen, wenn gar nichts vorgefallen war? Er hat offenkundig etwas zu verbergen.«

Sie antworteten nicht, aber DC Filippos nickte zustimmend.

Er wusste, dass ich recht hatte.

Er war dabei gewesen und hatte sich dafür ein blaues Auge und eine blutige Nase geholt. Und er hatte gesehen, wie Big Bizeps bei meinem Anblick die Gesichtsfarbe abhandengekommen war.

Die drei Beamten ließen mich im Befragungszimmer ziemlich lange allein, während sie draußen miteinander berieten.

Mir ging durch den Kopf, was nach Big Bizeps' Festnahme in der Regency Suite geschehen war.

Zu ihrem großen Ärger mussten die Dinnergäste der Polizei nicht nur ihre Namen, sondern auch ihre Anschriften angeben, eine Prozedur, die sich scheinbar endlos hinzog.

Sechs weitere Polizisten in Uniform waren eingetroffen, um bei der Mammutaufgabe behilflich zu sein und Big Bizeps abzuführen, nachdem er auf seine Rechte hingewiesen und in aller Form wegen Angriffs auf einen Polizeibeamten festgenommen worden war.

Er hatte mich unentwegt angestarrt, als ob er einfach nicht glauben könnte, dass ich da war, und sich wünschte, er hätte mich etwas sorgfältiger aus dem Weg geräumt.

Ich war unheimlich froh, dass die Handschellen gehalten hatten und dass ihn gleich vier stämmige Jungs in Blau umringten, als er immer noch trittkräftig Widerstand leistend zu einem wartenden Polizeitransporter hinausgebracht wurde.

Die Sanitäter hatten sich unterdessen weiter um Rupert Forrester bemüht, ihn schließlich auf eine Trage gehoben und im Krankenwagen fortgebracht. Da das Naloxon eine viel kürzere Halbwertszeit im Körper hat als das Morphium, würde sich dessen Wirkung bald wieder verstärkt bemerkbar machen. Wahrscheinlich mussten sie ihm im Krankenhaus dann noch einmal Naloxon geben.

Ich hatte seinen Abtransport mit Zittern und Bangen verfolgt.

»Lassen Sie Rupert Forrester nicht weg«, hatte ich DC Filippos angebettelt.

»Warum denn nicht?«

»Weil auch er mich umbringen wollte.«

Der Kriminalbeamte hatte mich angesehen, als wäre ich eine überkandidelte alte Dame, die unter Verfolgungswahn litt und jeden verdächtigte, ihr an den Kragen zu wollen.

»Forrester und der andere Mann. Die haben das zusammen gemacht. Was glauben Sie, weshalb ich mit der Spritze auf ihn los bin?«

Ich nahm keine Sekunde an, den Beamten überzeugt zu haben, und doch hatte er einen mit der Personalienaufnahme befassten Polizisten zu sich gerufen und ihn gebeten, im Krankenwagen mitzufahren und Rupert Forrester nicht aus den Augen zu lassen.

»Ist er verhaftet worden?«, hatte der Polizist gefragt.

»Nein. Behalten Sie ihn trotzdem im Auge.«

Das war sicher besser als nichts, aber ich wäre tausendmal froher gewesen, wenn sie ihn zu Big Bizeps in den Transporter gesperrt und den Schlüssel weggeworfen hätten.

Die drei Kriminalbeamten kamen schließlich wieder ins Befragungszimmer und nahmen auf ihren Stühlen Platz.

»Dr. Rankin«, sagte der Chief Inspector in geradezu verlegenem Ton. »Wir sind jetzt geneigt, Ihnen zu glauben.«

Halleluja, dachte ich.

»Die Prüfung Ihrer Urinprobe hat ergeben, dass Sie Kokain in erheblicher Konzentration im Körper hatten.«

»Und das heißt?«, fragte ich.

»Sie müssen eine ausführliche Aussage zu Protokoll geben, dann wird eine Kaution für Sie festgesetzt und Sie dürfen nach Hause.«

»Eine Kaution?«, fragte ich. »Weshalb?«

»Körperverletzung«, sagte der Chief Inspector. »Der Haftbefehl gegen Sie bleibt in Kraft.«

»Rupert Forrester hat doch versucht, mich umzubringen«, sagte ich. »Es war Notwehr.«

»Er hat nicht versucht, Sie umzubringen, als Sie ihn angegriffen haben«, meinte er trocken.

Ich sah das Trio verblüfft an. DC Filippos wich meinem Blick aus.

»Mich erwartet also eine Anklage?«, fragte ich.

»Vorerst nicht«, sagte er. »Sie kommen auf Kaution frei mit der Auflage, sich zu einem späteren Zeitpunkt auf dem Revier zu melden.«

»Und Sheraton, Forrester und der Fahrer? Bekommen die auch Auflagen?« Ich gab mir redlich Mühe, die Ironie aus meinem Ton herauszuhalten.

»Der Fahrer ist wegen seiner Tätlichkeit gegen DC Filippos bereits in Gewahrsam. Jetzt wird er verhaftet und zu der anderen Angelegenheit befragt. Rupert Forrester wird zur Befragung im Allgemeinkrankenhaus Cheltenham festgehalten, und gegen Mr Michael Sheraton wird Haftbefehl erlassen. Den wird die Thames Valley Police in seinem Wohnort Wantage so bald wie möglich ausführen.«

Erst wenn sie alle drei hinter Schloss und Riegel sind, dachte ich, kann ich wirklich aufatmen.

»Und was ist mit Jason Conway?«, sagte ich. »Er wäre

wahrscheinlich auch dabei gewesen, wenn er keine Gehirnerschütterung gehabt hätte.«

»Man kann nicht jemanden verhaften, weil er *wahrscheinlich* dabei gewesen wäre, wenn er nun mal nicht dabei war.«

»Aber wegen der Verabredung zum Mord an Rahul Kumar könnten Sie ihn ja wohl verhaften.«

Um ein Uhr früh wurde ich in einem Streifenwagen nach Hause gebracht. Mein Mini stand noch in der Stadt, aber immerhin hatten sie mich nicht dafür belangt, dass ich unter Drogeneinfluss von der Rennbahn weggefahren war.

Grant war noch auf und außer sich vor Sorge, Mitgefühl und Zorn.

Als ich um elf noch nicht zu Hause gewesen war, hatte er sowohl im Krankenhaus wie auf der Rennbahn angerufen, aber ohne Erfolg. Verzweifelt hatte er daraufhin bei der Polizei angerufen, um mich als vermisst zu melden, und erfahren müssen, dass ich verhaftet worden war.

»Immerhin war ich nicht tot«, hob ich hervor.

Er und ich saßen am Küchentisch und gingen die ganze Geschichte noch einmal durch.

Er war zu gleichen Teilen erschüttert und empört und, wie ich annahm, auch ein bisschen zerknirscht. Er hatte mir ja ebenfalls nicht geglaubt.

»Jetzt bist du Gott sei Dank in Sicherheit«, sagte er und streichelte mir die Hand.

Es war die erste zärtliche Geste von ihm seit Wochen, und zusammen mit der Erleichterung darüber, dass alles ausgestanden war, brachte mich das zum Weinen.

»Wie geht's den Jungs?«, fragte ich und tupfte mir die Augen ab.

»Gut«, sagte Grant. »Die wussten nicht, dass ich mir Sorgen über deine Abwesenheit gemacht habe. Sie sind unbekümmert ins Bett. Ich habe ihnen gesagt, morgen früh wärst du wieder da.«

Die Zwillinge waren es gewohnt, dass ich nicht da war, wenn sie schlafen gingen. Ein Preis, den sie für meine Schichtarbeit zahlten.

»Gehen wir ins Bett«, sagte Grant mit einem Blick auf die Küchenuhr an der Wand überm Fenster. »Es ist fünf nach zwei.«

Das Telefon klingelte laut in der nächtlichen Stille.

»Wer ruft denn hier so spät noch an?«, sagte Grant, als er abnahm.

Es war DC Filippos, und er hörte sich gehetzt an.

»Dr. Rankin«, sagte er schnell. »Es ist leider etwas Unvorhergesehenes passiert. Rupert Forrester ist unserem Wachtposten im Krankenhaus entwischt und verschwunden.«

Mein Herz übersprang einen Schlag.

»Wann?«, fragte ich.

»Vor ungefähr einer Stunde. Ich war dort, um ihn in Haft zu nehmen, und er war nicht mehr da.«

Vor einer Stunde!

»Warum haben Sie mich nicht früher angerufen?«

»Weil wir keinen Grund hatten anzunehmen, dass Sie in Gefahr sind.«

Das *hatte* in seinem Satz störte mich.

»Aber jetzt haben Sie einen«, sagte ich.

»Ich bin momentan bei Mr Forrester zu Hause und habe

gerade mit seiner Frau gesprochen. Sie war nicht bei dem Dinner und weiß nichts von den Ereignissen heute Abend im Queens. Aber als ihr Mann vor einer Weile nach Hause kam, hat er etwas von Ungeziefer auf der Rennbahn gefaselt, um das er sich sofort kümmern müsste, und ist mit dem Wagen seiner Frau gleich wieder losgefahren. Und er hat seine Schrotflinte mitgenommen.«

Mein Herz übersprang noch einen Schlag.

»Ich habe Mrs Forrester erklärt, dass ich gekommen war, um ihren Mann zu verhaften und warum. Jetzt ist sie zutiefst beunruhigt und befürchtet, er könnte vorhaben, sich mit der Flinte zu erschießen. Jedenfalls wollte ich Ihnen Bescheid geben.«

»Ich verlange Personenschutz«, schrie ich in den Hörer. »Auf der Stelle, und zwar für mich und meine Familie.«

»Ich schicke Ihnen sofort einen Streifenwagen vorbei«, sagte er und legte auf.

Ich sah Grant an. »Forrester ist entwischt, und er hat eine Flinte.«

»Hierher wird er ja wohl nicht kommen«, sagte Grant.

Da war ich mir nicht so sicher.

Rache ist eine starke und tiefgreifende Emotion. Ich wusste es. Der Wunsch nach Rache hatte mich das Kokain überstehen lassen und mich getrieben, zum Queens Hotel zu fahren, obwohl ich gar nicht auf der Straße hätte sein dürfen.

Mit seiner verqueren Logik sah Forrester wahrscheinlich in mir den Grund für seinen Untergang, und selbst wenn er wirklich vorhatte, sich umzubringen, befürchtete ich, er könnte mich mitnehmen wollen.

»Ich weck die Jungs auf«, sagte ich entschieden. »Wir fahren woandershin.«

»Wohin denn?«

»Das ist mir egal, nur weg hier«, sagte ich. »Forrester weiß genau, wo ich wohne. Entweder er oder sein Chauffeur hat Olivers Rad kaputtgefahren und es uns in die Einfahrt gelegt.«

Ich ging durch den Flur zur Treppe, war aber erst halbwegs dort, als es lang und schrill an der Haustür klingelte.

Das ging aber schnell, dachte ich in der Annahme, es sei die Polizei.

Ich hatte schon fast die Hand am Türknauf, als mir aufging, dass es vielleicht gar nicht die Polizei war.

Es klingelte erneut.

Ich ging ins dunkle Wohnzimmer und lugte durch den kleinen Vorhangspalt.

Rupert Forrester stand da mit angelegter Schrotflinte, die Tür im Visier, bereit, den Ersten zu erschießen, der sie öffnete.

Mein Herz raste jetzt fast so schnell wie zuvor, nur lag es nicht mehr am Kokain. Tödliche Gefahr putscht noch viel mehr auf.

Geduckt stahl ich mich auf den Flur und zurück in die Küche. Grant war noch da, und er brauchte nicht zu fragen, wer draußen stand. Er sah es an der Angst in meinen Augen.

»Ruf die Polizei«, zischte ich ihm zu – wie hätte aber jemand schneller bei uns sein können als der von DC Filippos bereits losgeschickte Streifenwagen?

Grant war gerade mit der Notrufzentrale verbunden

worden, als ein überlauter Knall und ein Krachen von der Haustür her ertönten.

Forrester hatte offenbar lange genug darauf gewartet, dass ihm jemand aufmachte, und zur Beschleunigung der Angelegenheit das Türschloss weggeschossen, so dass es Glas- und Holzsplitter durch den Flur bis in die Küche regnete.

Ich schrie.

»Hinten raus«, rief mir Grant zu. Er lief schnurstracks zur Hintertür und verschwand draußen in der Dunkelheit.

Was? Und meine Jungs lass ich mit einem bewaffneten Irren allein im Haus?

Er wollte ja wohl mir ans Leben, nicht ihnen, und von mir aus starb ich gern, wenn sie dafür verschont blieben.

Ich rührte mich nicht von der Stelle.

Durch den Flur hörte ich, wie Forrester die beschädigte Haustür aufstieß.

Was aber, wenn er zuerst nach oben ging? Die Treppe hinauf zu den Jungs?

Das durfte nicht passieren.

»Hier bin ich, Sie Unmensch«, rief ich. »Ich bin hier.«

Ich sah mich nach einer Waffe um, aber selbst das Tranchiermesser aus dem Messerblock konnte gegen eine Doppelflinte vom Kaliber 12 wohl kaum etwas ausrichten.

Es sei denn, ich warf es.

Ich zog die scharfe Klinge aus dem Holz und hob es wurfbereit über die rechte Schulter.

Dann wartete ich auf das Unvermeidliche, und mein Atem ging flach und schnell, während sich mein Magen vor Angst und Entsetzen zusammenkrampfte und mir schlecht wurde.

Das erste Anzeichen meines drohenden Verderbens war der lange Doppellauf der Flinte, der in der Küchentür erschien, die beiden Mündungen, die sich wie Augen suchend hin- und herbewegten.

Ich zitterte buchstäblich vor Angst.

Ich warf das Messer, sobald ich seinen Kopf sah, denn ich wollte ihn überrumpeln, bevor er dazu kam, auf mich zu schießen. Er war so überrascht, dass er die Flinte hochriss, um sein Gesicht zu schützen, und beide Läufe dabei abfeuerte.

Der Lärm in der engen Küche war schwer zu ertragen. Der Bleischrot krachte in die Wand überm Fenster, riss dicke Brocken Putz heraus und zerstörte die Küchenuhr restlos.

Ich starrte ihn an, als er neue Patronen aus seiner Manteltasche kramte und nachlud, bevor ich überhaupt reagieren konnte.

»Was ist denn los, Papa?«, rief einer der Jungs mit unüberhörbarem Entsetzen vom Treppenflur aus.

Forrester drehte sich halb nach der Stimme um.

»Geh in dein Zimmer, und bleib da«, rief ich.

Forrester drehte sich weiter um.

»Nein!«, schrie ich ihn an. »Nein! Sie wollen doch mich, nicht meine Jungs!«

Ich stürzte auf ihn zu und riss ihn am Arm.

Er stieß mich so heftig von sich, dass ich auf allen vieren am Küchenboden landete.

»Die bringe ich auch um, wenn ich mit Ihnen fertig bin«, sagte Forrester in einem Ton, dass es mir eiskalt den Rücken hinunterlief.

O Gott.

Ich fing an zu weinen, nicht so sehr um mich selbst wie um die Kinder.

Er legte die Flinte an und zielte auf mich, so dass ich genau in die beiden Mündungen schaute. Wenigstens würde ich nichts spüren. Ein Schuss auf die Entfernung blies mir wahrscheinlich glatt den Kopf weg.

Ich sah ihm ins Gesicht. Wenn er dachte, ich würde mich feige abwenden oder um Gnade betteln, hatte er sich getäuscht.

Er kniff im Zielen ein Auge zu und blickte an den Läufen entlang.

Das war's, dachte ich.

Adieu, Welt.

Hinter ihm ertönte plötzlich ein urzeitlicher Schrei.

»Neeeeiiiin!«, brüllte Grant, der mit einem hoch über den Kopf erhobenen Golfschläger durch die offene Haustür und den Flur gestürmt kam.

Rupert Forrester wollte sich dieser neuen Bedrohung zuwenden, doch er war zu langsam, viel zu langsam. Der lange Doppellauf machte die Flinte sperrig, und er blieb damit an der Tür hängen, als er sich umdrehte. Und er war so darauf bedacht, seine Flinte festzuhalten, dass er nicht mal zur Selbstverteidigung die Arme hob.

Der Kopf des Golfschlägers traf ihn unmittelbar hinter dem rechten Ohr, und Grant hatte seine geballte Körperkraft in diesen einen Schlag gelegt. Es krachte gewaltig. Mich wunderte sogar, dass das Metall nicht den Schädel durchschlagen hatte und tief in Forresters Gehirn vorgedrungen war.

Wer wollte behaupten, Golf sei ein alberner Sport?
Ich nicht.

Zum zweiten Mal innerhalb von nur drei Stunden knickten Forresters Beine unter ihm weg, und er fiel wie eine Stoffpuppe auf den Küchenboden.

Grant stand heftig atmend vor ihm, den Golfschläger noch in Händen für den Fall, dass ein zweiter Schlag notwendig wäre.

Dem war nicht so.

Rupert Forrester war bewusstlos, und Blut lief ihm aus dem rechten Ohr – sicheres Anzeichen für schwere Probleme im Innern.

Ich stand auf und zog ihm vorsichtig die Flinte aus den kraftlosen Händen, klappte sie auf und nahm die Patronen heraus. Über meine Ruhe und Selbstbeherrschung, nicht nur jetzt, wo es vorbei war, sondern auch vorhin, als ich überzeugt war, sterben zu müssen, konnte ich nur staunen.

Wo blieb der Panikanfall, wenn man mit ihm rechnete?

Ich kniete mich wieder hin und tastete vorsichtig seinen Schädel um die Aufschlagstelle ab. Der Knochen gab unter meinen Fingern nach.

»Er hat einen Schädelbruch«, sagte ich. »Und das Blut aus dem Ohr deutet auf eine darunterliegende Hirnverletzung. Wahrscheinlich stirbt er, wenn er nicht sofort im Krankenhaus behandelt wird. Ruf einen Krankenwagen.«

»Bist du verrückt?«, schrie mich Grant an. »Der Mann wollte dich gerade umbringen. Lass ihn sterben.«

»Nein«, widersprach ich. »Ich bin Ärztin. Meine Aufgabe ist es, Leben zu retten.«

VIERTER TEIL
Oktober

37

Die Pferderennen kehrten mit dem sogenannten Showcase Meeting Ende Oktober nach Cheltenham zurück, aber nicht die Pferde waren das große Thema in der Stadt.

Die beinah täglich neuen Enthüllungen aus dem Prozess gegen einen gewissen Fred Harris – »Crusher Harris« auf den Straßen Ostlondons und für mich bisher »Big Bizeps« – dominierten die Schlagzeilen im *Gloucester Echo*.

Harris' Verteidigungsstrategie bestand darin, schlichtweg alles auf Rupert Forrester zu schieben, eine Taktik, die der Betroffene mit ziemlicher Sicherheit nicht in Frage stellen würde.

Forrester hatte dank des prompt eintreffenden Krankenwagens und seiner sofortigen Überstellung ins Krankenhaus die durch den Golfschläger erlittene Hirnverletzung überlebt.

Falls *überleben* das richtige Wort war.

Im zu Anfang durchgeführten Schädel-CT hatte sich eine schwere Hirnquetschung rechtsseitig gezeigt, mit kritischer Schwellung in der Schädelhöhle.

Per Notoperation war ihm zur Minderung des Hirndrucks ein Stück der Schädeldecke entfernt worden, jedoch erst, nachdem das Stammhirn, das im Bereich des Hinterhauptlochs der Schädelbasis ins Rückenmark übergeht, schweren Schaden genommen hatte.

Forrester war knapp zwei Wochen lang völlig bewusstlos in einem künstlichen Koma verblieben, ehe die Schwellung nachließ und die Neurochirurgen ihn aufzuwecken versuchten.

Er war auch insoweit aufgewacht, als er die Augen geöffnet hatte und sie nach oben und unten bewegen konnte.

Die Fähigkeit zu irgendeiner anderen Bewegung hatte er allerdings nicht wiedererlangt, und nach sechs Monaten hielten die Neurologen es für unwahrscheinlich, dass es dazu noch kam.

Dieser Geronimo würde nie wieder große Sprünge machen.

»Eingeschlossensein-Syndrom«, sagte mir einer der Hirnchirurgen. »Geistig wach, aber außerstande, sich zu bewegen und zu sprechen. Kann effektiv nur mit den Augen blinzeln. Sehr traurig.«

Aus meiner Sicht war das kein bisschen traurig. Er hatte lediglich das bekommen, was er verdiente.

Ich hatte das Locked-in- oder Eingeschlossensein-Syndrom in der Fachliteratur nachgeschlagen. Es trat selten auf und war die Folge einer Schädigung am Pons genannten Teil des Hirnstamms, der eine Art neurologischen Verteiler zwischen Gehirn oben und Rückenmark unten darstellt, durch den sämtliche Botschaften des Bewegungsnervs laufen. War der Pons geschädigt, kamen keine Signale mehr durch, und der Patient war vollkommen gelähmt bis auf die Augen, deren Bewegungsnerven weiter oben am Stamm abzweigten.

Die meisten Betroffenen waren bei wachem Bewusstsein und sahen und hörten völlig normal, überhaupt änderte sich an ihrer körperlichen Empfindungsfähigkeit wenig, da ihre Sinnesnerven weitgehend intakt blieben.

Anders gesagt, Forrester konnte es jucken, aber er konnte sich nicht kratzen.

»Er wird wohl kaum vor Gericht gestellt«, hatte mir DS Merryweather einige Zeit nach der Diagnose vertraulich mitgeteilt. »Nicht in der Verfassung. Er braucht rund um die Uhr Pflege, und eine Haftanstalt käme sowieso nicht mit ihm zurecht.«

Aber er war bereits in Haft, gefangen in seinem eigenen Körper, lebenslang, ohne Hoffnung auf Begnadigung.

Big Bizeps hingegen kam vor Gericht und musste sich am Gloucester Crown Court wegen Mordes an Rahul Kumar auf der Herrentoilette der Rennbahn und wegen Mordversuchs an mir im Erste-Hilfe-Raum der Jockeys verantworten. Dass er außerdem versucht hatte, mich unter einen Bus zu stoßen, sah die Polizei als nicht hinreichend bewiesen an, aber ich wusste es – ich war mir sicher.

Mike Sheraton und Jason Conway traten als Hauptzeugen der Anklage auf – neben mir, versteht sich –, und beide Jockeys hatten offenbar Deals mit der Staatsanwaltschaft geschlossen, auch wenn alle Seiten das bestritten.

Sheraton hatte sich bei einem früheren Gerichtstermin des geringfügigeren Delikts der einfachen Körperverletzung schuldig bekannt und behauptet, nicht gewusst zu haben, dass Forrester und Harris mich hatten umbringen wollen. Meiner Meinung nach hätte er sich das zwar denken können nach dem, was mit Rahul Kumar passiert war, aber das Gericht hatte sein Schuldbekenntnis gelten lassen und ihn nur zu einer Bewährungsstrafe verurteilt, vermutlich unter der Bedingung, dass er gegen Fred »Crusher« Harris aussagte.

Da war er in seinem Element und schilderte der Jury haarklein, wie Kumar von Rupert Forrester in die Toilettenräume gelockt wurde, wo ihn Harris erwartete. Sheraton schwor, von Kumars Ermordung nichts gewusst zu haben, bis er beim Rennsportfestival im März das Foto von ihm sah, das ihn als Toten auswies. Daraufhin habe ihm Forrester versichert, der Tod sei ein Unfall gewesen, was er nach dem Versuch, mich auf die gleiche Weise zu ermorden, allerdings bezweifle.

Jason Conway wiederum war anscheinend ungeschoren davongekommen, was die Strafverfolgung anging.

Beide Jockeys hatten ihre Beteiligung an Rennmanipulationen gestanden, doch war offensichtlich abgemacht, dass sie dafür nicht strafrechtlich belangt würden. Die Polizei gab an, Wettbetrug sei unmöglich nachzuweisen, wenn nicht bekannt sei, wer die Wetten bei welchen Buchmachern abgeschlossen hatte und ob die Wetter oder die Buchmacher dabei die Nutznießer waren. Und diese Information war andernorts »eingeschlossen«.

Die Rennsportbehörde war allerdings nicht ganz so nachsichtig und barmherzig gewesen, denn sie musste im Gegensatz zu den Strafverfolgern eine Schuld nicht zweifelsfrei nachweisen. Sie sah »eindeutige und überzeugende Beweise« dafür, dass Rennen manipuliert worden waren, nämlich die Geständnisse der Jockeys, und hatte sie beide für zwei Jahre vom Rennbetrieb ausgeschlossen, eine Strafe, die mir und vielen anderen viel zu mild erschien.

Der Prozess war jetzt in der zweiten Woche, und seit zwei Tagen saß ich auf der Zeugenbank.

Grant war die ganze Zeit dabei und unterstützte mich moralisch vom Saal aus.

Seit jenem schicksalhaften Abend im April hatten er und ich uns eindeutig wieder einander angenähert. Vielleicht lag es an der Einsicht, wie kostbar das Leben war, das wir hatten, und es war uns durch die Erkenntnis, dass wir es beinah verloren hätten, noch kostbarer geworden.

Wir hatten Glück. Die meisten Menschen wissen erst zu schätzen, was sie haben, wenn es unwiederbringlich verloren ist. In unserem Fall hatte die Gefahr, es zu verlieren, genügt, und wir hatten auf dem starken Fundament unserer Beziehung neu zueinander gefunden.

Aber unsere Söhne waren durch das Geschehene schwer traumatisiert. Sie hatten die Schüsse gehört und später die Schäden an der Haustür und in der Küche gesehen. Und oben aus dem Fenster hatten sie beobachtet, wie Rupert Forrester und seine Schrotflinte aus dem Haus geschafft wurden.

Sie waren aufgeweckte Köpfe und hatten schnell erfasst, in welcher Gefahr ihre Mutter und auch sie selbst geschwebt hatten.

Wir hatten nichts vor ihnen verborgen und mit ihnen durchgesprochen, was geschehen war, uns aber gleichzeitig bemüht, das Krasseste und Schlimmste daran herunterzuspielen. Es war ein echter Horror gewesen, und der sollte sie ja nicht ein Leben lang in schlechten Träumen verfolgen.

Ich hatte ihnen gesagt, Grant sei nicht nur ihr Vater, sondern ein Held, unser Retter in der Not, der geistesgegenwärtig das Fünfer-Eisen aus seiner Golftasche in der Garage geholt hatte, um das Böse abzuwehren, genau wie der heilige Georg den Drachen mit seinem Schwert getötet hatte. Was könnten sie mehr verlangen?

Damit hatte ich sie zum Lachen gebracht, und doch hielt sich eine ausdruckslose Leere in ihren Augen, als sähen sie in ihrer Vorstellung immer noch das Bild der toten Mutter mit weggeschossenem Kopf.

So wie ich selbst.

Das heilte nur die Zeit.

Zu Grants großem Ärger hatte die Polizei sein geliebtes Fünfer-Eisen mitgenommen. Es war sein Lieblingsschläger und jetzt auch meiner – nie wieder würde ich ihm vorhalten, dass er sonntagmorgens auf den Golfplatz ging.

Meine Essgewohnheiten hatten sich verbessert, nicht so weit, dass man sie »normal« hätte nennen können, aber eindeutig verbessert. Und ich war mir sicher, auch das lag an den Ereignissen jener traumatischen Nacht.

Meine Sterblichkeit so konkret vor Augen geführt zu bekommen und wunderbarerweise dann doch wieder mit dem Leben beschenkt zu werden, das hatte meinen Blick aufs Ganze grundlegend verändert. Endlich war ich an einem Ort der Gelassenheit und Ruhe angelangt, wo ich mich in meinem Körper wohler fühlte – wo ich nicht mehr unbedingt die Dünnste von allen sein musste.

Und dass Grant sein Leben riskiert hatte, um meines

zu retten, schenkte mir ein bis dahin nicht gekanntes Vertrauen zu ihm: Vertrauen in seine Liebe, Vertrauen auf seine Treue, Vertrauen in seine Absichten.

Ich log ihn nicht mehr an, und ich hörte auf, meine Versprechen zu brechen.

Grant wollte nach meiner Überzeugung wirklich, dass ich gesund wurde, und ich nahm mir fest vor, ihn nicht zu enttäuschen. Ich hatte sogar drei Kilo zugelegt, ohne sie gleich wieder loswerden zu wollen, und wir schliefen auch wieder miteinander, wenn auch nur gelegentlich und zaghaft.

Ich hatte meinen Medikamentenkonsum eingeschränkt, aber da war noch viel Luft nach unten.

Vielleicht überwindet man eine Depression oder eine Essstörung niemals ganz, sondern lernt nur, damit zu leben, sie unter Verschluss zu halten wie schlecht erzogene Hunde, und hofft, dass sie nicht entwischen und uns, unsere Freunde oder unsere Angehörigen beißen.

Nur sind die Hunde eben im Innern, man kann ihnen nicht einfach einen Maulkorb verpassen oder sie ins Tierheim geben. Die Kunst besteht darin, sie zu beherrschen, statt sich von ihnen beherrschen zu lassen.

Als ich nach einer besonders zermürbenden Kreuzverhörrunde aus dem Gerichtssaal kam, wartete im Vorraum Detective Constable Filippos auf mich.

»Wie schätzen Sie die Lage ein?«, fragte ich ihn.

»Sehr gut«, meinte er lächelnd. »Dass der Verteidiger wegen Ihrer Depression Ihre Glaubwürdigkeit in Zweifel gezogen hat, war ein gravierender Fehler. Ich habe die Geschworenen beobachtet. Die waren offensichtlich auf Ihrer Seite und haben Ihnen jedes Wort geglaubt. Harris ist dran, das steht fest.«

Ich bewunderte die Überzeugung des Kriminalbeamten und teilte sie – auch ich konnte mir nicht vorstellen, wie Big Bizeps seiner Strafe entgehen sollte.

Mike Sheraton kam aus dem Gerichtssaal, und für einen Moment standen wir uns auf Armlänge gegenüber. Als ich ihm das letzte Mal so nah gewesen war, hatte er meine Beine auf ein Bett gedrückt, während Fred »Crusher« Harris und Rupert Forrester mir Kokain eintrichterten.

Er schwieg, nickte mir nur einmal kurz zu und wandte sich ab.

Ich schaute ihm nach, als er zum Ausgang ging, und spürte nicht das leiseste Kribbeln in den Fingerspitzen.

»Dr. Rankin«, sagte DC Filippos besorgt, »ist alles in Ordnung?«

»Mir geht's gut«, sagte ich.

Und es stimmte.

*Bitte beachten Sie
auch die folgenden Seiten*

Dick und Felix Francis
im Diogenes Verlag

»Seine Fans wussten, was sie erwartete. Eine klare Sprache, ein unverbauter Plot und die handfeste Lösung eines Falles.« *Der Spiegel, Hamburg*

»Es gibt wohl keinen anderen Kriminalautor, der ein bestimmtes Thema in so vielen, spannenden Variationen vorgeführt hat.« *Freie Presse, Chemnitz*

»Dick Francis ist einer der Großen des zeitgenössischen Kriminalromans.«
Jochen Schmidt / Frankfurter Allgemeine Zeitung

»Felix Francis ist mehr als würdig, das Familienerbe anzutreten.« *Publisher's Weekly*

Die Thriller von Dick Francis:

Doping
Roman. Aus dem Englischen von Malte Krutzsch

Peitsche
Roman. Deutsch von Nikolaus Stingl

Rat Race
Roman. Deutsch von Michaela Link

Zuschlag
Roman. Deutsch von Ruth Keen

Risiko
Roman. Deutsch von Michaela Link

Galopp
Roman. Deutsch von Ursula Goldschmidt und Nikolaus Stingl

Reflex
Roman. Deutsch von Monika Kamper

Weinprobe
Roman. Deutsch von Malte Krutzsch

Ausgestochen
Roman. Deutsch von Malte Krutzsch

Mammon
Roman. Deutsch von Malte Krutzsch

Favorit
Ein Sid-Halley-Roman. Deutsch von Malte Krutzsch

Winkelzüge
Dreizehn Geschichten. Deutsch von Michaela Link
Auch als Diogenes E-Hörbuch erschienen, gelesen von Jochen Striebeck

Die Thriller von Dick und Felix Francis:

Abgebrüht
Roman. Deutsch von Malte Krutzsch

Schikanen
Roman. Deutsch von Malte Krutzsch

Kreuzfeuer
Roman. Deutsch von Malte Krutzsch

Von Felix Francis bisher erschienen:

Glücksspiel
Roman. Deutsch von Malte Krutzsch

Scharade
Roman. Deutsch von Malte Krutzsch

Schwesterherz
Roman. Deutsch von Malte Krutzsch

Champion
Roman. Deutsch von Malte Krutzsch

Verzockt
Ein Sid-Halley-Roman. Deutsch von Malte Krutzsch

Triple Crown
Roman. Deutsch von Malte Krutzsch

Die folgenden Titel von Dick Francis sind zurzeit
ausschließlich als eBook erhältlich:

Unbestechlich

Außenseiter

Handicap
Ein Sid-Halley-Roman

Gegenzug

Comeback

Todsicher

Nervensache
Ein Sid-Halley-Roman

Blindflug

Gefilmt

Banker

Gefahr

Hilflos

Sporen

Fehlstart

Lunte

Festgenagelt

Knochenbruch

Zügellos

Schlittenfahrt

Verrechnet

Rufmord

Schnappschuß

Versteck

Rivalen

Hurrikan

Gefälscht

Scherben

Gambling
Ein Sid-Halley-Roman

Verwettet
(von Dick & Felix Francis)

Außerdem lieferbar:
Dick Francis
Gambling
Ein Sid-Halley-Roman
Diogenes Hörbuch, 6 CD,
gelesen von Jochen Striebeck

Dennis Lehane
im Diogenes Verlag

Dennis Lehane, irischer Abstammung, geboren 1965 in Dorchester, Massachusetts, arbeitete als therapeutischer Berater für geistig behinderte und sexuell missbrauchte Kinder, als Kellner, Limousinenchauffeur, Parkplatzwächter, in Buchläden und als Erntehelfer, bevor er Creative Writing an der Florida International University studierte. Er lebt in Los Angeles und Boston.

»Dennis Lehane schreibt auf eine Weise, die es dem Leser schwermacht, seine Bücher wieder beiseitezulegen, wenn man erst einmal angefangen hat zu lesen.«
Süddeutsche Zeitung, München

»Dennis Lehane ist ein Meister des Thrillers.«
NZZ *am Sonntag, Zürich*

In der Nacht
Roman. Aus dem Amerikanischen von Sky Nonhoff

Mystic River
Roman. Deutsch von Sky Nonhoff
Auch als Diogenes Hörbuch erschienen, gelesen von Stefan Kaminski

The Drop · Bargeld
Roman. Deutsch von Steffen Jacobs

Am Ende einer Welt
Roman. Deutsch von Steffen Jacobs

Shutter Island
Roman. Deutsch von Steffen Jacobs

Ein letzter Drink
Ein Fall für Kenzie & Gennaro. Roman. Deutsch von Steffen Jacobs

Dunkelheit, nimm meine Hand
Ein Fall für Kenzie & Gennaro. Roman. Deutsch von Peter Torberg

Der Abgrund in dir
Roman. Deutsch von Steffen Jacobs und Peter Torberg
Auch als Diogenes Hörbuch erschienen, gelesen von Bibiana Beglau

Alles, was heilig ist
Ein Fall für Kenzie & Gennaro. Roman. Deutsch von Peter Torberg

Gone Baby Gone
Ein Fall für Kenzie & Gennaro. Roman. Deutsch von Peter Torberg